GUIA DE BOLSO
DE Clínica Médica

Guia de Bolso de Clínica Médica — Outros Livros de Interesse

Andreoli e Taub – Guia para Família – Cuidando da Pessoa com Problemas APM-SUS – O Que Você Precisa Saber sobre o Sistema Único de Saúde APM-SUS – Por Dentro do SUS
Atala – UNIFESP – Manual do Clínico para o Médico Residente
Balint – O Médico, seu Paciente e a Doença
Bassan – Síndrome Coronariana Aguda nas Unidades de Dor Torácica
Batlouni e Ramires – Farmacologia e Terapêutica
Beltrame Ribeiro – Atualização em Hipertensão Arterial – Clínica, Diag- nóstico e Terapêutica
Brandão Neto – Prescrição de Medicamentos em Enfermaria
Brito Litvoc – Envelhecimento: Prevenção e Promoção da Saúde
Carvalho Argolo – Guia de Consultório - Atendimento e Administração
Celso Ferreira – Cardiologia Clínica – segunda edição
Ciríades – Manual de Análises Clínicas Clementino Fraga –
Evocações Cordás – Saúde Mental da Mulher
Cruz Lima – Raciocínio Diagnóstico – Estudo com 40 Histórias Clínicas Comentadas
Dan – Dieta, Nutrição e Câncer
Dan – Nutrição Oral, Enteral e Parenteral na Prática Clínica 3a ed. (2 vols.)
De Carli – Parasitologia Clínica – Seleção de Métodos e Técnicas de Laboratório para o Diagnóstico das Parasitoses Humanas 2ª ed.
Decourt – A Didática Humanista de um Professor de Medicina
Degmar Ferro – Fitoterapia – Conceitos Clínicos (com CD) De Angelis – Alergias Alimentares
De Angelis – Importância de Alimentos Vegetais na Proteção da Saúde 2a ed.
De Angelis – Riscos e Prevenção da Obesidade
Doretto – Fisiopatologia Clínica do Sistema Nervoso – Fundamentos da Semiologia 2a ed.
Doyle Maia – Faculdade Nacional de Medicina Drummond –
Dor – O Que Todo Médico Deve Saber Drummond – Medicina Baseada em Evidências 2a ed. Eguti – Manual de Procedimentos de Nutrição e Dietética
Eliezer Silva – Manual de SEPSE – 2a ed.
Eliezer Silva – Manual de SEPSIS – em espanhol Euclides
Cunha – Série Medicine NET – Neurologia Evandro Tinoco – Semiologia Cardiovascular
Ferraz – Série Neurologia – Diagnóstico e Tratamento – Doença de Parkinson
Ferreira e Lopes – Síndrome Metabólica – Uma Abordagem Multidisci- plinar
Ferreira e Póvoa – Cardiologia para o Clínico Geral
Ferreira e Rocha – Oncologia Molecular
Figueiró e Bertuol – Depressão em Medicina Interna e em Outras Condições Médicas – Depressões Secundárias
Figueiró – Dor e Saúde Mental
Florêncio – Testes Funcionais e Terapêutica Ambulatorial em Endocrinologia
Focaccia – Tratado de Hepatites Virais Fontana – Manual de Clínica em Psiquiatria Franco Jr. – (Série Hospital Universitário USP) – Vol. 1 – Manual de Terapiaintensiva
Franklin Santana – Cuidados Paliativos
Franklin Santana – Delirium
Frida – Atualização em Hipertensão Arterial

George Jerre – Fisioterapia Intensiva
Gerude, Pires, Alves e Mannarino – Terapia Nutricional
Giavina – Alergias
Gil e Rocha – Oncologia Molecular
Gilvan – Tuberculose: Do Ambulatório à Enfermaria 3a ed.
Ghorayeb – Tratado de Cardiologia do Exercício e do Esporte
Ghorayeb e Meneghelo – Métodos Diagnósticos em Cardiologia Clínica
Gomes do Amaral – Medicina Intensiva para Graduação – UNIFESP/EPM
Gomez – Interação Alimentos Medicamentos
Gonçalves Reis – Laboratório para o Clínico 8a ed.
Graeff e Hetem – Transtornos da Ansiedade Grotto –
Interpretação Clínica do Hemograma Guimarães – Propedêutica e Semiologia em Cardiologia
Israelith Albert Einstein InCor – Os Chefs do Coração InCor –
Manual de Dietoterapia e Avaliação Nutricional – Serviço de Nutrição e Dietética do Instituto do Coração (HC-FMUSP)
Isosaki e Ávila – Como Cuidar de seu Coração
Ivan Lemos – Dor Crônica – Diagnóstico, Pesquisa e Tratamento
Jacobsen Teixeira – Dor – Manual para o Clínico
Jansen – Pneumo AIDS
Jatene – Medicina, Saúde e Sociedade
Júlio Teixeira – Unidade de Emergência
Kanaan – Bioquímica Clínica
Kauffman – Teoria Básica da Medicina Tradicional Chinesa
Lage e Ramírez – Cardiologia no Internato – Bases Teórico-Práticas
Lemos – Dor Crônica
Leonardo Caixeta – Demências: Abordagem Multidisciplinar
Levene e Davis – Dor Torácica: Seu Diagnóstico e o Diagnóstico Diferencial
Levin Dias – Antimicrobianos – Um Guia de Consulta Rápida
Lopes – Clínica Médica – Equilíbrio Ácido-base e Distúrbio Hidroeletro lítico – 3ª edição
Lopes Buffolo – Insuficiência Cardíaca
Lopes e Cruz – Série Clínica Médica – Asma
Lopes Guariento – Manual de Medicina Ambulatorial do Adulto
Lopes Guimarães – Parada Cardiorrespiratória
Lopes Palandri – Doença Coronariana Lopes Samuel – Atlas do Abdome Agudo Lottenberg – A Saúde Brasileira Pode Dar Certo
Luciano Azevedo – Medicina Intensiva - Baseada em Evidências
Marcondes – Doenças Transmitidas e Causadas por Artrópodes
Marcopito Santos – Um Guia para o Leitor de Artigos Científicos na Área da Saúde
Marcos Brasilino – Glândulas Tireóide e Paratireóides – Abordagem
Clínico-Cirúrgica
Marlus – Hipnose na Prática Clínica
Marlus – Tratamento Coadjuvante pela Hipnose
Não-invasivos em Arritmias Cardíacas Matsudo – Atividade Física e Obesidade Medronho – Epidemiologia 2a ed.
Mello – Sono – Aspectos Profissionais e Suas Interfaces na Saúde
Meneghelo e Ramos – Lesões das Valvas Cardíacas Diagnóstico e Tratamento
Menna Barreto – Semiologia do Aparelho Respiratório na Prática Clínica
Milech e Oliveira – Diabetes Mellitus – Clínica, Diagnóstico e Tratamento
Multidisciplinar
Milton Arruda – Clínica Médica
Morales – Terapias Avançadas – Células-tronco
Muzzi Conde – Pneumologia e Tisiologia
Naoum – Doenças que alteram os Exames Bioquímicos
Natacci Cunha – Transtorno Alimentares
Neves – Parasitologia Dinâmica – Terceira Edição
Nicolau e Marin – Síndromes Isquêmicas Miocárdicas
Instáveis Nitrini – A Neurologia Que Todo Médico Deve Saber

2a ed. Nobrega – Sociedade de Medicina do Esporte e do Exercício – Manual
de Medicina do Esporte: do Paciente ao Diagnóstico
Oliveira – Semiologia Médica – Quadros Sinópticos
Oliveira Filho – Teste Ergométrico: Normas, Tabelas e Protocolos
Pastore – Eletrocardiograma Atual Pastore – Eletrocardiologia
Penna Guimarães – Guia de Bolso de UTI
Penna Guimarães – Guia Prático de UTI
Penna Guimarães – Ressuscitação Cardiopulmonar
Perestrello – A Medicina da Pessoa 5ª ed.
Perez – Hipertensão Arterial – Conceitos Práticos e Terapêutica
Odontológicas e de Especialidades Médicas
Clínicas
Póvoa – Hipertensão Arterial na Prática Clínica
Protásio, Chagas e Laurindo – Endotélio e Doenças Cardiovasculares
Py – Ginecologia Baseada em Evidências 2a ed.
Ramires – Didática Médica – Técnicas e Estratégias
René Mendes – Patologia do Trabalho (2 vols.) 2a ed.
Ribeiro e Rossi – Manual de Cardiologia de Consultório
Rocha e Silva – Choque
Rosemblat e Wrocławski – HPV na Prática Clínica
Rotemberg e Frida – Trabalho em Turnos e Noturno na Sociedade 24
Horas
Rubin e Hochstein – Manual de Exame do Paciente para o Estudante de Medicina
Salgueiro – Andropausa – Reposição Hormonal Masculina
Sanvito – Propedêutica Neurológica Básica 5a ed.
Scalco – Farmacoterapia para a Depressão na Terceira Idade
Segre – A Questão Ética e a Saúde Humana
Silva Amaral – Hipertemia Maligna
Silva e Friedman – Sepse
Silveira Moreira – Panorama Atual de Drogas e Dependências
Pachón – Arritmias Cardíacas
Lopes – Equilíbrio Ácido-base e Hidroeletrolítico 2a ed. revista e atualizada
Cruz e Lopes – Asma, um Grande Desafio
Lopes Palandri – Doença Coronária
Lopes Buffolo – Insuficiência Cardíaca
SOBRAC – Eletrofisiologia - Volume 3
Sonia Rolim – Menopausa o que você precisa saber: abordagem prática e atual do período do climatério
Tavares – Formulário de Prescrição Fitoterápico
Tavares – Manual de Antibióticos e Quimioterápicos
Tedesco e Faisal – Ginecologia Psicossomática
Terra – Vias Urinárias
Timerman – Ressuscitação Cardiopulmonar Timerman e Feitosa – Síndromes Coronárias Agudas Tinoco – ICFEN – Insuficiência Cardíaca
Vaisman – Rotinas Diagnósticas e Terapêuticas em Endocrinologia
Velasco – Emergências em Emergência
Veronesi e Focaccia – Retroviroses Humanas HIV/AIDS – Etiologia, Pato- logia, Patologia Clínica, Tratamento, Prevenção
Viana Leite – Fitoterapia – Bases Científicas e Tecnológicas
Walter Tavares – Rotinas de Diagnóstico e Tratamento das Doenças Infecciosas e Parasitárias 2a ed.
Wânia da Silva – Guia de Medicamentos Quimioterápicos Wilson
Jacob – Atividade Física e Envelhecimento Saudável Wilson
Jacob – Avaliação Global do Idoso
Xenon – Xenon 2008 – O Livro de Concursos Médicos (2 vols.)
Zago – Hematologia – Fundamentos e Prática
Zago Covas – Células-tronco
Zamboni – Câncer do Pulmão
Zamboni – Pneumologia
Zarco – Exame Clínica do Coração 2a ed.
Zatz – Fisiopatologia Renal
Zantut – Vida Por Um Segundo

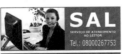

www.atheneu.com.br

facebook.com/editoraatheneu   Twitter.com/editoraatheneu   Youtube.com/atheneueditora

GUIA DE BOLSO DE Clínica Médica

EDITORES

Aecio Flávio Teixeira de Góis
Eduardo Cavalcanti Lapa Santos
Fernando Côrtes Remisio Figuinha
Larissa Guedes da Fonte Andrade
Patrícia Sampaio Gadelha

EDITORA ATHENEU

São Paulo — Rua Jesuíno Pascoal, 30
Tels.: (11) 2858-8750
Fax: (11) 2858-8766
E-mail: atheneu@atheneu.com.br

Rio de Janeiro — Rua Bambina, 74
Tel.: (21) 3094-1295
Fax: (21) 3094-1284
E-mail: atheneu@atheneu.com.br

Belo Horizonte — Rua Domingos Vieira, 319 — Conj. 1.104

Planejamento Gráfico/Diagramação: Triall Composição Editorial Ltda.

Produção Editorial: Equipe Atheneu

Dados Internacionais de Catalogação na Publicação (CIP)
(Câmara Brasileira do Livro, SP, Brasil)

Guia de Bolso de Clínica Médica
Aécio Flávio Teixeira de Góis, Eduardo Cavalcanti Lapa Santos,
Fernando Côrtes Remisio Figuinha, Larissa Guedes da Fonte
Andrade, Patrícia Sampaio Gadelha – São Paulo: Editora Atheneu,
2011.

Bibliografia.
ISBN 978-85-388-0264-8

1. Clínica Médica 2. Guia de Bolso 3. Medicina Clínica
4. I. Góis, Aécio Flávio. III. Título.

CDD-618-11
NLM-WP 115

12351

Índices para catálogo sistemático:

1. Guia de Boso / Clínica Médica: Medicina 618

GÓIS, A. F. T.; SANTOS, E. C. L.; FIGUINHA, F. C. R.; ANDRADE, L. G. F.; GADELHA, P. S. .
Guia de Bolso de Clínica Médica

© Direitos reservados à EDITORA ATHENEU — São Paulo, Rio de Janeiro, Belo Horizonte, 2012.

Sobre os editores

Aécio Flávio Teixeira de Góis

Especialista em clínica médica pela Universidade de São Paulo (HCFMUSP) e pela Sociedade Brasileira de Clínica Médica (SBCM); especialista em cardiologia pela Universidade de São Paulo (Incor-HCFMUSP) e pela Sociedade Brasileira de Cardiologia (SBC); especialista em terapia intensiva pela Associação de Medicina Intensiva Brasileira (AMIB); doutor em cardiologia pela FMUSP; chefe do pronto-socorro e da UTI do pronto-socorro do Hospital São Paulo (UNIFESP); professor de clínica médica e responsável pelo internato de clínica médica da Universidade Cidade de São Paulo (UNICID); chefe clínico do grupo de cirurgia cardíaca do Hospital Beneficência Portuguesa de São Paulo; MBA em administração hospitalar pela Fundação Getulio Vargas (FGV/SP).

Eduardo Cavalcanti Lapa Santos

Médico cardiologista do Instituto de Medicina Integral Prof. Fernando Figueira (IMIP); especialista em clínica médica pela Universidade Federal de São Paulo (UNIFESP) e pela Sociedade Brasileira de Clínica Médica (SBCM); especialista em cardiologia pela Universidade de São Paulo (Incor-HCFMUSP) e pela Sociedade Brasileira de Cardiologia (SBC); especialização em ecocardiografia no PROCAPE (Pronto-Socorro Cardiológico de Pernambuco); médico concursado do Hospital das Clínicas da Universidade Federal de Pernambuco (HC-UFPE).

Fernando Côrtes Remísio Figuinha

Especialista em clínica médica pela Universidade de São Paulo (HCFMUSP; especialista em cardiologia pela Universidade de São Paulo (Incor-HCFMUSP) e pela Sociedade Brasileira de Cardiologia (SBC).

Larissa Guedes da Fonte Andrade

Especialista em clínica médica pela Universidade Federal de São Paulo (UNIFESP); especialista em nefrologia pela UNIFESP e pela Sociedade Brasileira de Nefrologia (SBN).

Patrícia Sampaio Gadelha

Especialista em clínica médica pela Universidade Federal de São Paulo (UNIFESP) e pela Sociedade Brasileira de Clínica Médica (SBCM); especialista em endocrinologia pela Universidade de São Paulo (HCFMUSP) e pela Sociedade Brasileira de Endocrinologia e Metabologia (SBEM); médica concursada do Hospital das Clínicas da Universidade Federal de Pernambuco (HC-UFPE).

Sobre os autores

André Gustavo Santos Lima

Especialista em clínica médica pela Universidade Federal de São Paulo (UNIFESP); especialista em cardiologia pela Universidade de São Paulo (Incor-HCFMUSP) e pela Sociedade Brasileira de Cardiologia (SBC); médico do departamento de emergências do Incor-HCFMUSP; médico plantonista do pronto-socorro do Instituto de Assistência Médica ao Servidor Público (IAMSPE); especialização em ecocardiografia pela Universidade de São Paulo (Incor-HCFMUSP).

André Kioshi Priante Kayano

Especialista em clínica médica pela Universidade Federal de São Paulo (UNIFESP); especialista em geriatria pela UNIFESP e pela Sociedade Brasileira de Geriatria e Gerontologia (SBGG).

Breno Balabem Alves

Especialista em clínica médica pela Universidade de São Paulo (HCFMUSP); especialista em endocrinologia pela Universidade de São Paulo (HCFMUSP) e pela Sociedade Brasileira de Endocrinologia e Metabologia (SBEM).

Bruna Henares

Médica preceptora da residência de cardiologia clínica do Incor (HCFMUSP); instrutora de Suporte Básico de Vida (BLS) pelo Laboratório de Treinamento e Simulação em Emergência Cardiovascular do Incor; especialista em cardiologia pela Universidade de São Paulo (Incor-HCFMUSP) e pela Sociedade Brasileira de Cardiologia (SBC); especialista em clínica médica pela Irmandade da Santa Casa de Misericórdia de São Paulo.

Carlos Alberto Franchin Neto

Especialista em clínica médica pela Universidade Federal de São Paulo (UNIFESP); especialista em cardiologia pela Universidade de São Paulo (Incor-HCFMUSP) e pela Sociedade Brasileira de Cardiologia (SBC); médico preceptor da residência de cardiologia do Hospital Sírio-Libanês; médico emergencista do Hospital Albert Einstein.

Davi Lopes Lima Cavalcanti Coelho

Especialista em clínica médica pelo Hospital das Clínicas da Universidade Federal de Pernambuco (UFPE); especialista em pneumologia pelo Instituto do Coração da Universidade de São Paulo (Incor-HCFMUSP).

Denis Bichuetti

Neurologista formado pela Universidade Federal de São Paulo (UNIFESP); chefe de plantão do pronto-socorro de neurologia do Hospital São Paulo/UNIFESP; doutor em ciência pela UNIFESP; médico assistente do setor de neuroimunologia da UNIFESP.

Eduardo Castro

Especialista em clínica médica pela Universidade Federal de São Paulo (UNIFESP); especialista em cardiologia pela Universidade de São Paulo (Incor-HCFMUSP).

Fábio Figueirêdo Costa

Especialista em clínica médica pela Universidade Federal de São Paulo (UNIFESP); especialista em cardiologia pela Universidade de São Paulo (Incor-HCFMUSP) e pela Sociedade Brasileira de Cardiologia (SBC).

Ianna Lacerda Sampaio Braga

Assistente da disciplina de geriatria e gerontologia da Universidade Federal de São Paulo (UNIFESP); médica plantonista da UTI da clínica médica da UNIFESP; especialista em geriatria pela UNIFESP e pela Sociedade Brasileira de Geriatria e Gerontologia (SBGG).

Jamile Cavalcanti Seixas

Residente de neurologia da Universidade Federal de São Paulo (UNIFESP).

Guia de Bolso de Clínica Médica   ix

João Paulo Gurgel de Medeiros

Especialista em clínica médica pela Universidade Federal de São Paulo (UNIFESP); especialista em cardiologia pela Universidade de São Paulo (Incor-HCFMUSP) e pela Sociedade Brasileira de Cardiologia (SBC).

José Luiz Pedroso

Doutor em neurologia pela Universidade Federal de São Paulo (UNIFESP); médico assistente do pronto-socorro de neurologia da UNIFESP; membro titular da Academia Brasileira de Neurologia; membro da Movement Disorders Society.

Luis Alberto Lage

Especialista em clínica médica pela Universidade Federal de São Paulo (UNIFESP); especialista em hematologia e hemoterapia pelo Hospital das Clínicas da Universidade de São Paulo (HC-FMUSP); médico assistente da disciplina de hematologia e hemoterapia do Instituto do Câncer Otávio Frias de Oliveira da Universidade de São Paulo (ICESP-FMUSP) e dos protocolos de pesquisa clínica em onco-hematologia do HC-FMUSP; pós-graduando (nível doutorado) do serviço de hematologia e hemoterapia da FMUSP.

Patrícia Dreyer

Especialista em endocrinologia pela Sociedade Brasileira de Endocrinologia e Metabologia (SBEM); pós-graduação em metabolismo ósseo pela Universidade Federal de São Paulo (UNIFESP).

Rodrigo Pinto Pedrosa

Especialista em cardiologia pela Universidade de São Paulo (Incor-HCFMUSP) e pela Sociedade Brasileira de Cardiologia (SBC); especialista em clínica médica pelo Hospital das Clínicas de Ribeirão Preto – Universidade de São Paulo; especialista em medicina do sono pela Associação Brasileira do Sono; doutor em ciências pela Universidade de São Paulo (USP).

Sílvia Ost

Especialista em clínica médica pela Universidade Federal do Espírito Santo (UFES); especialista em cardiologia pela Universidade de São Paulo (Incor-HCFMUSP).

Thiago Andrade de Macêdo

Especialista em cardiologia pela Sociedade Brasileira de Cardiologia (SBC); pós-graduando do departamento de cardiopneumologia da Faculdade de Medicina da Universidade de São Paulo (FMUSP); especialização em ecocardiografia pela Universidade de São Paulo (Incor-HCFMUSP).

Thiago Gonçalves Fukuda

Residente de neurologia da Universidade Federal de São Paulo (UNIFESP).

Vinícius Lira da Câmara

Especialista em clínica médica pela Universidade Federal de São Paulo (UNIFESP); especialista em endocrinologia pela Universidade de São Paulo (HCFMUSP) e pela Sociedade Brasileira de Endocrinologia e Metabologia (SBEM).

Sumário

CAPÍTULO 1 • Perda Ponderal 1
João Paulo Gurgel de Medeiros

CAPÍTULO 2 • Edema 5
João Paulo Gurgel de Medeiros

CAPÍTULO 3 • Prurido 9
João Paulo Gurgel de Medeiros

CAPÍTULO 4 • Check Up 13
Eduardo Cavalcanti Lapa Santos

CAPÍTULO 5 • Perioperatório: Exames Complementares e Risco da Cirurgia 21
Fernando Cortês Remísio Figuinha
Eduardo Cavalcanti Lapa Santos

CAPÍTULO 6 • Perioperatório: Risco Cardiológico 25
Eduardo Cavalcanti Lapa Santos
Fernando Cortês Remísio Figuinha

CAPÍTULO 7 • Perioperatório Pulmonar 33
Fernando Cortês Remísio Figuinha
Eduardo Cavalcanti Lapa Santos

CAPÍTULO 8 • Perioperatório Renal, Hepático, Metabólico e Neurológico 39
Fernando Cortês Remísio Figuinha
Eduardo Cavalcanti Lapa Santos

CAPÍTULO 9 • Perioperatório Hematológico e Infeccioso 43
Fernando Cortês Remísio Figuinha
Eduardo Cavalcanti Lapa Santos

CAPÍTULO 10 • Avaliação Perioperatória – Cirurgia Não Cardíaca 51
Eduardo Cavalcanti Lapa Santos
Fernando Cortês Remísio Figuinha

CAPÍTULO 11 • Hipertensão Arterial Sistêmica (HAS) 55
Fernando Cortês Remísio Figuinha

CAPÍTULO 12 • Dislipidemia 65
Fernando Cortês Remísio Figuinha

xii Guia de Bolso de Clínica Médica

CAPÍTULO 13 ▪ Insuficiência Cardíaca (IC) 75
Carlos Alberto Franchin Neto

CAPÍTULO 14 ▪ Doença Coronária Estável 87
André Gustavo Santos Lima

CAPÍTULO 15 ▪ Fibrilação Atrial (FA) 99
Eduardo Castro

CAPÍTULO 16 ▪ Síncope 109
Eduardo Castro

CAPÍTULO 17 ▪ Manejo do Paciente Pós-Infarto Agudo do Miocárdio 117
André Gustavo Santos Lima

CAPÍTULO 18 ▪ Claudicação Intermitente (CI) 123
Bruna Henares
Thiago Andrade de Macêdo

CAPÍTULO 19 ▪ Asma 131
Fernando Cortês Remísio Figuinha

CAPÍTULO 20 ▪ Doença Pulmonar Obstrutiva Crônica (DPOC) 139
Fernando Cortês Remísio Figuinha

CAPÍTULO 21 ▪ Nódulo Pulmonar Solitário (NPS) 145
Davi Lopes Lima Cavalcanti Coelho

CAPÍTULO 22 ▪ Síndrome da Apneia Obstrutiva do Sono (SAOS) 153
Bruna Henares
Rodrigo Pinto Pedrosa

CAPÍTULO 23 ▪ Tabagismo 157
Sílvia Ost

CAPÍTULO 24 ▪ Hipotireoidismo 163
Patrícia Sampaio Gadelha

CAPÍTULO 25 ▪ Hipertireoidismo 169
Patrícia Sampaio Gadelha

CAPÍTULO 26 ▪ Nódulos Tireoidianos 177
Patrícia Sampaio Gadelha

CAPÍTULO 27 ▪ Diabetes Mellitus Tipo 2 181
Breno Balabem Alves

CAPÍTULO 28 ▪ Obesidade 191
Patrícia Sampaio Gadelha

Guia de Bolso de Clínica Médica **xiii**

CAPÍTULO 29 ▪ Osteoporose e Densitometria Óssea 197
Patrícia Dreyer

CAPÍTULO 30 ▪ Hematúria 203
Larissa Guedes da Fonte Andrade

CAPÍTULO 31 ▪ Proteinúria 211
Larissa Guedes da Fonte Andrade

CAPÍTULO 32 ▪ Doença Renal Crônica 217
Larissa Guedes da Fonte Andrade

CAPÍTULO 33 ▪ Profilaxia de Nefropatia por Contraste 225
Larissa Guedes da Fonte Andrade

CAPÍTULO 34 ▪ Litíase Renal 229
Larissa Guedes da Fonte Andrade

CAPÍTULO 35 ▪ Infecção Urinária de Repetição 239
Larissa Guedes da Fonte Andrade

CAPÍTULO 36 ▪ Avaliação Inicial do Paciente com Anemia 245
Luis Alberto Lage

CAPÍTULO 37 ▪ Avaliação Inicial do Paciente com Plaquetopenia 255
Luis Alberto Lage

CAPÍTULO 38 ▪ Avaliação Inicial do Paciente com Adenomegalia 263
Luis Alberto Lage

CAPÍTULO 39 ▪ Anticorpos Antinucleares 269
Vinícius Lira da Câmara

CAPÍTULO 40 ▪ Lombalgia 277
Vinícius Lira da Câmara

CAPÍTULO 41 ▪ Hiperuricemia 285
Vinícius Lira da Câmara

CAPÍTULO 42 ▪ Demências 293
André Kioshi Priante Kayano
Ianna Lacerda Sampaio Braga

CAPÍTULO 43 ▪ Depressão 303
André Kioshi Priante Kayano
Ianna Lacerda Sampaio Braga

CAPÍTULO 44 ▪ Incontinência Urinária 309
André Kioshi Priante Kayano
Ianna Lacerda Sampaio Braga

xiv Guia de Bolso de Clínica Médica

CAPÍTULO 45 ▪ Quedas 313
André Kioshi Priante Kayano
Ianna Lacerda Sampaio Braga

CAPÍTULO 46 ▪ Cefaleia 317
Denis Bichuetti
José Luiz Pedroso

CAPÍTULO 47 ▪ Vertigem e Tontura... 327
José Luiz Pedroso
Thiago Gonçalves Fukuda
Jamile Cavalcanti Seixas

CAPÍTULO 48 ▪ Tremor 333
Denis Bichuetti
José Luiz Pedroso

CAPÍTULO 49 ▪ Neuropatias Periféricas... 337
Denis Bichuetti
José Luiz Pedroso

CAPÍTULO 50 ▪ AVC 345
Denis Bichuetti
José Luiz Pedroso

CAPÍTULO 51 ▪ Hepatite B 351
Fernando Cortês Remísio Figuinha

CAPÍTULO 52 ▪ Hepatite C 361
Fernando Cortês Remísio Figuinha

CAPÍTULO 53 ▪ Elevação Assintomática das Enzimas Hepáticas 367
Fábio Figueirêdo Costa

CAPÍTULO 54 ▪ Doença do Refluxo Gastroesofágico 379
Fábio Figueirêdo Costa

CAPÍTULO 55 ▪ Dispepsia Funcional 385
Fábio Figueirêdo Costa

Índice Remissivo 391

Prefácio

O estudo da clínica médica vem acompanhado dos seguintes desafios: abrangência de grande quantidade de conhecimentos das mais diversas especialidades, necessidade de atualização constante e de desenvolvimento de um raciocínio lógico e organizado para que, a partir de uma simples queixa, se chegue a um diagnóstico complexo.

Independentemente da área de atuação do profissional médico, é fundamental manter-se uma visão geral de clínica médica, uma vez que os pacientes cada vez mais apresentam múltiplas comorbidades. Por vezes, o tratamento de uma doença pode levar ao surgimento de outra e só quando se tem uma visão mais abrangente é que se consegue saber que determinada queixa que levou o paciente à sua especialidade pode ser apenas a apresentação de uma doença completamente diferente (por exemplo: prurido levando ao diagnóstico de linfoma).

De maneira tradicional, os livros-textos de clínica médica, além de serem grandes compêndios com vários volumes, ainda se baseiam no estudo sistemático das doenças. Embora isso possa ser muito didático, não condiz com a realidade prática, em que o doente vem com o sintoma e não com a doença (por exemplo: o paciente se apresenta com hematúria e não com glomerulonefrite).

Assim, *Manual de bolso de clínica médica* é uma grande contribuição para estudantes de medicina, residentes e médicos em formação, uma vez que se apresenta em um formato portátil e traz capítulos dos sinais/sintomas que levam ao diagnóstico, contribuindo para a elaboração do raciocínio clínico. Não pudemos deixar de incluir alguns capítulos dedicados às doenças mais prevalentes, bem como alguns assuntos que são foco recorrente de questões em concursos de residência médica, como cuidados perioperatórios, tabagismo e uma seção atualizada de geriatria. O livro também possuiu o diferencial de apresentar uma série de algoritmos e tabelas em cada capítulo, o que contribui para solidificar o conhecimento ao evocar a memória visual.

Manual de bolso de clínica médica surgiu, portanto, da necessidade sentida pelos autores e editores — todos especialistas pelo Hospital São Paulo da Universidade Federal de São Paulo (UNIFESP) ou pelo Hospital das Clínicas da Faculdade de Medicina da Universidade de São Paulo (FMUSP) — de produzir um manual prático de consulta em clínica médica. Os capítulos seguem uma padronização que facilita a leitura e foca sempre os pontos mais importantes ao final de cada capítulo.

Por essas razões, acreditamos que esta obra, que traz informações de uma forma inovadora, não substitui outros títulos existentes, mas acrescenta e torna mais prazeroso o estudo da clínica médica.

Os autores

Capítulo **1**

Perda ponderal

João Paulo Gurgel de Medeiros

Introdução

- Perda ponderal de importância clínica é definida como a perda superior a 4,5kg ou de pelo menos 5% da massa corpórea basal durante um período de seis a doze meses.
- Pode ser voluntária ou involuntária.
- A perda ponderal involuntária é quase sempre um sinal de uma condição médica ou psiquiátrica importante.
- A perda ponderal involuntária ainda está associada a taxas de morbidade e mortalidade elevadas, especialmente no idoso, mesmo depois de terem sido levados em conta as comorbidades. Em uma série de casos, 25% dos pacientes morreram no período de um ano.

Etiologia

- Várias são as causas de perda ponderal; no idoso, as causas mais comuns são depressão, câncer e doença gastrointestinal benigna.
- As neoplasias malignas mais comumente encontradas em pacientes com perda ponderal de importância clínica são as de pulmão e do trato gastrointestinal.
- Nos jovens, devem-se considerar diabetes melito, hipertireoidismo, distúrbios psiquiátricos (incluindo os transtornos alimentares) e infecções crônicas, especialmente pelo HIV.
- A causa de perda ponderal involuntária raramente permanece oculta.
- Deve-se sempre questionar se a perda ponderal é acompanhada de aumento ou diminuição do apetite. Existem muitas causas de perda ponderal com diminuição do apetite (anorexia), mas poucas com aumento do apetite.
- Um ponto importante é saber se a perda de peso vem acompanhada de aumento/manutenção ou diminuição do apetite.

2 Guia de Bolso de Clínica Médica

Causas de perda de peso com aumento/manutenção de apetite

1. Diabetes mellitus descompensado.
2. Hipertireoidismo.
3. Feocromocitoma.
4. Má-absorção de qualquer causa.
5. Aumento importante de atividade física.

Causas de perda de peso com diminuição de apetite

1. Neoplasias (especialmente do trato gastrointestinal).
2. Infecções (principalmente pelo HIV).
3. Endocrinopatias que não as citadas acima (insuficiência adrenal, hipercalcemia, doença celíaca, entre outros).
4. Doença pulmonar avançada.
5. Doença cardíaca avançada.
6. Doenças gastrointestinais (por mecanismos diretos e indiretos, como disfagia, sensação de saciedade, vômito e regurgitação, dor ou desconforto abdominal, inflamação crônica, má-absorção, fístulas ou *bypasses* espontâneos ou cirúrgicos), síndrome da artéria mesentérica superior.
7. Depressão e outras doenças psiquiátricas (transtorno bipolar, *síndrome de Münchausen*, transtornos paranoides, interrupção abrupta do uso crônico de neurolépticos ou canabinóides).
8. Abuso de substâncias ou medicamentos (opioides, anfetaminas e cocaína, antiepilépticos, antidiabéticos orais como a metformina, levodopoda, digoxina, anti-inflamatórios não hormonais, quimioterápicos, rimonabant).

- A neoplasia maligna de pulmão deve ser investigada em casos suspeitos mesmo em não tabagistas.
- A perda ponderal voluntária não deve ser considerada, sempre, como uma anormalidade; pode ser decorrente de tratamento de obesidade, uso de anorexígenos – anfetaminas e derivados, uso de sacietógenos – como a sibutramina, uso de orlistat – inibidor da lípase intestinal, anorexia ou bulimia nervosa, e pode estar relacionada a algumas profissões, como corredores de maratona, modelos, dançarinas de balé, ginastas.

Investigação

Exames de triagem recomendados para avaliação de perda ponderal
1. Hemograma.
2. Eletrólitos incluindo cálcio.
3. Glicemia de jejum.
4. Função renal.
5. Função hepática.
6. Exame de urina.
7. TSH.
8. Radiografia de tórax.
9. *Screening* para câncer recomendado para a idade (vide capítulo de *check-up*).

❯ Exames adicionais incluem teste de HIV, endoscopia digestiva alta e/ou baixa, RM ou TC de abdomem, TC de tórax.

Leitura Recomendada

Weight Loss. In: Fauci AS, Braunwald E, Kasper DL, Hauser SL, Longo DL, Jameson JL, Loscalzo J. Harrison's Principles of Internal Medicine. 17. ed.; 2008.

Rolla AR, MD. Approach to the patient with weight loss. 2008 UpToDate: http://www.uptodate.com. Software 16.3; 2008.

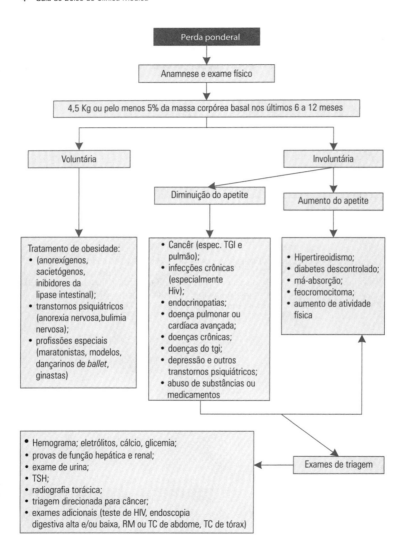

Capítulo **2**

Edema

João Paulo Gurgel de Medeiros

Introdução

- Edema é um aumento de volume palpável causado pela expansão do volume do líquido intersticial.
- Pode haver aumento de vários litros antes que se torne clinicamente aparente.
- Pode ser localizado ou generalizado, com cacifo ou sem cacifo.
- *Ascite* e *hidrotórax* são consideradas formas especiais e localizadas de edema, respectivamente por acúmulo de líquido no peritônio e nas cavidades pleurais.
- *Anasarca* é o edema maciço e generalizado.
- Cacifo ou *sinal de Godet* são termos utilizados para designar a depressão decorrente de uma pressão de cinco segundos, normalmente realizada com um dos dedos das mãos, sobre a área edematosa, sendo que essa depressão tende a desaparecer lentamente.

Etiologia

Causas de edema sem cacifo
1. Linfedema.
2. Mixedema pré-tibial (hipotireoidismo).

Causas de edema
Localizado
• Inflamação.
• Hipersensibilidade.
• Obstrução venosa (tromboflebite, trombose venosa).
• Obstrução linfática (filariose, ressecção de linfonodos regionais).
Generalizado
• Cardiopatia.
• Hepatopatia.
• Nefropatia.

- A pressão venosa central também ajuda a diferenciar as possíveis etiologias do edema generalizado: se diminuída, deve-se remeter à cirrose como causa do edema; se aumentada, provavelmente há insuficiência cardíaca ou doença renal (retenção de sódio ou síndrome nefrótica). Também pode estar normal em qualquer das condições.
- Trombose venosa profunda deve ser excluída em pacientes com edema localizado de instalação aguda em membro inferior.
- Dieta pobre em proteínas por período prolongado pode causar hipoproteinemia e edema, que pode ser intensificado pelo desenvolvimento de cardiopatia devida ao beribéri. Além da hipoalbuminemia, a hipocalemia e o *deficit* calórico podem estar envolvidos no edema da desnutrição. O edema também pode se agravar quando os famintos ingerem, pela primeira vez, uma dieta adequada, pois há aumento da quantidade de sal ingerida, que pode ser retido em conjunto com a água – é o edema de realimentação.
- O *edema de realimentação* também pode estar relacionado a um aumento da secreção de insulina, que eleva diretamente a reabsorção de sódio tubular.
- Outras causas de edema incluem, além do hipotireoidismo, hiperadrenocortismo exógeno, gravidez e administração de estrogênios e vasodilatadores, em particular a nifedipina.
- Diversos fármacos também estão associados à formação de edema; os mecanismos envolvidos são diversos, como a vasoconstrição renal (anti-inflamatórios não-esteroides e ciclosporina), dilatação arteriolar (vasodilatadores), aumento da reabsorção de sódio (hormônios esteroides) e lesão capilar (interleucina-2).
- O *edema idiopático* ocorre quase exclusivamente em mulheres e caracteriza-se por episódios periódicos de edema (sem relação com o ciclo menstrual), frequentemente acompanhado de distensão abdominal.
- O *edema cíclico* ou *pré-menstrual* ocorre pela estimulação estrogênica excessiva, levando à retenção de sódio e água.

Tratamento
- O tratamento do edema consiste em reverter a causa subjacente (se possível), restringindo sódio da dieta (para minimizar a retenção hídrica) e, usualmente, indicando diureticoterapia.

- O edema pulmonar é a única forma de edema generalizado que deve ser tratado imediatamente, pois traz risco à vida iminente. As demais formas podem ser tratadas de forma mais lenta, desde que não haja desconforto para o paciente.
- Em pacientes com cirrose, o diurético a ser escolhido é a espironolactona. Nos demais casos, os diuréticos de alça são preferíveis, sendo que grandes doses poderão ser necessárias na síndrome nefrótica.
- Os diuréticos devem ser usados com cautela ou evitados em pacientes com edema causado por insuficiência venosa, obstrução linfática ou ascite por neoplasia maligna, pois o fluido do edema não poderá ser mobilizado após a redução do volume plasmático pela diureticoterapia.
- Os pacientes com edema generalizado resistente por qualquer causa podem requerer altas doses de diuréticos de alça associados com diurético que aja em um sítio diferente no nefro, tipicamente um diurético tiazídico.

Tratamento do edema generalizado
Secundário a cardiopatia ou nefropatia
• Restrição hídrica (800 a 1.000 mL/dia).
• Medicação de escolha – diuréticos de alça.
• O fluido que compõe o edema pode ser mobilizado rapidamente, já que muitos leitos capilares estão envolvidos. Assim, a remoção de 2 a 3 litros, ou mais, de fluido do edema em 24 horas pode ser suportada pelo paciente, pois não haverá grande redução no volume plasmático.
Secundário a hepatopatia
• Restrição hídrica.
• Medicação de escolha – espironolactona.
• Em pacientes com edema generalizado causado por ascite, sem edema periférico, a remoção de líquido deve ser de 500 a 750 mL por dia, pois o excesso de líquido somente pode ser mobilizado pelos capilares do peritônio; se mais líquido for removido por dia, não haverá tempo para que o líquido ascítico reponha o volume plasmático, podendo haver azotemia e precipitação de síndrome hepatorrenal.

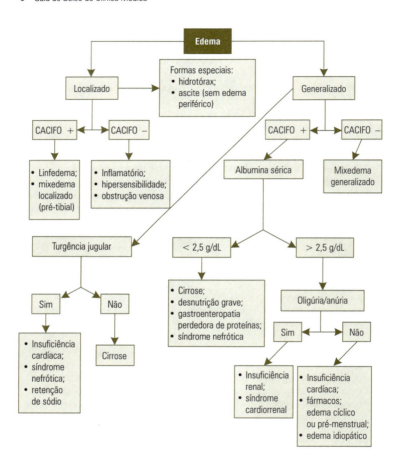

Leitura Recomendada

Edema. In: Fauci AS, Braunwald E, Kasper DL, Hauser SL, Longo DL, Jameson JL, Loscalzo J. Harrison's. Principles of Internal Medicine. 17. Ed. ; 2008.

Rose BD, MD. Approach to the adult with edema. 2008 UpToDate: http://www.uptodate.com. Software 16.3; 2008.

Capítulo **3**

Prurido

João Paulo Gurgel de Medeiros

Introdução

- É um sintoma muito comum, podendo estar associado a uma condição dermatológica específica ou a uma doença sistêmica.
- Existem áreas especialmente suscetíveis ao prurido, como os canais auditivos, pálpebras, narinas e áreas perianal e genital.
- Existem muitas causas de prurido, e o o generalizado tanto pode estar relacionado a doenças cutâneas como a diversas doenças sistêmicas.

Investigação

- Sempre que se avaliar um paciente com prurido, deve-se dar especial atenção à natureza temporal dos sintomas, à localização e aos fatores que exacerbam ou que aliviam o sintoma. Também devem ser valorizados fatores de risco para HIV.
- A maioria dos pacientes que se apresentam com prurido em nível ambulatorial terá alguma lesão cutânea que justifique o sintoma, devendo a investigação etiológica ser direcionada para a causa dessa lesão. Ocasionalmente, o exame físico poderá não evidenciar lesão cutânea primária, ou poderá simplesmente mostrar escoriações decorrentes de prurido excessivo.
- Na ausência de achados cutâneos primários, o exame físico deve ser direcionado para a busca de doenças sistêmicas que justifiquem o prurido; edema conjuntival, linfonodomegalia, tireoidomegalia, esplenomegalia ou estigmas de doença hepática devem ser pesquisados.
- Mesmo na ausência de alterações no exame físico que justifiquem alguma doença sistêmica, a avaliação complementar inicial não deve buscar alguma doença sistêmica com a solicitação de uma extensa avaliação laboratorial. Muitos autores recomendam que se inicie um curso terapêutico para o prurido por curto tempo quando não há doença cutânea que o justifique; se não houver resposta a essa terapia, a abordagem subsequente deve inclui os exames a seguir:

Investigação complementar de prurido

1. Hemograma – avaliar sinais de doença mieloproliferativa (policitemia vera, por exemplo).
2. Bilirrubinas, transaminases, fosfatase alcalina, gama GT – avaliar sinais de doença hepato-biliar.
3. TSH e T4 livre – excluir tireoidopatias.
4. Ureia e creatinina – descartar insuficiência renal.
5. Glicemia de jejum – avaliar a possibilidade de diabetes mellitus.
6. Radiografia de tórax – à procura de adenopatias que possam sugerir linfoma.
7. Sorologia para HIV.

▶ O tratamento do prurido pode ser frustrante; até 50% dos pacientes em algumas séries melhoram com placebo. A eficácia da terapia varia muito de acordo com a causa; algumas doenças cutâneas apresentam boas respostas, como a escabiose e as dermatofitoses.

▶ Algumas terapias sistêmicas incluem anti-histamínicos (destes, os antagonistas H1 são os mais utilizados; a doxepina parece ser a mais potente, mas a hidroxizina é mais efetiva que a difenidramina e a ciproheptadina), antagonistas opiáceos (como a naloxona) e outros (como a gabapentina no prurido idiopático ou braquiorradial).

▶ Existe, ainda, tratamento tópico, como cremes com fenol ou mentol, corticosteroides tópicos, cremes com capsaicina e doxepina tópica (esta parece ser efetiva no prurido da dermatite atópica).

▶ Todos os pacientes devem ser aconselhados a ter cuidados com a pele, como evitar o ressecamento dela e não persistir com coçaduras.

Leitura Recomendada

Prurido . Azevedo MF et al. Guia profissional para sinais e sintomas. 4. ed.; 2004.
Fazio SB, MD. Pruritus. 2008 UpToDate: http://www.uptodate.com. Software 16.3; 2008.

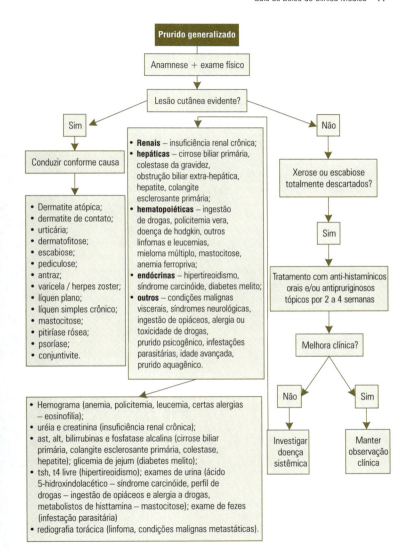

Capítulo **4**

Check-up

Eduardo Cavalcanti Lapa Santos

TÓPICOS

- Recomenda-se que o *check-up* seja feito a cada dois anos em pacientes abaixo de 50 anos de idade e anualmente nos pacientes acima de 50 anos de idade.
- A American Diabetes Association (ADA) recomenda que seja feito *screening* para diabetes nos seguintes grupos de pacientes:

Indicações de *screening* para diabetes mellitus (ADA) – 2011
1. Pacientes acima de 45 anos de idade.
2. Pacientes com o IMC >=25 e que tenham um ou mais dos seguintes fatores de risco: histórico familiar de diabetes em parentes de primeiro grau, sedentarismo, histórico de ter tido filho com mais de 4,1 kg, histórico pessoal de diabetes gestacional, dislipidemia (HDL <=35 ou TG >=250), paciente que já teve glicemia de jejum alterada ou intolerância a glicose previamente, síndrome dos ovários policísticos, histórico de doença vascular arterial.

O exame solicitado nesses casos deve ser a glicemia de jejum. Caso ela seja <100 mg/dL deve-se srepetir o exame a cada 3 anos. Em caso igual ou superior a 100 mg/dL, seguir a conduta orientada no capítulo de diabetes deste manual.

- O guideline de prevenção primária da American Heart Association (AHA) publicado no final de 2010 defende a realização de ultrassom de carótidas para calcular a espessura íntima média ou a realização de escore cálcio das artérias coronárias em indivíduos de risco intermediário (10% a 20% de risco de evento cardiovasculares nos próximos dez anos, calculado por exemplo pelo Framingham Risk Score). Como citado no capítulo de dislipidemia deste manual, a presença de espessura íntima média da carótida maior que 1 mm ou a presença de escore cálcio >100 ou >percentil 75 para o sexo e idade eleva o risco cardiovascular do paciente (nesse caso o indivíduo sairia de risco intermediário para alto).

▶ O uso de aspirina no cenário de prevenção primária tem sido muito debatido nos últimos anos. A recomendação mais atual sobre o assunto vem do United States Preventive Services Task Force (USPSTF). Esse documento deixa claro que a aspirina na prevenção primária serve basicamente para prevenir infartos nos homens e acidentes vasculares cerebrais isquêmicos nas mulheres. Por outro lado a medicação sempre eleva o risco de sangramento gastrointestinal do indivíduo. Assim, o ideal é usar a medicação quando o risco ultrapassar o benefício. Para isso é necessário calcular o risco de eventos coronarianos nos homens (por exemplo pelo escore de risco do framingham disponível no capítulo de dislipidemia deste manual) e o risco de AVCs nas mulheres (disponível on-line em www.westernstroke.org/PersonalStrokeRisk1.xls). Caso esse risco seja maior ou igual aos números citados na tabela a seguir, o benefício da medicação é maior que o risco de sangramento.

Indicações do uso de aspirina na prevenção primária de eventos cardiovasculares.			
Homem		Mulher	
Idade	Risco de evento coronariano em 10 anos	Idade	Risco de AVC em 10 anos
45 – 59 anos	>=4%	55 – 59 anos	>=3%
60 a 69 anos	>=9%	60 – 69 anos	>=8%
70 a 79 anos	>=12%	70 – 79 anos	>=11%

É importante mencionar que esse cálculo não incluiu pacientes com risco individual de sangramento elevado, como os usuários crônicos de anti-inflamatórios não hormonais, pacientes com úlcera péptica ativa, histórico de sangramento gastrointestinal etc.

O USPSTF considera que não há evidência suficiente para recomendar o uso de aspirina profilática em pacientes com mais de 80 anos de idade e não recomenda o uso da medicação com essa finalidade em homens com menos de 45 anos de idade e mulheres com menos de 55 anos de idade.

▎ O Programa Nacional de Educação em Colesterol (NCEP) dos EUA recomenda que o perfil lipídico em jejum deve ser dosado pelo menos a cada cinco anos em indivíduos >20 anos de idade. A IV diretriz brasileira sobre dislipidemias sugere um jejum de 12 a 14 horas antes da coleta do perfil lipídico.

▎ O USPSTF recomenda que todo adulto seja rastreado para depressão desde que se possa dar suporte e seguimento adequado para o paciente. Há vários métodos simples para se fazer esse rastreamento, como:

Screening para depressão

1. Nas últimas duas semanas você tem se sentido deprimido, triste, sem esperanças?
2. Nas últimas duas semanas você tem sentido menos interesse em suas atividades?

Uma resposta afirmativa a qualquer um dos dois itens acima deve levar a aplicação de critérios diagnósticos para avaliar se o paciente tem ou não critério para depressão (ver no capítulo específico deste manual).

▎ O USPSTF, em seus *guidelines* de 2009, recomenda que o *screening* para câncer de mama seja realizado através da mamografia a cada dois anos em mulheres dos 50 aos 74 anos de idade. Mulheres com <50 anos de idade não devem ser rastreadas de rotina. Em mulheres com idade maior ou igual a 75 anos não há evidência que indique benefício do rastreamento com a mamografia. O autoexame da mama vem sendo cada vez menos indicado como parte do *screening* para câncer de mama.

▎ Todo paciente deve ser questionado sobre o consumo regular de cigarros (tabagismo). Em caso afirmativo, recomenda-se a abordagem mínima através do mnemônico PANPA (vide capítulo específico neste manual).

▎ Todo indivíduo deve ser estimulado a praticar atividade física. Atentar para as indicações de se realizar teste ergométrico antes de liberar o paciente para a prática de exercícios:

16 Guia de Bolso de Clínica Médica

Indicações de teste ergométrico antes de liberar o paciente para prática de exercícios
1. Homens >35 anos.
2. Mulheres >40 anos.
3. Pacientes com dois ou mais fatores de risco para doença coronariana.
4. Pacientes com cardiopatia estabelecida (independentemente da idade).
5. Pacientes que desejem praticar exercícios vigorosos ou esportes competitivos.
6. Pacientes com histórico de asma induzida pelo esforço.

- Todo indivíduo adulto deve ser questionado sobre o a situação de seu calendário vacinal. As indicações da vacina pneumocócica e contra influenza são bem similares: >60 anos de idade, pneumopatia, cardiopatia, insuficiência renal crônica, síndrome nefrótica, diabetes mellitus, hemoglobinopatias, asplenia, imunodeficiência congênita ou adquirida. Profissionais de saúde e pessoas que convivam intimamente com pacientes que contenham as características citadas anteriormente também devem receber vacina contra influenza. A vacina pneumocócica é aplicada em dose única, salvo se a dose tiver sido administrada antes dos 65 anos de idade, situação em que se recomenda uma segunda dose após os 65 anos de idade. A vacina contra influenza deve ser administrada anualmente.
- Em relação ao exame físico, deve-se fazer de rotina na primeira consulta e nos atendimentos seguintes a medida da pressão arterial, a medida do peso e da altura com o posterior cálculo do IMC, a medida da circunferência abdominal e, em pacientes >65 anos de idade, o teste com a tabela de Snellen (avaliação de acuidade visual).
- Evitar sempre a prescrição de medicamentos contraindicados na gestação para mulheres em idade reprodutiva que não estejam em uso de alguma forma de método contraceptivo. Grandes partes das drogas usadas pelos clínicos gerais têm contraindicação absoluta (ex: inibidores de eca) ou relativa (ex: diuréticos, betabloqueadores) durante a gestação, enquanto algumas não devem ser usadas por não haver experiência do uso da substância durante o período gestacional (ex: estatinas). Orientar também a paciente a, em caso de desejo de engravidar, consultar seu médico para trocar a medicação por outra que seja

aprovada durante a gestação (ex: trocar estatina por colestiramina em pacientes com dislipidemia).

▶ Os *guidelines* do USPSTF de 2008 recomendam que pacientes entre 50 e 75 anos de idade sejam rastreados para câncer colorretal. O *screening* de rotina não é indicado para pacientes acima de 75 anos. São recomendadas três estratégias de investigação.

Estratégias para investigação de câncer colorretal
1. Pesquisa altamente sensível de sangue oculto nas fezes anualmente.
2. Retossigmoidoscopia flexível a cada cinco anos combinada com pesquisa altamente sensível de sangue oculto nas fezes a cada três anos.
3. Colonoscopia a cada 10 anos.

A eficácia dessas três abordagens quando se avalia anos de vida salvos com o rastreamento é similar. Os usos de colonoscopia tomográfica virtual e de pesquisa de DNA fecal não são recomendados por falta de evidência científica.

▶ O câncer de colo uterino deve ser rastreado a partir do início da atividade sexual ou a partir dos 21 anos de idade, o que vier primeiro. Recomenda-se que seja realizada a colpocitologia oncótica pelo menos a cada três anos (recomendação do USPSTF). Pacientes com >65 anos de idade que tenham exames prévios negativos e que não estejam entre o grupo de risco (mais de um parceiro sexual nos últimos cinco anos ou imunodeprimidas) não precisam mais continuar a realizar o *screening*. O mesmo se aplica a pacientes que foram submetidas a pan-histerectomia em razão de doença benigna.

▶ Homens entre 65 e 75 anos de idade que já fumaram ou que fumam atualmente devem ser submetidos a ultrassom de abdomem para rastreamento de aneurisma de aorta abdominal (recomendação do USPSTF).

▶ O *screening* para osteoporose deve ser feito através de densitometria óssea. Segundo a Sociedade Brasileira de Densitometria Óssea (SBDens) deve-se pedir o exame nos seguintes grupos:

Quando solicitar densitometria óssea (SBDens)

1. Mulheres com idade igual ou superior a 65 anos.
2. Mulheres em transição menopausal (entre 40 e50 anos de idade) ou abaixo de 65 anos de idade com algum fator de risco para fraturas (por exemplo: baixo peso, histórico familiar de fratura após os 50 anos de idade em parentes de primeiro grau, tabagismo atual).
3. Homens com idade igual ou superior a 70 anos.
4. Homens acima de 50 anos de idade com fator de risco para fraturas.
5. Qualquer adulto com histórico de fratura por fragilidade, doença ou condição ou medicamentos associados à baixa massa óssea (por exemplo: uso crônico de corticoide).
6. Pessoas para as quais são consideradas intervenções farmacológicas para osteoporose ou para monitorar a eficácia do tratamento.

O exame deve ser repetido a cada 1 ou 2 anos.

Mnemônico para a rotina de check-up – **Dia da prevenção**

Diabetes
Intima média/escore cálcio
Aspirina

Dislipidemia
Alteração do humor/Anedonia

Peito (câncer de mama)
Redução do tabagismo
Exercício físico
Vacinação
Exame físico
Não prescrever medicações teratogênicas para mulheres em idade reprodutiva sem método contraceptivo
Colo de útero e cólon
Aneurisma de aorta abdominal
Osteoporose

Leitura Recomendada

Homepage do USPSTF : http://www.ahrq.gov/clinic/uspstfix.htm.

Harris R, MD. Overview of preventive medicine in adults. 2009 UpToDate: http://www.uptodate.com. Software 17.3; 2009.

Greenland P, Alpert JS, Beller GA, et al. 2010 ACCF/AHA guideline for assessment of cardiovascular risk in asymptomatic adults: a report of the American College of Cardiology Foundation/American Heart Association Task Force on Practice Guidelines. J Am Coll Cardiol 2010; DOI: 10.1016/j.jacc.2010.09.001

Capítulo **5**

Perioperatório: exames complementares e risco da cirurgia

Fernando Cortês Remísio Figuinha
Eduardo Cavalcanti Lapa Santos

Exames complementares

- Ao iniciar uma consulta de pré-operatório, deve-se solicitar os exames gerais de forma racional, pedindo somente exames que poderão definir melhor os riscos do paciente. A solicitação de exames em excesso e que são, em geral, desnecessários, não alterarão as condutas orientadas e também não protegerão o médico do ponto de vista legal.
- Os exames que podem ser solicitados de rotina para a realização de pré--operatório são: creatinina, glicose, hemograma, eletrocardiograma e radiografia de tórax, a depender da idade do paciente.
- Os exames séricos podem auxiliar a detectar riscos ainda desconhecidos pelo paciente, como disfunção renal prévia, novo diagnóstico de diabetes mellitus ou uma discrasia sanguínea, como anemia ou plaquetopenia, que possa interferir no período perioperatório.

Indicações de se solicitar creatinina no pré-operatório de cirurgia não cardíaca

1. Pacientes >40 anos de idade.
2. Portadores de nefropatia, diabetes mellitus, hipertensão arterial sistêmica, insuficiência hepática ou insuficiência cardíaca caso não haja resultado deste exame nos últimos 12 meses.
3. Pacientes que serão submetidos a intervenções de médio e grande porte.

Indicações de se solicitar glicemia de jejum no pré-operatório de cirurgia não cardíaca

1. Pacientes >40 anos de idade.
2. Diabéticos.

Indicações de se solicitar hemograma no pré-operatório de cirurgia não cardíaca

1. Indivíduos que apresentem suspeita clínica de anemia no exame físico ou de presença de doença crônica relacionada à anemia.
2. Pacientes que serão submetidos a intervenções de médio a grande porte.

Indicações de se solicitar coagulograma no pré-operatório de cirurgia não cardíaca.

1. Pacientes anticoagulados.
2. Pacientes com insuficiência hepática.
3. Portadores de distúrbios da coagulação .
4. Em intervenções de médio ou grande porte.

> ▶ **Eletrocardiograma**: pode permitir a identificação de pacientes de alto risco cardíaco operatório, possibilitando a detecção de possíveis arritmias, sinais de isquemia ou necrose miocárdica já existentes, sobrecargas de câmaras cardíacas ou defeitos de condução. Deve ser solicitado para:

Indicações de se solicitar eletrocardiograma no pré-operatório de cirurgia não cardíaca

1. Pacientes >40 anos de idade.
2. Diabéticos.
3. Pacientes com história de dor torácica provavelmente ou definitivamente anginosa recorrente.
4. Exame físico sugestivo de doença cardiovascular.

> ▶ Alterações do eletrocardiograma consideradas de alto risco: arritmias graves, como bloqueio atrioventricular total, arritmias ventriculares sintomáticas com doença cardíaca preexistente e arritmias supraventriculares com frequência cardíaca elevada. Alteração considerada de risco médio é presença de ondas Q patológicas e de baixo risco são hipertrofia ventricular esquerda, bloqueio do ramo esquerdo, alterações do segmento ST e da onda T.

Indicações de se solicitar radiografia de tórax no pré-operatório de cirurgia não cardíaca

1. Pacientes >40 anos de idade.
2. Pacientes que apresentem anormalidades, relacionadas ao tórax, na história ou exame físico.
3. Intervenções de médio a grande portes, principalmente as cirurgias intratorácicas e intra-abdominais.

Ecocardiograma: é geralmente o exame escolhido para avaliar função ventricular, estrutura e dinâmica das válvulas ou presença de hipertrofia ventricular. Deve ser solicitado se:

Indicações de se solicitar ecocardiograma no pré-operatório de cirurgia não cardíaca
1. Indivíduos com sopro sistólico sugestivo de estenose aórtica que não foram investigados previamente.
2. Pacientes com insuficiência cardíaca com piora do quadro clínico desde que não tenham ecocardiograma nos últimos 12 meses.
3. Pacientes com dispneia sem causa definida.
4. Pré-operatório de transplante hepático (avaliar presença de hipertensão pulmonar).

Risco intrínseco da cirurgia

Indicações de se solicitar risco intrínseco da cirurgia no pré-operatório de cirurgia não cardíaca
Baixo risco ($<$1% de eventos cardíacos)
• Procedimentos endoscópicos. • Procedimentos odontológicos. • Cirurgia de catarata. • Cirurgia de mama. • Cirurgia ambulatorial.
Risco intermediário (1 a 5% de eventos cardíacos)
• Todos os procedimentos que não se enquadram nem em baixo nem em alto risco (por exemplo: cirurgias abdominais, torácicas, ortopédicas etc.).
Alto risco ($>$5% de eventos cardíacos)
• Cirurgias vasculares arteriais, com exceção de endarterectomia de carótida.

Leitura Recomendada

1. Gualandro DM, YU PC, Marques AC, Pinho C, Caramelli B, et al. II Diretriz de Avaliação Perioperatória da Sociedade Brasileira de Cardiologia. Arq Bras Cardiol 2011; 96 (3 supl. 1): 1-68.

Capítulo **6**

Perioperatório: Risco Cardiológico

Eduardo Cavalcanti Lapa Santos
Fernando Cortês Remísio Figuinha

Introdução

- Os eventos cardiovasculares como o infarto agudo do miocárdio são considerados a principal causa de morte no período perioperatório.
- Termos como "Paciente liberado para a cirurgia" devem ser evitados pelo clínico. O mais apropriado é dizer se o risco cardiológico do paciente é baixo, intermediário ou alto e quais as possíveis medidas que podem ser tomadas para minimizar tal risco.

Estratificação de risco

- Existem várias formas de se estimar o risco cardiológico perioperatório de um paciente. Os 2 algoritmos mais usados na prática clínica são o de Lee e o do American College of Physicians (ACP)

Algoritmo baseado no trabalho de Lee
Fatores de risco
1. Cirurgia intraperitoneal, intratorácica, ou vascular suprainguinal
2. Doença arterial coronária (ondas Q no ECG, e/ou sintomas de isquemia, e/ou teste não invasivo para isquemia alterado, e/ou uso de nitrato)
3. Insuficiência cardíaca congestiva (quadro clínico sugestivo, e/ou radiografia de tórax com congestão pulmonar)
4. Doença cerebrovascular
5. Diabetes mellitus em uso de insulinoterapia
6. Creatinina pré-operatória >2mg/dL
Estratificação de risco cardiovascular perioperatório:
Até 1 fator de risco presente – baixo risco
2 ou mais fatores de risco sem angina ou icc limitante – risco intermediário
2 ou mais fatores de risco mas com angina ou icc classe funcional 3 ou 4 – risco alto

26 Guia de Bolso de Clínica Médica

Algoritmo do American Colege of Physicians
Avaliar a pontuação abaixo:
Infarto agudo do miocárdio há <6 meses (10 pontos)
Infarto agudo do miocárdio há >6 meses (5 pontos)
Angina classe III (10 pontos)
Angina classe IV (20 pontos)
Edema agudo de pulmão na última semana (10 pontos)
Edema agudo de pulmão há mais de 1 semana (5 pontos)
Estenose aórtica importante (20 pontos)
ECG com ritmo não sinusal ou com extrassístoles supraventriculares (5 pontos)
ECG com >5 extrassístoles ventriculares (5 pontos)
PaO_2<60, $PaCO_2$>50, <3, U>50, Cr>3 ou restrito ao leito (5 pontos)
Idade >70 anos (5 pontos)
Cirurgia de emergência (10 pontos)
Estratificação de risco cardiovascular perioperatório:
Se >20 pontos – alto risco
Se <20 pontos – avaliar as seguintes variáveis:
Idade >70 anos
História de angina
Diabetes mellitus
Ondas Q no ECG
História de ICC
História de infarto
Altgerações isquêmica de ST no ECG
Hipertensão arterial com hipertrofia ventricular esquerda
Se até 1 variável presente – risco cardiovascular perioperatório baixo
Se 2 ou maráveis presentes – risco cardiovascular perioperatóri intermediário

❯ Após estratificar-se o risco do paciente, define-se a conduta perioperatória cardiovascular:

Conduta preconizada para o risco do paciente
Pacientes de baixo risco
• Podem ser submetidos a intervenção cirúrgica não cardiológica sem necessidade de procedi-mentos diagnósticos ou terapêuticos adicionais.

Pacientes de risco intermediário
• No caso de cirurgia vascular arterial – realizar prova não invasiva de isquemia caso isso altere a conduta (recomendação 2 A) • No caso cirurgias de médio risco – o nível de evidência para realização de prova não invasiva de isquemia é menor (recomendação 2 B).
Pacientes de alto risco
• Sempre que possível adiar a operação até que a condição cardíaca se estabilize. Se a natureza do risco for isquêmica fazer cateterismo.

- Pacientes de risco moderado ou maior devem idealmente ter o pós-operatório realizado em UTI ou semi-UTI com a realização de ECG e troponina diários nos três primeiros dias. Isso se deve ao fato da maioria dos Infartos Agudos do Miocardio (IAM) perioperatórios ocorrerem nos três primeiros dias de pós-operatório, sendo na maior parte dos casos assintomáticos por diversos motivos (uso de analgesia, por exemplo).
- O modelo proposto acima se aplica a pacientes com programação de cirurgia eletiva. No caso de cirurgia de emergência, a operação terá de ser realizada independente da estratificação de risco cardiovascular do paciente.
- Com exceção de cirurgias de emergência, pacientes com condições cardíacas agudas (angina instável, infarto agudo do miocárdio, edema agudo dos pulmões, bradiarritmia ou taquiarritmia grave) não devem ser submetidos a procedimentos cirúrgicos, devendo a cirurgia ser postergada até compensação da cardiopatia.
- Pacientes que foram submetidos a alguma forma de avaliação funcional nos últimos dois anos (ex: teste ergométrico, cintilografia com dipiridamol etc.) e que não tiveram alteração da sintomatologia desde então podem ir para cirurgia sem necessidade de repetição do exame. Isto também se aplica a pacientes que tiveram revascularização cirúrgica completa realizada há mais de seis meses e menos de cinco anos e que estão estáveis clinicamente.

Estratégias para redução do risco cardiovascular perioperatório

Estratégias para reduzir risco cardiovascular perioperatório
1. Uso de Betabloqueadores 2. Uso de AAS

> **Estratégias para reduzir risco cardiovascular perioperatório (Continuação)**
>
> 3. Uso de estatinas
> 4. Manutenção da normotermia durante o ato cirúrgico
> 5. Revascularização percutânea/cirúrgica pré-operatória
> 6. Manter Hb>9 caso o paciente seja coronariano

▶ As indicações de betabloqueador no perioperatório são:

> **Indicações de betabloqueador no perioperatório de cirurgia não cardíaca**
>
> 1. Pacientes que já usam a medicação por qualquer motivo (a suspensão antes da cirurgia pode causar taquicardia e aumento da PA)
> 2. Pacientes com isquemia miocárdica (detectada por testes não invasivos ou por sintoma de angina) que vão se submeter a procedimentos cirúrgicos
> 3. Pacientes candidatos a operações vasculares arteriais que possuem risco cardíaco moderado

▶ Também pode-se considerar a utilização da medicação em pacientes com risco cardíaco moderado que irão se submeter a cirurgias não vasculares, mas o nível de recomendação é menor (2 B).

▶ As drogas estudadas com esse fim são o atenolol, o bisoprolol e o metoprolol. O estudo POISE mostrou que deve-se evitar a administração desse grupo de drogas horas antes da cirurgia uma vez que isso aumenta bastante o risco de hipotensão e AVC perioperatório. Assim, recomenda-se que a medicação seja iniciada pelo menos uma semana antes da cirurgia, almejando-se uma FC entre 55 e 65 bpm. Evitar hipotensão (PAS<100 mmHg). A droga deve ser mantida por pelo menos um mês após o procedimento. Em pacientes que tenham contraindicações ao uso de betabloqueadores (ex: broncoespasmo ativo), pode-se utilizar a clonidina.

▶ Pacientes que já usam AAS devem ter a medicação continuada no período perioperatório sempre que possível. Os procedimentos em que é totalmente necessário suspender-se a medicação são a ressecção transuretral de próstata e neurocirurgias. Nesses casos, deve-se parar a medicação uma semana antes da operação.

▶ As indicações de estatinas no perioperatório são:

Indicações de estatinas no perioperatório de cirurgia não cardíaca

1. Pacientes que já usam a medicação (não suspender)
2. Pacientes que vão ser submetidos a cirurgias vasculares arteriais
3. Pacientes sabidamente coronariopatas

> No segundo caso recomenda-se a introdução de atorvastatina 20 mg pelo menos 15 dias antes do procedimento.
> Já há estudos mostrando que a manutenção da temperatura corporal abaixo de 35 graus durante a cirurgia aumenta o risco de IAM. Assim, preconiza-se a normotermia durante o ato cirúrgico.
> As indicações de revascularização no período perioperatório são as mesmas do paciente em geral (angina estável e lesão de tronco de coronária esquerda, doença trivascular com FE<50%). Vide capítulo específico.
> Após procedimentos de revascularização (cirúrgica ou percutânea) deve-se atentar para os intervalos mínimo e ideal que se deve aguardar para a realização de cirurgias não cardíacas:

Intervalos preconizados entre a revascularização miocárdica e a operação não cardíaca

Tipo de revascularização	Intervalo mínimo	Intervalo ideal
Cirúrgica	Variável de acordo com o paciente	30 dias
Angioplastia sem *stent*	7 dias	14 dias
Stent convencional	14 dias	>6 semanas
Stent farmacológico	1 ano	Indefinido

> No caso de pacientes que usam clopidogrel, a medicação deve ser suspensa idealmente cinco dias antes da cirurgia. Em pacientes com *stent* farmacológico implantado há menos de um ano ou *stent* convencional colocado há menos de um mês, o caso deve ser discutido com um cardiologista.
> Níveis de PAS<180 mmHg e de PAD<110 mmHg não contraindicam procedimentos eletivos. Caso a PA esteja em níveis maiores do que esses, recomenda-se um melhor controle antes da cirurgia. Deve-se continuar com todos os anti-hipertensivos do paciente mesmo no dia da cirurgia. A ingestão de comprimidos com pequeno volume de água não atrapalha o jejum necessário antes do procedimento.

- Estenoses valvares são mal toleradas no período perioperatório e, se sintomáticas, devem ser corrigidas antes de procedimentos eletivos. Já regurgitações valvares não costumam trazer grandes malefícios desde que bem controladas clinicamente (diuréticos etc.).
- Pacientes que colocaram marca-passo definitivo nos últimos sessenta dias devem ter procedimentos eletivos postergados uma vez que há risco de episódio de bacteremia com consequente infecção do sítio de implantação do MCP.

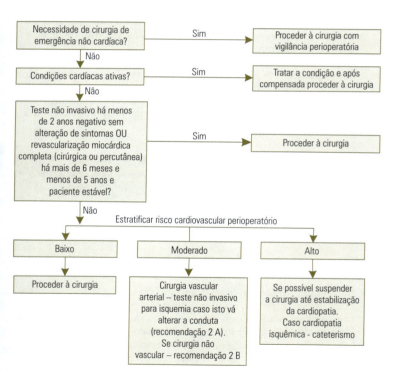

Leitura Recomendada

Fleischer LA, Beckman JA, Brown KA et al. ACC/AHA 2007 guidelines on perioperative cardiovascular evaluation and care for noncardiac surgery: a report of the American College of Cardiology/American Heart Association Task Force on Practice Guidelines (Writing Committee to Revise the 2002 Guidelines on Perioperative Cardiovascular Evaluation for Noncardiac Surgery) developed in collaboration with the American Society of Echocardiography, American Society of Nuclear Cardiology, Heart Rhythm Society, Society of Cardiovascular Anesthesiologists, Society for Cardiovascular Angiography and Interventions, Society for Vascular Medicine and Biology, and Society for Vascular Surgery. J Am Coll Cardiol. 2007:50:e 159.

Gualandro DM, YU PC, Marques AC, Pinho C, Caramelli B et al. II Diretriz de Avaliação Perioperatória da Sociedade Brasileira de Cardiologia. Arq Bras Cardiol. 2011;96 (3 supl. 1):1-68.

Capítulo **7**

Perioperatório Pulmonar

Fernando Cortês Remísio Figuinha
Eduardo Cavalcanti Lapa Santos

Introdução

- Nesse capítulo, serão abordados os cuidados perioperatórios relacionados aos riscos pulmonares de um paciente que se submeterá a um procedimento cirúrgico. A incidência de complicações pulmonares varia de 17 a 25%.
- Possíveis complicações pulmonares pós-operatórias são: infecção respiratória (faringite, pneumonia), insuficiência respiratória aguda, broncoespasmo, dificuldade de desmame do ventilador, aumento da secreção pulmonar, atelectasias e descompensação da doença pulmonar de base.

Fatores de risco para complicações pulmonares perioperatórias
1. Tabagismo
2. Asma descompensada
3. DPOC
4. Tempo de cirurgia maior do que três horas
5. Uso de anestesia geral
6. Uso de bloqueadores neuromusculares de longa duração (ex: pancurônio)

- Asma compensada não aumenta o risco de complicações pulmonares.

Exames pré-operatórios

- Indicações de exames pré-operatórios:

Indicações de se solicitar radiografia de tórax no pré-operatório de cirurgia não cardíaca
1. Pacientes >40 anos
2. Pacientes que apresentem anormalidades, relacionadas ao tórax, na história ou exame físico
3. Intervenções de médio a grande porte, principalmente as cirurgias intratorácicas e intra-abdominais

Guia de Bolso de Clínica Médica

Indicação de se solicitar gasometria arterial no pré-operatório de cirugia não cardíaca
1. Pacientes com indícios de hipercapnia ou hipoxemia (ex: cianose, policitemia ou dispneia persistente)

▶ Valores de $PaO_2 < 50$ mmHg e $PaCO_2 > 50$ mmHg estão relacionados com maior índice de eventos cardíacos no perioperatório. $PaCO_2 > 45$ mmHg parece estar relacionado com maior número de complicações pulmonares.

Indicação de se solicitar espirometria no pré-operatório de cirugia nã cardíaca
1. Cirurgia de tórax ou abdome alto, com tosse, dispnéia ou intolerância ao exercício
2. Se paciente com DPOC ou asma não estratificado
3. Se programação de ressecção pulmonar
4. Se dispnéia de causa incerta, para tentar definir diagnóstico

▶ Espirometria não deve ser solicitada de maneira rotineira, pois não muda o prognóstico. Valores de volume expiratório forçado (VEF_1) e de capacidade vital forçada (CVF) <70%, e índice de Tiffenau (VEF_1/CVF) <65% estão relacionados a um aumento das complicações pulmonares.
▶ A avaliação do risco pulmonar pode ser realizada utilizando-se a tabela no final deste capítulo, baseando-se no tipo do procedimento, na idade, no grau funcional, nas disfunções orgânicas presentes e nos hábitos e vícios do paciente.

Estratégias para diminuição do risco pulmonar perioperatório
No pré-operatório
1. Cessar tabagismo idealmente oito semanas antes do procedimento cirúrgico
2. Compensar doença pulmonar de base
3. Tratar infecções existentes
No intraoperatório
1. Limitar o tempo cirúrgico
2. Evitar uso de bloqueadores neuromuscular de longa duração, como pancurônio
3. Preferir os de curta duração, como cisatracúrio e vencurônio
4. Preferir anestesia epidural ou peridural
5. Utilizar via laparoscópica quando possível
No pós-operatório
1. Exercícios de expansão pulmonar, como fisioterapia com pressão positiva ou exercício de respiração profunda
2. Analgesia adequada
3. Considerar o uso de corticoide em paciente asmático ou com DPOC moderado a grave (metilprednisolona 0,5mg/kg/dia).
4. Considerar descompressão nasogástrica com sonda

▶ Se paciente estiver em ventilação mecânica há mais de 48 horas, e for de intermediário ou alto risco pulmonar, considerar o uso de corticoide para evitar espasmo laríngeo (metilprednisolona 40mg EV seis horas antes da extubação). O uso de ventilação não invasiva com pressão positiva (CPAP) após extubação pode ser benéfico se houver hipoxemia após extubação ou se diagnóstico de DPOC.

Leitura Recomendada

Apostila InterNação – modulo II – Cuidados Clínicos Perioperatórios.

Gualandro DM, YU PC, Marques AC, Pinho C, Caramelli B et al. II Diretriz de Avaliação Perioperatória da Sociedade Brasileira de Cardiologia. Arq Bras Cardiol. 2011;96(3 supl. 1):1-68.

Tabela para Avaliação do Risco Pulmonar

Avaliação do Risco Pulmonar	
Procedimentos	**Pontos**
Operação de aneurisma de aorta abdominal	15
Operação torácica	14
Operação abdominal alta	10
Operação de cabeça e pescoço	8
Neurocirurgia	8
Operação vascular arterial	3
Anestesia geral	4
Operação de emergência	3
Transfusão de 5 ou mais concentrado de hemácias	3
Idade	
≥ 80 anos	17
70 – 79 anos	13
60 – 69 anos	9
50 – 59 anos	4
Grau Funcional	
Dependente	10
Parcialmente dependente	6
Disfunções Orgânicas	
Diminuição de 10% do peso nos últimos seis meses	7
Doença Pulmonar Obstrutiva Crônica (DPOC)	5
Acidente Vascular Cerebral (AVC)	4
Diminuição do nível de consciência	4
Uréia < 16mg/dL	4
Uréia 44 a 60mg/dL	2
Uréia > 60mg/dL	3
Uso de corticoide crônico	3

(Continuação)

Avaliação do Risco Pulmonar	
Hábitos	
Tabagismo	3
Etilismo (> 2 doses por dia)	2

Estratificação de risco pulmonar			
Pontos	Classe	Risco Pulmonar	% complicações
0–15	I	Baixo	0,24%
16–25	II	Baixo	1,19%
26–40	III	Intermediário	4%
41–55	IV	Alto	9,4%
>55	V	Alto	15,8%

Capítulo **8**

Perioperatório renal, hepático, metabólico e neurológico

Fernando Cortês Remísio Figuinha
Eduardo Cavalcanti Lapa Santos

Risco renal

▶ Durante o perioperatório, pacientes são mais suscetíveis ao desenvolvimento de insuficiência renal devido a alterações hemodinâmicas e humorais que ocorrem nesse período, assim como devido ao uso de drogas nefrotóxicas. Fatores de risco para desenvolvimento de disfunção renal são insuficiência renal crônica prévia, diabetes mellitus, idade avançada, insuficiência cardíaca, icterícia, doença hepática, cirurgia aórtica ou cardíaca. A Tabela 8.1 apresenta uma forma de quantificar o risco renal de um determinado paciente.

Estratificação de risco de complicações renais no perioperatório de cirurgia não cardíaca
Alto risco
Cr> 2,0 mg/dl ou
Clearance de creatinina < 30ml/min
Risco moderado: 2 ou mais preditores menores
Clearance de creatinina 30 – 50ml/min
Insuficiência cardíaca
Diabetes Mellitus
Icterícia
Desidratação
U/Cr> 40
Risco baixo
Presença de 1 preditor menor

40 Guia de Bolso de Clínica Médica

Medidas recomendadas para pacientes de risco renal moderado a alto

1. Ajustar a dose dos medicamentos de acordo com o clearance de creatinina
2. Evitar, se possível, o uso de drogas nefrotóxicas
3. Manter o volume plasmático, evitando hipovolemia
4. Evitar hipotensão e baixo débito cardíaco
5. Se o paciente for submetido a procedimentos endovasculares ou radiointervencionistas, um possível esquema para pacientes com moderado a alto risco renal é utilizar n-acetilcisteína na dose de 600 mg por via oral de 12/12hs nas 24 horas anteriores e 24 horas após o procedimento, associado à hidratação, que pode ser realizada com soro fisiológico 1 ml/kg/h nas 12 horas anteriores e 1 ml/kg/h nas 12 horas seguintes (se disfunção ventricular, usar 0,5 ml/kg/h), ou com soro bicarbonatado (BicNa 8,4% 150 ml + SG5% 850 ml), na dose de 3 ml/kg/h uma hora antes do procedimento e 1 ml/kg/h nas seis horas seguintes
6. Se o paciente for renal dialítico, orientar a realização de diálise 12 a 24 horas antes da cirurgia para minimizar as complicações, e coleta de exames antes do procedimento. Associar todas medidas acima para prevenir piora da função renal. Sempre ter cuidado com sobrecarga hídrica, com o desenvolvimento de hipercalemia e com o controle pressórico

Risco hepático

▶ A disfunção hepática importante pode acarretar aumento significativo da mortalidade. A doença hepática grave pode afetar a metabolização de drogas usadas tanto na anestesia como no perioperatório, e pode aumentar o risco de sangramento e de infecções. A classificação de Child é útil para prever mortalidade perioperatória em pacientes com hepatopatia crônica. A mortalidade perioperatória de acordo com o Child é: 0 a 10% se Child A; 4 – 37% se Child B; e 19 – 72% se Child C.

▶ Assim, para pacientes com hepatopatia crônica, devemos solicitar, além dos outros exames indicados para pré-operatório, albumina sérica, bilirrubina totais e frações e tempo de protrombina, para podermos avaliar o Child.

Evitar cirurgias eletivas na presença das seguintes hepatopatias

1. Hepatite viral aguda
2. Hepatite alcoólica aguda
3. Hepatopatia crônica Child C principalmente se associada a coagulopatia grave, insuficiência renal aguda ou insuficiência cardíaca

> ## Medidas recomendadas para o paciente hepatopata no período perioperatório
>
> 1. Avaliar e prevenir encefalopatia hepática: evitar sedativos e obstipação, cuidado com distúrbios hidroeletrolíticos, como alterações do potássio, com alcalose e com sangramento
> 2. Caso exista risco de sangramento, repor vitamina K, transfundir plaquetas se necessário (se inferior a 50.000 plaquetas/mm³). A desmopressina (DDAVP) pode ser associada às outras medidas, se ocorrer sangramento
> 3. Evitar uso de drogas hepatotóxicas, como paracetamol, ácido acetilsalicílico, diclofenaco, halotano, isoniazida, oxacilina, metildopa, fenitoína, clorpromazina, estatinas
> 4. Monitorizar enzimas hepáticas, bilirrubinas e tempo de protrombina
> 5. Se presença de ascite, cuidado com o uso excessivo de diuréticos e com paracenteses de repetição, que podem causar disfunção renal e precipitar episódios de encefalopatia hepática
> 6. Lembrar de associar bloqueador H2 ou inibidores de bomba de prótons para prevenir hemorragia digestiva alta

Risco metabólico (diabetes mellitus)

> ## Medidas recomendadas para pacientes diabéticos no período perioperatório
>
> 1. Se glicemia de jejum acima de 220 ou hemoglobina glicada maior que 9%, adiar cirurgia eletiva e aguardar melhor controle glicêmico
> 2. Lembrar que metformina deve ser suspensa 48 horas antes da cirurgia, enquanto as sulfonilureias podem ser suspensas no dia da cirurgia (exceto clorpropramida – suspender três dias antes), e tiazolidinedionas e glinidas podem ser suspensas no dia da cirurgia. Suspender a acarbose 24 horas antes do procedimento
> 3. Para pacientes que já utilizam insulina NPH em casa, no dia anterior à cirurgia, deve-se manter a dose noturna, e, na manhã seguinte, deve-se administrar 1/3 a 2/3 da dose dependendo do horário da operação
> 4. No período peri-operatório, tentar manter glicemia capilar entre 100 e 180. O jejum pode aumentar a resistência a insulina; assim, lembrar de prescrever uma infusão de glicose de 5 a 10 g/h (soro glicosado 5% 125ml por hora). O uso de insulina em *bolus* não é ideal, uma vez que pode levar a flutuações glicêmicas significativas. O indicado é o uso de infusão contínua de insulina. Pacientes com indicação para iniciar o uso da bomba de insulina são: todo paciente com diabetes mellitus (DM) tipo 1; todo paciente com DM tipo 2 que será submetido a cirurgias com duração maior que uma hora; todo paciente com DM tipo 2 que esteja com a glicemia muito descontrolada

Risco neurológico (*delirium*)

▶ Podemos estimar a probabilidade de desenvolver *delirium* avaliando os fatores de risco presentes (se maior ou igual a 3, 50% de probabilidade): idade superior a setenta anos, história de abuso de álcool, disfunção cognitiva prévia, distúrbio metabólico pré-operatório, doença grave, cirurgia de aneurisma de aorta (risco de 40%), cirurgia torácica. Orientar medidas não farmacológicas, como manter alguém conhecido próximo, se possível; deambulação; manter relógio no quarto. Sempre se lembrar de analgesia adequada. Evitar uso de benzodiazepínicos.

Leitura Recomendada

Gualandro DM, YU PC, Marques AC, Pinho C, Caramelli B et al. II Diretriz de Avaliação Perioperatória da Sociedade Brasileira de Cardiologia. Arq Bras Cardiol. 2011;96(3 supl. 1):1-68.

Apostila InterNação – modulo II – Cuidados Clínicos Perioperatórios.

Capítulo **9**

Perioperatório hematológico e infeccioso

Fernando Cortês Remísio Figuinha
Eduardo Cavalcanti Lapa Santos

Risco hematológico

▶ **Risco de trombose venosa profunda (TVP).** O risco de TVP é determinado utilizando-se dados sobre o tipo e a duração da cirurgia e sobre fatores de risco presentes. Os fatores de risco para desenvolvimento de TVP são: câncer, presença de cateter venoso, doença inflamatória intestinal ativa, doença respiratória grave, doença reumática ativa, gravidez, puerpério, insuficiência cardíaca classe funcional III ou IV, história prévia de TVP, presença de infecção, insuficiência arterial periférica, internação em unidade de terapia intensiva, obesidade (IMC>30), paresia ou paralisia de membros inferiores, quimioterapia ou hormonioterapia, reposição hormonal, síndrome nefrótica ativa, trombofilias, varizes ou insuficiência venosa.

▶ Deve-se definir o risco do paciente evoluir com eventos tromboembólicos e, a partir desse risco, determinar as medidas profiláticas apropriadas. A deambulação precoce ou mobilização precoce, sempre que possível, deve ser estimulada e é a única medida indicada para pacientes de risco baixo (vide primeira tabela da página seguinte).

▶ De forma geral as doses recomendadas para profilaxia de TVP são:

  ▶ heparina de baixo peso molecular – enoxaparina SC 40 mg/d ou tinzaparina SC 4.500 ui/dia ou dalteparina SC 5.000 ui/d
  ▶ heparina não fracionada SC 5.000 ui de 12/12h ou de 8/8h
  ▶ fondaparinux SC 2,5 mg/dia (em pacientes com >50 Kg)

▶ Outras medidas mecânicas, como uso de meia elástica de compressão gradual ou compressão pneumática intermitente (CPI), podem ser sugeridas para aqueles que têm contraindicação para profilaxia medicamentosa (vide segunda tabela da página seguinte).

Estratificação de risco de complicação tromboembólicas no perioperatório de cirurgia não cardíaca		
Níveis de risco	Risco aproximado de TVP na ausência de tromboprofilaxia	Opções terapêuticas sugeridas
Risco Baixo – pequena cirurgia em pacientes que deambulam	<10%	Deambulação precoce
Risco moderado – maioria das cirurgias gerais, cirurgias ginecológicas e urológicas abertas	10–40%	Heparina de baixo peso molecular, heparina não fracionada de 12/12h ou 8/8h, fondaparinux
Risco alto – artroplastia de joelho ou quadril, cirurgia de fratura de quadril, grandes traumas, lesão de medula espinhal	40–80%	Heparina de baixo peso molecular, fondaparinux ou varfarina plena (RNI entre 2 e 3)

Situações em que se deve evitar o uso de profilaxia medicamentosa para TVP
1. Sangramento ativo
2. Úlcera péptica ativa
3. Hipertensão arterial mal controlada (pressão arterial >180x100 mmHg)
4. Presença de coagulopatia (INR>1,5)
5. Plaquetopenia importante
6. História de alergia ou plaquetopenia secundárias ao uso da heparina

▶ O tempo sugerido para profilaxia depende da cirurgia. Se artroplastia de quadril, o tempo sugerido é de 4 a 5 semanas. Para artroplastia de joelho, mínimo de dez dias. Se cirurgias oncológicas, 3 a 4 semanas. Se politrauma ou trauma raquimedular, manter profilaxia até recuperação. Para as demais cirurgias, o tempo sugerido é de 7 a 10 dias ou até o paciente voltar a deambular, o que ocorrer primeiro. Para pacientes com baixo risco de TVP, como aqueles que se submetem a procedimentos endoscópicos ou superficiais, como algumas cirurgias de mama, dermatológicas, plásticas ou oftalmológicas, o uso de heparina como profilaxia não é indicado.

- **Risco de sangramento.** Os fatores de risco para sangramentos podem ser identificados na história e exame físico. Na história, devemos questionar sobre sangramentos em outras cirurgias, sangramentos obstétricos sem causa aparente, epistaxe, uso prévio de ácido acetilsalicílico ou anti-inflamatórios não hormonais, presença de doença hepática, renal, hematológica ou reumatológica prévia, contagem sanguínea alterada e história familiar. No exame físico, avaliar petéquias, equimoses, icterícia e hepatoesplenomegalia. Fatores de risco menores são uso de drogas e álcool. Para avaliação pré-operatória, solicitar exames segundo a tabela abaixo.

Avaliação de risco de sangramento no pré-operatório de cirurgia não cardíaca				
Testes	Cirurgia geral	Grande cirurgia	Cirurgia cardiológica, neurológica ou de próstata	História de sangramentos
História	+	+	+	+
Exame físico	+	+	+	+
Plaquetas		+	+	+
TTPA		+	+	+
TT			+	+
TS			+	+
Fibrinogênio			+	+
Fator XII				+
Outros fatores				+
Teste de agregação				+

- Transfundir plaquetas se <50.000/mm³ (se oftalmológica ou neurológica, transfundir se <100.000/mm³). Para pacientes com hemofilia A, B ou doença de Von Willebrand, transfundir o fator deficiente e acompanhar os níveis séricos no perioperatório.
- **Manejo de pacientes anticoagulados.** Os procedimentos que podem ser realizados na vigência de anticoagulação plena são citados abaixo.

Guia de Bolso de Clínica Médica

Procedimentos que podem ser realizados em vigência de anticoagulação plena (RNI entre 2 e 3)
1. Alguns tipos de procedimentos oftalmológicos (ex: catarata, trabeculectomia e cirurgia vitror-retinal)
2. Alguns tipos de procedimentos odontológicos (ex: higiene, extração simples, restauração, procedimento endodôntico e procedimentos prostéticos)

❱ Nos outros procedimentos, é importante estratificar o risco do paciente vir a ter novo evento tromboembólico, determinando à partir disto a conduta a ser adotada.

Risco de tromboembolismo	Exemplos de pacientes	Conduta
Risco Baixo	Prótese mecânica aórtica sem fatores de risco para tromboembolismo (ver abaixo) FA com CHADS2 de 0 a 2, sem AVC/AIT prévios TEV há mais de doze meses sem trombofilias associadas	Parar varfarina cinco dias antes da cirurgia. Operar quando RNI<1,5. Se indicado – usar HNF ou HBPM no pós-operatório. Reiniciar varfarina 12 a 24 horas após o procedimento.
Risco moderado	Prótese mecânica aórtica com FA, AVC ou AIT antigos, >75 anos, ICC, HAS ou diabetes FA com CHADS2 de 3 ou 4 TEV nos últimos 3–12 meses, trombofilias leves (mutações heterozigóticas do fator V de Leiden ou do fator III), TEV recorrente, neoplasia ativa	Individualizar a conduta – pode-se seguir a mesma conduta do risco baixo ou do risco alto a depender do caso.

(Continuação)

Risco de tromboembolismo	Exemplos de pacientes	Conduta
Risco alto	Prótese mecânica mitral Prótese mecânica aórtica com evento embólico há menos de seis meses FA com CHADS2 >=5, associada a doença valvar ou com AVC/ AIT nos últimos três meses Tromboembolismo venoso (TEV) há menos de três meses ou associado a trombofilia grave (deficiência de proteína C, S, antitrombina ou anticorpo antifosfolípide)	Parar varfarina cinco dias antes da cirurgia. Quando RNI<2 – iniciar HBPM ou HNF em dose plena. Quando RNI<1,5 – operar. Parar HNF quatro horas antes da cirurgia. Se HBPM – parar 24 horas antes. 12 a 24 horas após a cirurgia – voltar heparina plena associada ao marevan. Parar a heparina apenas quando RNI>2

Risco infeccioso (endocardite infecciosa)

▶ As recomendações em relação à profilaxia de endocardite infecciosa têm mudado bastante desde 2007. Atualmente as sociedades americana e européia de cardiologia são bastante restritivas em relação às indicações de profilaxia para endocardite infecciosa. Já a Sociedade Brasileira de Cardiologia (SBC) através de suas diretrizes de cuidados perioperatórios assim como da diretriz de valvopatias é mas liberal no uso de antibiótico profilático antes de determinados procedimentos. Recomendamos seguir as orientações da SBC.

▶ Para simplificar estas indicações, observar os quadros de A a E na página seguinte:

▶ Recomendação I de profilaxia – se preencher critérios das tabelas A e B.

▶ Recomendação IIa – se critérios da tabela A associados a critérios da tabela D ou se critérios da tabela B associados a critérios da tabela C.

▶ Recomendação IIb – se critérios das tabelas C e D.

▶ Recomendação III – se a situação se enquadrar na tabela E

▶ Uma vez decidido sobre a necessidade de profilaxia, é necessário escolher-se o antibiótico a ser usado:

A – Pacientes com alto risco de desenvolver endocardite infecciosa grave

- Portador de prótese cardíaca.
- Valvopatia corrigida com material protético.
- Passado de endocardite infecciosa.
- Valvopatia adquirida em paciente transplantado cardíaco.
- Cardiopatia congênita cianogênica corrigida com lesão.
- Cardiopatia congênita cianogênica corrigida com lesão residual.
- Cardiopatia congênita corrigida com material protético.

B – Procedimentos odontológicos com alta probabilidade de bacteremia

- Procedimentos que envolvam manipulação de tecido gengival, região periodontal ou perfuração de mucosa oral.

C – Outros pacientes com risco aumentado de desenvolver endocardite infecciosa

- Valvopatias não citadas na tabela A ou tabela E.
- Cardiopatias congênitas não citadas na tabela A ou na tabela E.

D – Outros procedimentos com risco de bacteremia

- Procedimentos dentários não citados na tabela B ou E.
- Procedimentos esofagianos, geniturinários, gastrointestinais ou do trato respiratória que envolvam lesão de mucusa.

E – Não fazer profilaxia de forma alguma se:

- Comunicação interatrial.
- Comunicação interventricular ou persistência do canal arterial corrigidos e sem defeitos residuais.
- Cirurgia de revascularização miocárdica.
- Prolapso de valva mitral sem regurgitação.
- Após colocação de *stents*.
- Sopros cardíacos inocentes.
- Portadores de marca-passo ou cardiodesfibrilador implantável.
- História de doença de kawasaki.
- História de febre reumática mas sem sequela valvar.
- Procedimentos sem risco de bacteremia.
- Os seguintes procedimentos odontológicos – anestesia local em tecido não infectado, radiografia odontológica, colocação ou remoção de aparelhos ortodônticos, ajuste de aparelhos ortodônticos, colocação de peças de aparelhos ortodônticos, queda natural de dente-de-leite, sangramento oriundo de trauma da mucosa oral ou 1.

Profilaxia antes de procedimentos dentários, esofagianos ou do trato respiratório

Amoxicilina 2g via oral 30 a 60 minutos antes do procedimento

Se alergia a penicilina – usar clindamicina 600 mg ou azitromicina 500 mg ou claritromicina 500 mg.
Se o paciente estiver impossibilitado de ingerir a medicação – usar medicação endovenosa (EV) ou intramuscular (IM) – ampicilina 2g ou cefazolina 1g ou ceftriaxone 1g.
Se o paciente estiver impossibilitado de ingerir a medicação e alérgico a penicilina – usar clindamicina 600 mg EV/IM ou cefazolina 1g EV/IM ou ceftriaxone 1g EV/IM

Profilaxia antes de procedimentos gastrointestinais ou geniturinários

Ampicilina 2g EV associado à **gentamicina** 1,5mg/kg EV 30 minutos antes do procedimento. Após 6 horas do procedimento, fazer reforço com ampicilina 1g EV.

Se alergia a penicilina – fazer vancomicina 1g EV + gentamicina 1,5 mg/kg EV 30 minutos antes do procedimento.

Leitura Recomendada

Gualandro DM, YU PC, Marques AC, Pinho C, Caramelli B et al. II Diretriz de Avaliação Perioperatória da Sociedade Brasileira de Cardiologia. Arq Bras Cardiol. 2011;96(3 supl. 1):1-68.

Apostila InterNação – modulo II – Cuidados Clínicos Perioperatórios.

Capítulo **10**

Avaliação Perioperatória Cirurgia Não Cardíaca

Eduardo Cavalcanti Lapa Santos
Fernando Cortês Remísio Figuinha

Nome do paciente: _____   Registro: _____
Cirurgia a ser realizada: _____   Data da avaliação:___/___/___

Risco intrínseco da cirurgia:

☐ Baixo ☐ Intermediário ☐ Alto

Risco cardiológico:

☐ Baixo ☐ Intermediário ☐ Alto
☐ Betabloqueador – iniciar atenolol, o bisoprolol e o metoprolol uma semana antes da cirurgia objetivando FC entre 55–65 bpm e manter por pelo menos um mês após a cirurgia
☐ AAS 100mg/d – em pacientes com indicação, manter antes e após todas as cirurgias com exceção de RTU de próstata e neurocirurgias
☐ Estatinas – nos pacientes com indicação de usar a medicação – iniciar pelo menos 15 dias antes do procedimento cirúrgico
☐ Manter temperatura corporal >35 graus durante todo o procedimento cirúrgico
☐ Pacientes coronarianos – transfundir concentrado de hemácias antes da cirurgia caso o Hb seja <9
☐ Manter anti-hipertensivos no dia da cirurgia. A ingestão de comprimidos com pequeno volume de água não atrapalha o jejum pré-operatório

Risco pulmonar:

☐ Baixo ☐ Intermediário ☐ Alto
☐ Cessar tabagismo idealmente oito semanas antes da cirurgia. Compensar doença pulmonar de base
☐ Limitar tempo cirúrgico. Evitar bloqueadores neuromusculares de longa duração. Preferir anestesia epidural ou peridural e utilizar via laparoscópica quando possível
☐ No pós-operatório, realizar manobras de expansão pulmonar, como fisioterapia com pressão positiva. Controle da dor. Considerar uso de corticoide para pacientes com asma ou DPOC moderado a grave (metilprednisolona 0,5 mg/kg/d)

52 Guia de Bolso de Clínica Médica

Risco nefrológico:

☐ Baixo ☐ Intermediário ☐ Alto
☐ Corrigir dose das drogas segundo função renal, cuidado com hipovolemia, evitar drogas nefrotóxicas, evitar hipotensão.
☐ Hidratação com soro fisiológico 1 ml/kg/h nas 12hs antes e após procedimento (0,5 ml/kg/h se disfunção ventricular) associado a n-acetil cisteína 600 mg 12/12hs por 24hs antes e após procedimento

Risco hepático:

☐ Não aplicável ☐ Baixo – Child A
☐ Intermediário – Child B ☐ Alto – Child C
☐ Evitar drogas hepatotóxicas; avaliar e previnir encefalopatia hepática - evitar sedativos e obstipação, corrigir distúrbios hidroeletrolíticos; monitorizar enzimas hepáticas, bilirrubinas e tempo de protrombina
☐ Se risco de sangramento, repor vitamina K e transfundir plaquetas se necessário (se < 50.000/mm³). DDAVP pode ser associado

Risco de descompensação do diabetes mellitus:

☐ Presente ☐ Não aplicável
☐ Suspender metformina 48hs da cirurgia; sulfonilureias, tiazolidinedionas e glinidas, suspender no dia da cirurgia (exceto clorpropramida – suspender três dias antes). Suspender acarbose 24hs antes do procedimento.
☐ Em uso de insulina NPH: manter dose da NPH da noite anterior, e usar 1/3 a 2/3 da dose matinal, a depender do horário da operação.
☐ Manter glicemia capilar entre 100 e 180. SG 5% 125 ml/h se jejum. Usar bomba de insulina se DM1, DM2 com cirurgia >1 hora e se glicemia muito descontrolada

Risco de delirium:

☐ Baixo ☐ Alto
☐ Evitar uso de benzodiazepínicos, prescrever analgesia adequada, manter alguém conhecido próximo

Risco de trombose venosa profunda:

☐ Baixo ☐ Moderado ☐ Alto
☐ Deambulação / mobilização precoce
☐ Medidas mecânicas - meia elástica ou compressão pneumática intermitente
☐ Heparina 5000 UI SC 12/12h ou 8/8h ou enoxaparina 40 mg SC 1x/dia ou fondaparinux 2 m 5 mg SC 1xd

Risco de sangramento:

☐ Baixo ☐ Alto
☐ Transfundir plaquetas se <50.000/mm³ (se oftalmológica ou neurológica, se <100.000/mm³)
☐ Se hemofilia A, B ou doença de Von Willebrand, transfundir o fator deficiente e acompanhar seus níveis séricos.

Pacientes anticoagulados (risco de trombose):

☐ Baixo ☐ Intermediário ☐ Alto ☐ Não aplicável
☐ Manter anticoagulação oral, com INR próximo a 2,0, no período perioperatório
☐ Suspender anticoagulação oral cinco dias antes do procedimento. INR da manhã próximo a 1,5. Iniciar anticoagulação oral após cirurgia. HNF ou HBPM profilático se indicado
☐ Suspender anticoagulação oral cinco dias antes. Manter com HNF ou HBPM em dose plena no perioperatório. INR da manhã próximo a 1,5. Suspender HNF 4hs antes e HBPM 24hs antes do procedimento. Após 12 a 24 h da cirurgia – retornar heparina plena e varfarina

Risco de infecção (profilaxia para endocardite infecciosa):

☐ Profilaxia para endocardite infeciosa indicada
☐ Profilaxia para endocardite infecciosa não indicada.
☐ Profilaxia antes de procedimentos dentários, esofagianos ou do trato respiratório – **Amoxicilina** 2g via oral 30 a 60 minutos antes do procedimento. Se alegria a penicilina – usar clindamicina 600 mg ou azitromicina 500 mg ou claritromicina 500 mg via oral 30-60 minutos antes do procedimento.
☐ Profilaxia antes de procedimentos gastrointestinais ou geniturinários – **Ampicilina** 2g EV associado à **gentamicina** 1,5 mg/kg EV 30 minutos antes do procedimento. Após 6 horas do procedimento, fazer reforço com amplidute 1g EV. Se alergia a penicilina – fazer vancomicina 1g EV + gentamicina 1,5 mg/kg EV 30 minutos antes do procedimento.

Capítulo **11**

Hipertensão Arterial Sistêmica (HAS)

Fernando Cortês Remísio Figuinha

Introdução

- Definição: elevação da pressão arterial sistólica (PAS) >140mmHg ou da pressão arterial diastólica (PAD) >90mmHg em duas ou mais consultas; ou quando o paciente está sob uso de anti-hipertensivos. Em cada consulta, medir a pressão arterial duas ou três vezes, utilizando a média das duas últimas medições para definir a pressão arterial no momento.
- A prevalência da HAS na população varia de 22% a 44%.
- Os fatores de risco para HAS são: idade, etnia (mais frequente em afro-descendentes), sexo (até 50 anos de idade, mais comum em homens), consumo de sal, fatores socioeconômicos (baixa classe social geralmente tem maior consumo de sal), obesidade (principalmente obesidade central), consumo de álcool, sedentarismo (risco 30% maior) e fatores genéticos.

Classificação

- A classificação de HAS segundo as diretrizes brasileiras está apresentada na tabela abaixo.

Classificação da HAS			
	PA sistólica (mmHg)	PA diastólica (mmHg)	Medidas
Ótima	<120	<80	Reavaliar em um a dois anos
Normal	<130	<85	Reavaliar em um ano. Estimular MEV
Limítrofe	130 – 139	85 – 89	Reavaliar em seis meses. Insistir em MEV

(Continuação)

Classificação da HAS			
	PA sistólica (mmHg)	PA diastólica (mmHg)	Medidas
HAS I	140–159	90–99	Confirmar em dois meses (considerar MAPA/MRPA)
HAS II	160–179	100–109	Confirmar em um mês (considerar MAPA/MRPA)
HAS III	>180	>110	Reavaliar em uma semana ou intervenção imediata
Hipertensão sistólica isolada	>140	<90	

❱ Hipertensão do avental branco: quando as medidas no consultório são >140x90mmHg, mas quando se realiza medidas ambulatoriais de pressão arterial (MAPA), nota-se que a PA é normal (média em 24h <125x75mmHg ou em vigília <130x85mmHg ou no sono <110x70mmHg).
❱ Hipertensão mascarada: quando a PA no ambulatório é normal, mas no MAPA é alterada.

Investigação

❱ Após diagnóstico de HAS, investigar se há lesões de órgão-alvo (coração, rim, retina, vasos, sistema nervoso central). Exames que devem ser pedidos com essa finalidade:

❱ Função renal e urina tipo 1, para avaliar lesão renal (avaliar presença de proteinúria).
❱ Eletrocardiograma, para investigar lesão cardíaca e, havendo alteração ou suspeita de insuficiência cardíaca, solicitar ecocardiograma.
❱ Fundo de olho para investigar retinopatia.

Exames iniciais
• Creatinina, urina tipo 1, potássio, sódio.
• Glicemia, colesterol total e frações, triglicérides, ácido úrico.
• Eletrocardiograma (anual).
• Fundo de olho (anual).

> O planejamento terapêutico é baseado na classificação da HAS e na presença de lesões de órgão-alvo ou de fatores de risco.

Avaliação de risco e decisão terapêutica segundo as diretrizes HAS – 2010						
Pressão arterial						
	Ótimo	Normal	Limítrofe	HAS I	HAS II	HAS III
sem FR	Ø	Ø	Ø	Baixo	Médio	Alto
1 ou 2 FR	Baixo	Baixo	Baixo	Médio	Médio	Muito alto
≥3 FR ou DM / SM ou LOA	Médio	Médio	Alto	Alto	Alto	Muito alto
Doença cardiovascular	Muito alto	Muito alto	Muito alto	Muito alto	Muito alto	Muito alto

FR: fator de risco; DM: diabetes *mellitus*; SM: síndrome metabólica; LOA: lesão de órgão-alvo.

> Os fatores de risco considerados são: tabagismo, dislipidemia, nefropatia, presença de microalbuminúria, >60 anos, antecedente familiar para DCV (mulher <65 anos e homem <55 anos), aumento da circunferência abdominal, glicemia de jejum alterada, hiperuricemia, PCR ultrassensível aumentada). As lesões de órgão-alvo consideradas são demonstradas na tabela a seguir.

Lesões de órgão-alvo	
Lesões subclínicas	Condições clínicas associadas à HAS
Hipertrofia de ventrículo esquerdo	Angina do peito ou infarto agudo do miocárdio prévio; revascularização miocárdica prévia; insuficiência cardíaca
Espessura médio-intimal de carótida >0,9mm ou presença de placa de ateroma	
Índice tornozelo-braquial <0,9	Acidente vascular cerebral (isquêmico ou hemorrágico), acidente isquêmico cerebral transitório, demência vascular
Depuração de creatinina <60ml/min/1,72m²	
Microalbuminúria 30–300mg/24h ou relação albumina/creatinina >30mg/g	Doença vascular arterial de extremidades
	Retinopatia hipertensiva
Velocidade de onda de pulso >12m/s	

58 Guia de Bolso de Clínica Médica

▶ O tratamento de acordo com a tabela de decisão terapêutica apresentada anteriormente é:

- ▶ Sem risco adicional: mudança de estilo de vida (MEV).
- ▶ Com risco adicional baixo: MEV por seis meses; caso sem sucesso, MEV + tratamento medicamentoso.
- ▶ Com risco adicional moderado, alto ou muito alto: MEV + tratamento medicamentoso.

▶ As metas do tratamento estão apresentadas na tabela a seguir:

Metas do tratamento	
Categoria	Considerar
Hipertensos estágios 1 e 2 com risco cardiovascular baixo e médio	<140x90 mmHg
Hipertensos e limítrofes, com risco cardiovascular alto ou muito alto, ou com três ou mais fatores de risco, DM SM ou LOA	<130x80 mmHg
Hipertensos com insuficiência renal com proteinúria >1,0 g/L	

Tratamento não medicamentoso

Mudanças de estilo de vida (MEV)
• Diminuir ingestão de sal.
• Aumentar ingestão de vegetais, frutas (5 vezes ao dia) e laticínios desnatados; preferir alimentos com pouco sódio e bastante potássio, como feijão, ervilha, vegetais verde-escuros, banana, melão, beterraba, frutas secas, tomate, batata inglesa e laranja.
• Diminuir ingestão de álcool (queda na PAS em 2–4mmHg); máximo 30g/dia para homens e 15g/dia para mulheres.
• Atividade física: 30 minutos por dia, por cinco dias por semana (queda na PAS em 4–9mmHg).
• Perda de peso (queda na PAS em 5–20mmHg a cada 10kg).

Guia de Bolso de Clínica Médica **59**

Tratamento medicamentoso

Diuréticos

- Há três tipos de diuréticos utilizados no tratamento da HAS:

- **Tiazídicos:** são os mais utilizados. Exemplossão hidroclorotiazida 12,5 a 25mg, uma vez ao dia; clortalidona 12,5 a 25mg, uma vez ao dia; e indapamida 1,25 a 5,0mg, uma vez ao dia. Têm como efeito colateral aumento discreto do colesterol, dos triglicérides (se em altas doses), aumento do ácido úrico e da glicemia, diminuição do potássio e aumento do cálcio. São contraindicados aa pacientes com insuficiência renal – condição em que não possuem efeito satisfatório; alergia à medicação (lembrar que possui radical sulfa); e gota.
- **Diuréticos de alça:** exemplos dessa medicação são furosemida 20 a 40mg/dose, uma a duas vezes ao dia; bumetamida 0,5mg/dose, uma a duas vezes ao dia; e piretanida 6 a 12mg, uma vez ao dia. Têm como efeito colateral a hipocalemia, hipomagnesemia, ototoxicidade e nefrotoxicidade. Indicado em pacientes com HAS com situações de hipervolemia, como em insuficiência cardíaca ou insuficiência renal.
- **Poupadores de potássio:** são, também, uma medicação antagonista da aldosterona. Exemplos são espironolactona 25 a 100mg/dia, uma a duas vezes ao dia; e amilorida 2,5 a 10mg/dia, uma vez ao dia. Podem ser usados associados às outras medicações se for caso de hipocalemia presente ou se houver indicação por outras causas, como insuficiência cardíaca avançada. Efeitos colaterais são hipercalemia, ginecomastia (espironolactona tem efeito antiandrogênico). Cuidado com seu uso em pacientes com disfunção renal e hipercalemia.

Betabloqueadores

- São utilizados como primeira opção em casos de insuficiência coronariana ou de arritmias. Podem ser considerados também se houver diagnóstico concomitante de enxaqueca (para uso como profilaxia), tremor essencial ou se o paciente tiver hipertensão portal. Exemplos são atenolol de 25 a 100mg/dia, uma a duas vezes ao dia; propranolol 40 a 240mg/dia, divididos em duas a três vezes ao dia; bisoprolol 1 a 20mg/dia, uma a duas vezes ao dia; pindolol 2,5 a 10mg/dia, em uma a duas vezes ao dia; tartarato de metoprolol 50 a 450mg/dia, três vezes ao dia; carvedilol 6,25 a 50mg/dia em duas vezes ao dia.
- Para insuficiência cardíaca (IC) com disfunção sistólica, há evidência para uso de carvedilol, succinato de metoprolol (ação prolongada), bisoprolol e nebivolol.
- Efeitos colaterais do tratamento são broncoespasmo, bradicardia excessiva (frequência cardíaca menor que 50), distúrbios de condução atrioventricular, hipotensão postural, vasoconstrição periférica (piora doença vascular periférica), insônia, pesadelos, depressão, astenia e disfunção sexual. Se não for cardiosseletivo, como no caso do propranolol, pode causar intolerância à glicose, aumento do triglicérides e diminuição do HDL, se ministrado em altas doses. Os betabloqueadores são contraindicados em pacientes com asma, bloqueio atrioventricular (BAV) de 2° e 3° graus ou de primeiro grau com intervalo PR $>$0,24s.
- Contraindicações relativas são depressão, doença vascular arterial periférica, IC descompensada e doença pulmonar obstrutiva crônica (DPOC).

Inibidores da enzima conversora de angiotensina (IECA)

- São anti-hipertensivos de primeira linha. Têm efeitos benéficos em mortalidade em pacientes com IC com disfunção sistólica, mesmo em assintomáticos. A longo prazo, retardam o declínio da função renal em pacientes com nefropatia diabética (agem como antiproteinúricos).
- Exemplos de IECA são captopril 25 a 150mg/dia, em duas a três vezes ao dia; enalapril 5 a 40mg/dia, em uma a duas vezes ao dia; ramipril 2,5 a 10mg/dia, em uma vez ao dia; lisinopril 5 a 20mg, em uma a duas vezes ao dia.
- Efeitos colaterais do IECA são tosse seca, hipersensibilidade com erupção cutânea, angioedema, piora da função renal e hipercalemia.
- É contraindicado em gestantes (diminui o fluxo placentário), se a taxa creatinina for maior que 3,0, se a taxa de potássio for maior que 5,5 e se houver estenose de artéria renal bilateral (ou unilateral em caso de rim único).

Bloqueadores do receptor de angiotensina (BRA)

- Tem ação semelhante aos IECA.
- Exemplos são losartan 25 a 100mg/dia, uma vez ao dia; candesartan 8 a 16mg/dia uma vez ao dia; irbesartan 150 a 300mg/dia uma vez ao dia; olmesartan 20 a 40mg/dia uma vez ao dia, telmisartan 40 a 80mg/dia em uma a duas vezes ao dia.
- Efeitos colaterais e contraindicações são as mesmas do IECA, exceto tosse seca. Causam também menos angioedema.

Bloqueadores do canal de cálcio

- São divididos em dois grupos:
  1. **Dihidropiridinas:** atuam mais em vasos, na periferia. Exemplos são amlodipina 2,5 a 10mg/dia, uma a duas vezes ao dia; e nifedipina (curta duração) 30 a 60mg, uma vez ao dia. Efeitos colaterais são descompensação de insuficiência coronariana (ICo), se de curta duração, *flush* facial, edema de membros inferiores, taquicardia reflexa. Drogas de curta duração são contraindicadas em pacientes com ICo.
  2. **Não dihidropiridinas:** tem mais efeito inotrópico e cronotrópico negativo. Podem ser indicados em pacientes com ICo, se houver contraindicação para betabloqueadores e fração de ejeção >40%. Exemplos são verapamil 180 a 480mg/dia, em três vezes ao dia; e diltiazem 90 a 360mg/dia, em três vezes ao dia. Efeitos colaterais são bradicardia, descompensação da IC, constipação. São contraindicados se a frequência cardíaca for < 50, se BAV for de segundo e terceiro graus ou de primeiro grau com intervalo PR >0,24s, se IC mal compensada.

Alfabloqueadores

- Devem sempre estar associados a outros anti-hipertensivos. Podem ser utilizados se o paciente possuie hiperplasia prostática benigna associada.
- Exemplos são prazosina 40 a 240mg/dia, em duas a três vezes ao dia; doxazosina 40 a 120mg, uma vez ao dia.
- Efeitos colaterais mais comuns são hipotensão postural e palpitações.

Simpaticomiméticos de ação central

- São drogas também de terceira linha.
- A clonidina é um alfa-2 agonista pré-sináptico, que reduz o tônus simpático. É usado na dose de 0,2 a 0,6mg/dia em duas a três vezes ao dia. Tem como efeito colateral sonolência, boca seca, fadiga, disfunção sexual, piora da depressão e hipotensão postural. Contraindicado se o paciente tiver diagnóstico de depressão maior.
- A alfametil dopa age na produção de noradenalina no sistema nervoso central. Sua dose é de 250 a 1500mg/dia, em duas a três vezes ao dia, e é muito usada na gestação como monoterapia. Pode levar a anemia hemolítica, hepatite, hipertensão rebote e hipotensão postural.
- Outra opção é a reserpina, na dose de 0,1 a 0,25mg/dia, em uma a duas vezes ao dia.

Vasodilatadores diretos

- Podem ser uma opção para pacientes com IC ou hipertensos, que apresentem insuficiência renal crônica ou hipercalemia. Não usar como monoterapia; associar a tiazídicos ou betabloqueadores.
- Utiliza-se em geral a associação da hidralazina, que tem efeito mais arteriodilatador, na dose de 50 a 300mg/dia, em duas a três vezes ao dia, junto a um nitrato como a isossorbida, que tem um efeito predominante venodilatador, na dose de 40 a 120mg/dia, em duas a três vezes ao dia.
- Os efeitos colaterais da hidralazina são taquicardia reflexa e lupus eritematoso sistêmico induzido por droga, e suas contraindicações são pacientes com ICo, sem uso de betabloqueador ou bloqueador de canal de cálcio não di-hidropiridínico. Efeitos colaterais dos nitratos são hipotensão postural e cefaleia, e uma contraindicação é associação dessa droga com inibidores da fosfodiesterase, como sildenafil.

Inibidor direto da renina

- Novo tipo de droga que foi introduzida recentemente no mercado.
- Seu exemplo é o alisquireno, na dose de 150 a 300mg, uma vez ao dia.
- Deve-se evitar seu uso na gravidez e estar atento ao desenvolvimento de hipercalemia. Efeitos colaterais são diarreia e *rash* cutâneo.

62 Guia de Bolso de Clínica Médica

- Assim, para início de tratamento da HAS, podemos usar em monoterapia diuréticos tiazídicos (de preferência clortalidona ou indapamida), beta-bloqueadores, IECA, BRA, definindo a droga a ser utilizada de acordo com comorbidades do paciente, facilidade de uso, condições sóci-econômicas e disponibilidade da droga. Lembrar que a maioria dos pacientes não conseguirá controle adequado com só uma medicação, necessitando em geral de associação com duas ou mais drogas.
- Menos de 5% dos hipertensos apresentam hipertensão secundária. Sempre investigar hipertensão secundária se o paciente apresentar uma das características a seguir.

Quando investigar hipertensão secundária?

1. < 30 anos de idade ou > 50 anos de idade.
2. Se estiver em tratamento com três drogas ou mais.
3. Se houver descompensação abrupta de PA.
4. Se tiver sintomas de que sugiram doenças que causam HA secundária (como cefaleia, sudorese e palpitação em feocromocitoma).
5. Se huver hipocalemia (potássio <3,0 – pensar em hiperaldosteronismo).
6. Se possuir assimetria de pulsos femurais.
7. Se tiver massa ou sopro abdominal.
8. Se em uso de medicações que elevam a PA, como corticosteroides.

Causas de hipertensão secundária

- **Hiperaldosteronismo primário**
  Quando ocorre produção aumentada de aldosterona pela suprarrenal. Prevalência de 3% a 22% das HA de difícil controle. Investigar se HA está associada a hipocalemia importante espontânea ou provocada por diuréticos, se o paciente é hipertenso resistente ao tratamento habitual e se HA com tumoração adrenal. O diagnóstico é feito solicitando aldosterona sérica, atividade de renina e calculando a relação aldosterona/atividade de renina (A/R). Se A/R ≥30, com aldosterona sérica >15 ng/dL, é sugestivo de hiperaldosteronismo primário. Para confirmação, dosar aldosterona sérica após sobrecarga com sal (soro fisiológico, 2 L em 4 horas) ou acetato de fludrocortisona 0,1mg via oral de 6 em 6 horas por quatro dias com dieta rica em sal. Se aldosterona ≥5 ou ≥6 após o final do primeiro ou segundo teste, respectivamente, o diagnóstico é confirmado. Investigar adrenais com tomografia computadorizada ou ressonância magnética. O tratamento é feito com ressecção do adenoma, se ele estiver presente, e com restrição de sal e utilização de antagonista de aldosterona (espironolacotona, a dose de 100 a 400mg, uma vez ao dia).

(Continuação)

Causas de hipertensão secundária

- **Feocromocitoma**
  O quadro clínico do feocromocitoma é hipertensão arterial, sudorese e palpitações (tríade clássica). O diagnóstico é realizado através da dosagem de catecolaminas e metanefrinas fracionada ou total na urina. Outra opção é a dosagem de ácido vanilmandélico urinário, que é mais utilizado no Brasil – sensibilidade de 64% e especificidade de 95% para o diagnóstico. O tratamento é preferencialmente cirúrgico. O tratamento clínico pode ser feito usando alfabloqueadores, como prazosina ou doxazosina, associado ou não ao IECA. Betabloqueador ou bloqueador de canal de cálcio, sempre após alfabloqueio efetivo. Se o tumor for inoperável, pode-se utilizar alfametiltirosina. Na crise aguda, utilizar nitroprussiato de sódio e antiarrítmicos.

- **Estenose de artérias renais**
  Prevalência de 4% na população. Em 90% das ocorrências são causadas por aterosclerose; outras causas são displasia fibromuscular, aneurisma de artéria renal, arterite de Takayasu, neurofibromatose, trauma, radiação abdominal prévia, malformações arteriovenosas ou causa tromboembólica. O diagnóstico pode ser realizado com *doppler* de artérias renais, cintilografia renal com captopril, angioressonância de artérias renais ou angiografia. Muitas vezes o diagnóstico é confirmado apenas após a correção da estenose com melhora da hipertensão arterial. O tratamento clínico pode ser feito com IECA, bloqueadores de canal de cálcio, BRA ou betabloqueadores, se estenose unilateral da artéria renal. As indicações para correção da estenose ou por revascularização cirúrgica ou por via percutânea com implante de *stent* são: hipertensão resistente, hipertensão acelerada ou maligna e hipertensão com intolerância à medicação; perda progressiva da função renal com estenose bilateral ou unilateral em rim único; ou IC congestiva ou edema pulmonar agudo de repetição. Optar por cirurgia se houver obstrução total da artéria renal, grandes fístulas arteriovenosas, lesão de aorta englobando artérias renais ou insucesso do tratamento endovascular.

- **Síndrome da apneia obstrutiva do sono**
  Ocorre ativação simpática e respostas humorais apor causa da hipóxia, levando a alterações endoteliais, vasoconstrição e aumento da PA. O quadro clínico é queixa de roncos altos, cansaço e sonolência diurna, alterações de memória e concentração. O diagnóstico pode ser feito por polissonografia (5 ou + episódios de apneia e/ou hiponpneia por hora de sono). O tratamento consiste na utilização de máscara de pressão positiva contínua (CPAP), na redução do peso, ou até mesmo na abordagem cirúrgica do processo obstrutivo.

- **Uso de drogas ou fármacos**
  O uso de ciclosporina, corticoide, AINH, derivados do *ergot*, anticoncepcionais orais, tricíclicos, inibidores da monoamino oxidase (IMAO), álcool, anfetamina ou cocaína podem levar a aumento da pressão arterial. Orientar suspensão do fármaco causador, se possível, ou interrupção do uso de drogas ilícitas.

64 Guia de Bolso de Clínica Médica

(Continuação)

Causas de hipertensão secundária

- **Hipotireoidismo ou hipertireoidismo**
  Questionar outros sinais ou sintomas que possam sugerir doença tireoidiana. O diagnóstico é feito dosando T4 livre e TSH, inicialmente. A HA pode se manter após o tratamento do hipotireoidismo. No hipertireoidismo, o tratamento anti-hormonal em geral normaliza a PA.

- **Hiperparatireoidismo**
  O paciente pode apresentar litíase renal, osteoporose, depressão, letargia e fraqueza muscular. O diagnóstico pode ser feito dosando cálcio e PTH plasmáticos. Correção cirúrgica do hiperparatireoidosmo pode não normalizar a PA.

Exemplo de prescrição

▶ Paciente do sexo masculino, 48 anos de idade, procura serviço médico para realização de *check-up*. Assintomática. No exame físico realizado na primeira consulta, PA estava 180x100mmHg, FC 96. Reavaliada após uma semana, sendo confirmada a elevação dos níveis pressóricos – PA 180x110mmHg. Peso 80kg, altura 160cm (IMC 31,2 kg/m^2). Optado por orientar MEV e iniciar tratamento medicamentoso.

Exemplo de prescrição padrão – HAS

1. Dieta hipossódica. Orientar atividade física – 30 minutos por dia, cinco dias por semana. Perda de peso.
2. Enalapril 10mg duas vezes ao dia com objetivo de PA <130x80mmHg. Associar medicações se necessário para atingir meta pressórica.
3. Opção: Atenolol 25mg uma vez ao dia ou Propranolol 20mg 8/8h (se ICo, arritmias presentes, diagnóstico concomitante de enxaqueca – para profilaxia –, tremor essencial ou hipertensão portal).
4. Solicitar exames: creatinina, urina tipo 1, potássio, glicemia, colesterol total e frações, triglicérides, ácido úrico. Eletrocardiograma e fundo de olho anual.

Leiura Recomendada

Sociedade Brasileira de Cardiologia, Sociedade Brasileira de Hipertensão Arterial, Sociedade Brasileira de Nefrologia. VI Diretrizes Brasileiras de Hipertensão Arterial. Arq Bras Cardiol 2010;95(1 supl.1):1-51.

Capítulo **12**

Dislipidemia

Fernando Cortês Remísio Figuinha

Quadro clínico

- ❱ Dislipidemia é o termo utilizado para designar anormalidades no perfil lipídico plasmático, incluindo elevações de colesterol total (CT), das lipoproteínas de baixa densidade (LDL), dos triglicérides (TG) e diminuição da lipoproteína de alta densidade (HDL).
- ❱ O Programa Nacional de Educação em Colesterol (NCEP) dos EUA recomenda que o perfil lipídico em jejum deve ser dosado pelo menos a cada cinco anos em indivíduos >20 anos de idade. A IV diretriz brasileira sobre dislipidemias sugere um jejum de 12 a 14 horas antes da coleta do perfil lipídico.

Causas	
Dislipidemias primárias	**Dislipidemias secundárias**
• Hipercolesterolemia familiar • Deficiência familiar de Apo-B • Hiperlipidemia familiar combinada • Hipertrigliceridemia familiar • Síndrome da hiperquilomicronemia • Disbetalipoproteinemia • Hiperlipidemia tipo IV • Deficiência de apo-CII	• Hipercolesterolemia: hipotireoidismo, síndrome nefrótica, hepatopatias, colestase • Hipertrigliceridemias: hipotireoidismo, síndrome nefrótica, obesidade, diabetes mellitus, álcool, medicamentos diuréticos, estrógenos, betabloqueadores, anticoncepcional oral

- ❱ Ao pedir o perfil lipídico é necessário solicitar somente o CT, HDL e TG. O LDL pode ser calculado usando a equação de Friedewald (LDL = CT − HDL − TG/5), em que TG/5 representa o colesterol ligado à VLDL, ou pode ser mensurada diretamente no plasma. Quando o TG é muito elevado (acima de 400), torna-se impossível calcular o LDL utilizando essa fórmula.

66 Guia de Bolso de Clínica Médica

▶ Normalmente, o LDL representa o fenótipo de 90% das partículas aterogênicas no plasma. Quando se aumenta o nível de TG, o valor de LDL passa a não ser tão representativo. Utiliza-se então o não HDL colesterol, que é representado pela maioria das partículas aterogênicas presentes no plasma (LDL, IDL – *intermediate* – e VLDL). Assim, para pacientes com hipertrigliceridemia, o ideal é usar o não HDL colesterol como meta terapêutica. Clinicamente, porém, é indispensável o uso do não HDL colesterol somente quando TG >400, quando não é possível calcular o LDL pela equação de Friedewald.

Classificação	
Genotípica	• Divididas em monogênicas ou poligênicas, de acordo com número de mutações presentes.
Fenotípica	• Hipercolesterolemia isolada: LDL ≥160 mg/dl. • Hipertrigliceridemia isolada: TG ≥150 mg/dl (150 – 200: limítrofe; 201 – 499: alto; ≥500: muito alto). • Hiperlipemia mista: LDL ≥160 mg/dl e TG ≥150 mg/dl. • HDL baixo: HDL <40 mg/dl em homens e <50 mg/dl em mulheres (isolado ou em associação com aumento de LDL ou TG).

▶ Quadro clínico sugestivo de dislipidemias primárias: arco corneano em adultos jovens (<45 anos de idade); xantomas eruptivos, tendinosos, tuberosos, túbero-eruptivos; xantelasma; estrias palmares amareladas; lipemia retinalis.
▶ Objetivos do tratamento: o tratamento é guiado pelo risco do paciente, calculado usando o escore de risco de Framingham, que estima a probabilidade de ocorrer infarto do miocárdio ou morte por doença coronariana no período de 10 anos em indivíduos sem diagnóstico prévio de aterosclerose clínica (vide tabelas no final do capítulo).

Estratificação de risco	
Fase 1	• Se houver doença aterosclerótica manifesta (como coronariopatia, aneurisma de aorta abdominal ou doença arterial periférica) ou seus equivalentes, como DM, paciente é de alto risco. • Se não houver, passar para fase 2.

Guia de Bolso de Clínica Médica **67**

(Continuação)

Estratificação de risco	

Fase 2	• Avaliar escore de risco de Framingham:
	  • Se for <10%: baixo risco.
	  • Se estiver entre 10% e 20%: risco intermediário.
	  • Se >20%: alto risco.

Fase 3	• Avaliar fatores agravantes: antecedente familiar de doença coronariana (parente de primeiro grau masculino <55 anos de idade ou feminino <65 anos de idade), síndrome metabólica, micro ou macroalbuminúria (>30μg/min), hipertrofia ventricular esquerda, insuficiência renal crônica (Cr ≥1,5 ou ClCr <60ml/min), PCR de alta sensibilidade >3mg/L, exame complementar com evidência de doença aterosclerótica subclínica (escore de cálcio coronário >100 ou > percentil 75 para sexo ou idade; espessamento da carótida - IMT - máximo >1mm; ou índice tornozelo-braquial - ITB - < 0,9). • Se houver algum fator, isso leva o indivíduo à categoria de risco imediatamente superior.

Fase 4	• Metas terapêuticas e reavaliação de risco
	• Medidas não farmacológicas: para todos com dislipidemia isolada e aqueles com risco cardiovascular aumentado.
	• Tratamento farmacológico
	  • Se houver risco baixo: após seis meses, se sem sucesso em atingir as metas com mudanças de estilo de vida (MEV).
	  • Se houver risco intermediário: iniciar após três meses.
	  • Se houver risco alto: iniciar tratamento farmacológico e MEV.

❱ Estudos recentes sugerem que mulheres com escore de Framingham >10% sejam consideradas de alto risco, já que se sabe que esse escore subestima o risco cardiovascular em mulheres. Além disso, sugerem questionar sobre complicações de gestações prévias, como pré-eclâmpsia, hipertensão gestacional, criança com baixo peso ao nascer; pacientes com algum desses antecedentes devem ser tratadas mais agressivamente para os possíveis fatores de risco, já que têm um risco cardiovascular maior em 10 anos.

Metas terapêuticas (para LDL-c)	
Baixo risco	Manter <160
Risco intermediário	Manter <130
Alto risco ou DM	Manter <100 (opcional <70)
Doença aterosclerótica manifesta	Manter <70

68 Guia de Bolso de Clínica Médica

▶ Se o paciente possuir hipertrigliceridemia, usar como meta o não HDL-c: se houver baixo risco, manter <190; se o risco for intermediário, <160; se houver alto risco ou DM, <130 (opcional < 100); e se houver aterosclerose manifesta, manter <100. Para HDL-c, manter ≥40 em mulheres, ≥50 em homens e ≥50 em diabéticos. Para TG, manter abaixo de 150.

Tratamento não farmacológico da dislipidemia

Tratamento não farmacológico
• Dieta: diminuir ingestão de gorduras saturadas (gordura de origem animal, leite e derivados; e gordura trans) e colesterol.
• Realizar exercícios físicos: atividades aeróbicas, 3 a 6 vezes por semana, em sessões de 30 a 60 minutos.
• Cessar tabagismo.

Tratamento farmacológico da dislipidemia

Estatinas
• Agem inibindo a HMG-CoA redutase, uma das enzimas-chave na síntese intracelular de colesterol.
• Reduzem o LDL em 15% a 55%, o TG em 7% a 28% e elevam o HDL em 2–% a 10%.
• Reduzem mortalidade cardiovascular, incidência de eventos isquêmicos coronários agudos, necessidade de revascularização do miocárdio e AVC.
• Doses habituais: rosuvastatina 10–40mg/dia; atorvastatina 10–80mg/dia; sinvastatina 20–80mg/dia; lovastatina 10–80mg/dia; pravastatina 20–40mg/dia; fFluvastatina 20–80mg/dia.
• Usar preferencialmente à noite para estatinas de curta meia-vida, ou em qualquer horário se de longa meia-vida (como atorvastatina ou rosuvastatina).
• A cada vez que dobramos a dose, obtemos acréscimo adicional na redução do LDL de 6% em média. Assim, na prática clínica, podemos antever a dose da estatina necessária para atingir a meta de um paciente, como demonstrado no exemplo no final do capítulo .
• Efeitos colaterais das estatinas: cefaleia, insônia, mialgia, miosites, rabdomiólise, intolerância gástrica. Importante monitorizar creatinofosfoquinase (CPK) e enzimas hepáticas. Sempre dosar CPK e transaminases antes de começar o tratamento, no primeiro retorno após quatro a seis semanas e toda vez que for alterar a dose.
• Esperar no mínimo quatro a seis semanas para reavaliar o perfil lipídico após início ou mudança da dose da estatina.

(Continuação)

Estatinas

- Suspender a droga se houver aumento progressivo de CPK, aumento de CPK acima de 10 vezes o limite superior da normalidade ou persistência de sintomas musculares; suspender também caso as transaminases se elevem para acima de três vezes o limite superior da normalidade. Se houver elevação das transaminases, suspender a droga até normalização dos exames, e após reintroduzir a droga em dose mais baixa e monitorizar mensalmente enzimas hepáticas.
- São contraindicadas em doença hepática aguda, miopatias com CPK elevado e gestação. Têm interações medicamentosas com: fibratos, ácido nicotínico, ciclosporina, antifúngicos, inibidores de proteases, macrolídeos.

Ezetimibe

- Reduz a absorção intestinal de colesterol, atuando na borda em escova das células intestinais, inibindo a proteína transportadora de colesterol, sem alterar a absorção de gorduras ou ácidos biliares.
- Isoladamente, reduz 20% do LDL. Em associação com estatinas, podem reduzir o LDL em até 60%.
- Usado em dose única diária de 10mg.

Resinas quelantes de ácidos biliares

- Reduzem a circulação enteroepática de ácidos biliares e colesterol (aumenta sua eliminação nas fezes). Reduz em média 20% do LDL-c.
- A colestiramina é a única disponível no Brasil. Usada na dose de 4g a 24g por dia. Doses acima de 16g geralmente são pouco toleradas. Efeito aditivo à estatina. Efeitos colaterais: gastrointestinais, flatulência, dor abdominal e obstipação.
- Pode ser quelante de algumas drogas, como tiroxina, digoxina, varfarina, diuréticos, betabloqueadores e antibióticos. Pode administrar essas drogas uma hora antes ou quatro horas após a colestiramina.
- Pode levar a deficiência de vitaminas A, D, K e ácido fólico. Essas vitaminas devem ser repostas. Pode haver acidose metabólica hiperclorêmica.
- Pode haver aumento dos TG; assim, evitar de TG >400, pelo risco de pancreatite aguda. Uso possível em mulheres em idade fértil e crianças, já que nessas situações não há muitos estudos com estatinas.
- Lembrar que, caso decida por tratamento com estatina para mulheres em idade fértil, garantir que ela usará algum método contraceptivo.

Fibratos

- Derivados do ácido fíbrico, principal tratamento para hipertrigliceridemia isolada.
- Reduz TG em 30% a 60%. Elevam o HDL em 7% a10% (se houver hipertrigliceridemia associada).
- Doses diárias: bezafibrato 400–600mg; ciprofibrato 100mg; genfibrozil 600–1200mg; fenofibrato 250–500mg; etofibrato 500mg. Utilizar fibratos durante as refeições; se emcomprimido de liberação lenta, utilizá-lo à noite.
- Efeitos colaterais: distúrbios gastrointestinais, mialgia, astenia, litíase biliar (mais comum com clofibrato), diminuição de libido, erupção cutânea, prurido, cefaleia, perturbação do sono.
- Monitorizar enzimas hepáticas e CPK. Apresentam interação com estatinas, ciclosporina, antifúngicos, inibidores de proteases, macrolídeos.
- Contraindicação: hepatopatias agudas ou crônicas, insuficiência renal aguda ou crônica (excreção nesses órgãos), miopatias com CPK elevadas e gestação.
- Cuidado com a associação de genfibrozil com estatinas – há casos descritos de rabdomiólise.

Ácido nicotínico (Niacina)

- Reduz a ação da lipase tecidual nos adipócitos, levando à menor liberação de ácidos graxos livres para a corrente sanguínea. Reduz a síntese de TG pelos hepatócitos.
- Reduz o LDL-c em 5% a 25%, aumenta o HDL-c em 15% a 35% (se houver hipertrigliceridemia associada) e diminui os TG em 20% a 50%. Pode associar às estatinas ou resinas de troca.
- Efeitos colaterais: rubor facial (por liberação de protaglandinas; usar AAS 100–300mg para diminuir esse efeito), efeitos gastrointestinais (náusea, vômitos, diarreia, cólicas), prurido, eritema, arritmias. Pode ocorrer aumento de enzimas hepáticas em 1% a 2% dos casos – monitorizar enzimas hepáticas, glicose e ácido úrico antes do início do tratamento e a cada três a seis meses após. Podem levar a piora do controle glicêmicos da DM tipo II, hiperuricemia (mas é mais raro com forma de liberação intermediária).
- Dose diária: iniciar com 500mg uma vez ao dia, e aumentar 250mg a cada quatro semanas até atingir dose de 1 a 2g ao dia.

Ácido ômega 3

- É derivado do óleo de peixes provenientes de águas frias e profundas, que reduzem a síntese hepática dos TG. Os mais importantes são o eicosapentaenoico (EPA) e o docosahexaenoico (DHA). Em altas doses (4g a 10g ao dia) reduzem os triglicérides e aumentam discretamente o HDL-c, mas podem aumentar o LDL-c.
- Podem ser utilizados como terapia adjuvante para hipertrigiceridemia ou em substituição a fibratos, ácido nicotínico ou estatina em pacientes intolerantes.
- Efeitos colaterais: sintomas dispépticos, náuseas.

Particularidades em grupos especiais

Grupos especiais
Nefropatas – cerca de 90% apresentam hipercolesterolemia; preferir medicações com menor taxa de excreção renal, como a atorvastatina (<5% de excreção renal) ou a fluvastatina Nos casos de síndrome nefrótica, a correção da doença de base pode corrigir a dislipidemia.
Hepatopatas – em casos de hepatopatia não colestática ou cirrose hepática, utilizar estatinas; suspender se houver elevação da bilirrubina direta, alargamento do tempo de protrombina, aparecimento de icterícia ou surgimento de nova doença hepática.
Hipotireoidismo – a reposição hormonal adequada pode normalizar os níveis de colesterol. Se não normalizar, utilizar estatinas, com atenção especial ao risco do desenvolvimento de miosite.
Em pacientes com **diabetes mellitus** tipo 2, que apresentam resistência à insulina, o tratamento dessa condição pode melhorar o perfil lipídico. Reavaliar necessidade de estatinas ou fibratos após terapêutica para DM iniciada, visando a atingir a meta estabelecida.
Na **síndrome da imunodeficiência adquirida** (SIDA, preferir medicamentos que interfiram pouco com o citocromo P450, como a pravastatina e fluvastatina, para diminuir interação com medicamentos utilizados na terapêutica desses pacientes, como o uso de inibidores de protease. Pode ser usada rosuvastatina com cautela. Se houver hipertrigliceridemia importante, usar fibrato, como fenofibrato 250mg por dia, podendo aumentar para 500mg em três meses se necessário, ou podendo associar niacina ou ácido ômega 3 ao fibrato.
Nas **síndromes coronarianas agudas**, colher perfil lipídico nas primeiras 24 horas; meta LDL-c <70. Iniciar uso de estatinas precocemente. Estudos recentes sugerem que uma abordagem intensiva na redução do colesterol pode ser benéfica. O uso de atorvastatina 80mg por dia reduziu em 27% a incidência de eventos cardiovasculares maiores e em 30% a necessidade de nova revascularização em pacientes com antecedente de revascularização miocárdica prévia, em comparação com atorvastatina 10mg por dia.
Em **mulheres em idade fértil**, evitar uso de estatinas. Pode-se utilizar colestiramina.
Se gestante com hipertrigliceridemia grave, avaliar possibilidade de plasmaférese; alguns utilizam fibrato, mas não há conhecimento dos seus efeitos colaterais nessa situação.
Em idosos > 65 anos de idade, lembrar de descartar causas secundárias, como hipotireoidismo, DM ou doença renal.

Exemplo de prescrição

Paciente do sexo masculino, 54 anos de idade, com antecedente de diabetes mellitus em uso de metformina 500mg três vezes ao dia, vem em consulta de avaliação com os seguintes exames: glicemia de jejum 96mg/dl, colesterol total 280mg/dl, colesterol HDL 36mg/dl, colesterol LDL 200mg/dl, triglicerídeos 220mg/dl, hemoglobina glicada 5,7%, Cr 1,16 mg/dl, Na 136 mEq/L, K 3,8 mEq/L. Ao exame IMC 27 kg/m2, PA 122x80 mmHg. Como seria a prescrição desse paciente?

Exemplo de prescrição padrão – Dislipidemia

1. Dieta hipocalórica; diminuir ingestão de gorduras saturadas (gordura de origem animal, leite e derivados; além de gordura trans) e colesterol. Realizar exercícios físicos: atividades aeróbicas, três a seis vezes por semana, em sessões de 30 a 60 minutos.
2. Atorvastatina 20mg/dia com objetivo de LDL <100mg/dl (meta para paciente diabético). Como apresenta LDL de 200, se usarmos atorvastatina 10mg, que reduz cerca de 40% o LDL, atingiríamos teoricamente níveis próximos de 120. Se utilizarmos 20mg, teríamos um benefício de queda de cerca de 6%, atingindo 110 a 112. Assim, o ideal seria iniciar com 20 a 40mg de atorvastatina, associado à MEV.
3. Metformina 500mg três vezes ao dia às refeições (alvos glicêmicos estão no alvo).
4. Rastrear complicações crônicas da diabetes (microalbuminúria, fundo de olho e monofilamento).
5. Vacina anti-influenzae e antipneumocócica.

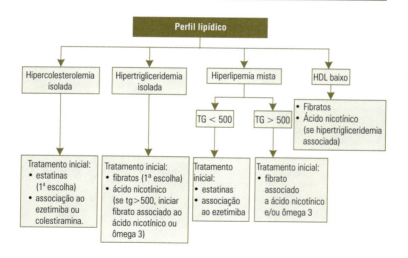

- Escores de risco de Framingham para cálculo do risco absoluto de infarto e morte em 10 anos para homes e mulheres (fase 2).

Homens

Idade	Pontos
20–34	-9
35–39	-4
40–44	0
45–49	3
50–54	6
55–59	8
60–64	10
65–69	11
70–74	12
75–79	13

HDL-c	Pontos
≥60	-1
50–59	0
40–49	1
<40	2

PAS	não trat.	tratada
<120	0	0
120–129	0	1
130–139	1	2
140–159	1	2
≥160	2	3

Mulheres

Idade	Pontos
20–34	-7
35–39	-3
40–44	0
45–49	3
50–54	6
55–59	8
60–64	10
65–69	12
70–74	14
75–79	16

HDL-c	Pontos
≥60	-1
50–59	0
40–49	1
<40	2

PAS	não trat.	tratada
<120	0	0
120–129	1	3
130–139	2	4
140–159	3	5
≥ 160	4	6

Homens						Mulheres					
Fumo	Idade	Idade	Idade	Idade	Idade	Fumo	Idade	Idade	Idade	Idade	Idade
	20–39	40–49	50–59	60–69	70–79		20–39	40–49	50–59	60–69	70–79
Não	0	0	0	0	0	Não	0	0	0	0	0
Sim	8	5	3	1	1	Sim	9	7	4	2	1

- Escores de risco de Framingham – continuação.

Homens						Mulheres					
Colesterol	Idade	Idade	Idade	Idade	Idade	Colesterol	Idade	Idade	Idade	Idade	Idade
Total	20–39	40–49	50–59	60–69	70–79	Total	20–39	40–49	50–59	60–69	70–79
<160	0	0	0	0	0	<160	0	0	0	0	0

(Continuação)

Homens						Mulheres					
Colesterol	Idade	Idade	Idade	Idade	Idade	Colesterol	Idade	Idade	Idade	Idade	Idade
160–199	4	3	2	1	0	160–199	4	3	2	1	1
200–239	7	5	3	1	0	200–239	8	6	4	2	1
240–279	9	6	4	2	1	240–279	11	8	5	3	2
≥280	11	8	5	3	1	≥280	13	10	7	4	2

▶ Escores de Framingham – Total de pontos e risco absoluto de infarto em 10 anos.

Homens				Mulheres			
Pontos	Risco	Pontos	Risco	Pontos	Risco	Pontos	Risco
<0	<1%	9	5 %	<9	<1%	17	5 %
1	1 %	10	6%	9	1 %	18	6%
2	1 %	11	8 %	10	1 %	19	8 %
3	1 %	12	10 %	11	1 %	20	11 %
4	1 %	13	12 %	12	1 %	21	14 %
5	2 %	14	16 %	13	2 %	22	17 %
6	2 %	15	20 %	14	2 %	23	22 %
7	3 %	16	25 %	15	3 %	24	27 %
8	4 %	≥17	≥30 %	16	4 %	≥25	≥30 %

Leitura Recomendada

IV Diretriz Brasileira Sobre Dislipidemias e Prevenção da Aterosclerose da Sociedade Brasileira de Cardiologia. Arquivos Brasileiros de Cardiologia – vol 88, Suplemento I, Abril 2007.

Dislipidemias: Casos Clínicos. Marcelo Chiara Bertolami, André Arpad Faludi. 2005.

Capítulo **13**

Insuficiência cardíaca (IC)

Carlos Alberto Franchin Neto

Tópicos

- Insuficiência cardíaca define-se como disfunção cardíaca que ocasiona inadequado suprimento sanguíneo para atender necessidades metabólicas tissulares, na presença de retorno venoso normal, ou fazê-lo somente com elevadas pressões de enchimento.
- Trata-se de um grave problema de saúde pública, com alta morbidade e mortalidade. Após surgirem os primeiros sintomas a mortalidade em seis anos é de 82% para homens e 67% para mulheres. A doença, portanto, tem prognóstico pior que diversas neoplasias malignas.
- Pode ocorrer por redução da função cardíaca (insuficiência cardíaca sistólica ou diastólica) ou por aumento das necessidades metabólicas dos tecidos.
- As miocardiopatias são as causas mais frequentes de insuficiência cardíaca sistólica, tendo como principais etiologias a doença arterial coronária, hipertensão e miocardiopatia dilatada idiopática. Destaca-se no Brasil a doença de Chagas dentre as principais causas. Em relação à disfunção diastólica, as condições mais comumente associadas são idade, hipertensão, diabetes mellitus, cardiomiopatia hipertrófica, doença coronária e doenças infiltrativas.

Causas de insuficiência cardíaca	
Sistólica	**Diastólica**
• Doença arterial coronária	• Hipertensão
• Hipertensão arterial sistêmica	• Cardiomiopatia hipertrófica
• Chagas	• Doenças infiltrativas/de depósito
• Miocardiopatia dilatada idiopática	• Valvar (estenose aórtica)
• Miocardiopatia alcoólica	• Doença coronária
• Miocardite viral	
• Valvar	
• Miocardiopatia periparto	

76 Guia de Bolso de Clínica Médica

▶ Dentre as causas de insuficiência cardíaca por aumento do metabolismo tecidual (com coração normal) destacam-se beribéri, anemia, hipertireoidismo e sepse.

▶ A confirmação diagnóstica de insuficiência cardíaca pode ser obtida através de uma boa anamnese e exame físico, necessitando de poucos exames complementares.

▶ Aceitam-se os critérios de Framingham para definição diagnóstica. Dois critérios maiores ou um maior e dois menores definem o diagnóstico.

Critérios de Framingham para diagnóstico de insuficiência cardíaca	
Maiores	**Menores**
• Dispneia paroxística noturna	• Edema de tornozelos bilateral
• Estase jugular	• Tosse noturna
• Estertores creptantes à ausculta pulmonar	• Dispneia aos esforços
• Cardiomegalia à radiografia de tórax	• Hepatomegalia
• Terceira bulha	• Derrame pleural
• Refluxo hepatojugular	• Taquicardia
• PVC >16 cmH$_2$O	
• Perda de 4,5kg após cinco dias de tratamento	

▶ Em casos de dúvida diagnóstica de um quadro de dispneia na sala de emergência, pode ser dosado o BNP. Valores normais ou baixos tornam pouco provável o diagnóstico.

▶ Definido o diagnóstico, deve-se diferenciar o padrão da insuficiência cardíaca: alto ou baixo débito, sistólica ou diastólica, câmara predominantemente acometida – ventrículo direito (VD) ou ventrículo esquerdo (VE).

▶ Os sintomas da insuficiência cardíaca diastólica são idênticos aos da insuficiência sistólica. A ausência de desvio do ictus e a presença de quarta bulha sugerem um componente diastólico. Em contrapartida, a presença de cardiomegalia e terceira bulha sugerem disfunção sistólica.

▶ Em pacientes com insuficiência de VE predominam sintomas como dispneia, ortopneia e dispneia paroxística noturna, e na insuficiência de VD surgem estase jugular, hepatomegalia, refluxo hepatojugular e edema de membros inferiores.

▶ Muito utilizada, a classificação da NYHA avalia a presença e intensidade da dispneia, usando referências de I a IV. Além de útil na prática diária, essa classificação tem valor prognóstico.

Classificação da NYHA	
I	Assintomático
II	Dispneia aos esforços acima do habitual
III	Dispneia aos esforços habituais
IV	Dispneia ao repouso

❱ A classificação da AHA lembra que a IC é uma doença progressiva:

Classificação da AHA	
A	Fatores de risco sem lesão miocárdica
B	Com agressão miocárdica e sem sintomas
C	Com agressão miocárdica e com sintomas
D	Sintomas refratários

Exames

Eletrocardiograma e Holter

- Podem indicar desorganização elétrica e do sistema de condução.
- O achado de extrassístoles ventriculares frequentes (>10/hora), taquicardia ventricular não sustentada ou sustentada aumenta o risco de morte súbita.

Ecocardiograma

- Destaca-se como principal exame complementar. Além de sugerir o padrão predominante (sistólica x diastólica; disfunção de VE x VD), avalia o grau de remodelamento ao definir o tamanho das câmaras, disfunção valvar secundária e fração de ejeção.
- Em alguns casos pode sugerir etiologia ao encontrar alterações segmentares da isquemia, alterações valvares sugestivas de valvopatia primária ou espessamentos típicos das miocardiopatia hipertensiva.
- Mais recentemente, o ecocardiograma com *doppler* tecidual tem sido utilizado para definição de dissincronia intra e interventricular, o que pode ajudar na indicação de terapia de ressincronização ventricular.

Ventriculografia radioisotópica (Gated Blood Pool)

- Permite estimar de maneira altamente reprodutível as funções ventriculares.
- A cintilografia de perfusão miocárdica permite avaliar viabilidade e presença de coronariopatia.
- A cintilografia com Gálio permite identificar inflamação sugestiva de miocardite.

Ressonância magnética cardíaca

- Avalia anatomia cardíaca, função biventricular, contratilidade segmentar, espessura miocárdica, dissincronia, cavidades e pericárdio.
- Pode ser utilizada para pesquisa de isquemia e viabilidade, embora seu uso ainda não tenha sido estabelecido na insuficiência cardíaca.

Ergoespirometria

- Capaz de avaliar a capacidade funcional que tem valor prognóstico (VO2 <10ml/kg/min tem alta mortalidade).
- Permite ainda diferenciar dispneia (cardíaca ou pulmonar), avaliar resposta terapêutica e auxiliar na prescrição de exercício.

Avaliação hemodinâmica

- Pode ser indicada para pacientes com disfunção ventricular e angina ou com múltiplos fatores de risco.
- Embora não seja recomendado seu uso rotineiro, pode identificar casos de coronariopatia anômala como causa da IC em jovens.

Biópsia endomiocárdica

- Pode definir etiologia como doenças de depósito ou inflamatórias.
- Tem especial indicação para o diagnóstico e controle de rejeição em transplantados.

Tratamento

❯ O tratamento objetiva alívio dos sintomas, remoção da causa base, impedir ou retardar a progressão da disfunção ventricular e reduzir mortalidade.

Tratamento não farmacológico

Terapia não farmacológica
• Restrição hidrossalina (para congestos, hiponatrêmicos em classe funcional III ou IV). • Exercícios supervisionados. • Prevenção de fatores agravantes: orientar vacinação anual para influenza e a cada cinco anos para pneumococo. Evitar tabagismo, uso de drogas ilícitas e de anti-inflamatórios não hormonais.

Tratamento farmacológico

Betabloqueadores
• Os betabloqueadores melhoram a função ventricular e os sintomas, reduzem hospitalizações, revertem remodelamento miocárdico (remodelamento reverso) e diminuem a mortalidade. • A introdução deve ocorrer na ausência de descompensação clínica, normovolemia e sem necessidade de inotrópicos. • Entre as principais drogas disponíveis destaca-se o bisoprolol, por ser de posologia simples, facilitando a aderência (dose inicial 1,25mg, dose alvo 10mg uma vez ao dia). Outras opções são o succinato de metoprolol (dose inicial 12,5mg, dose alvo 200mg uma vez ao dia), o carvedilol (dose inicial 3,125mg, dose alvo 25 a 50mg duas vezes ao dia – dose maior se o peso do paciente for ≥ 85kg) e o nevibolol (dose inicial 1,25mg, dose alvo 10mg uma vez ao dia). • Efeitos colaterais: piora da classe funcional, bradicardia, bloqueio AV, broncoespasmo, hipotensão, piora insuficiência vascular periférica. • Contraindicações: absolutas - bloqueio atrioventricular de alto grau (primeiro grau com PR >240ms, segundo ou terceiro graus), asma. Evitar se a IC estiver descompensada, DPOC, hipotensão, bradicardia (FC <50), insuficiência vascular periférica grave.

Inibidores da ECA (IECA)

- Os IECA geram importantes alterações hemodinâmicas (redução da pré e pós-carga, vasodilatação da arteríola eferente renal) e neuro-hormonais (redução de aldosterona, endotelina, vasopressina e atividade simpática), com consequente redução do remodelamento ventricular e de eventos cardiovasculares.
- Para facilitar a aderência, prefere-se uso do lisinopril (2,5 a 40mg uma vez ao dia) ou enalapril (2,5 a 20mg duas vezes ao dia). Mais facilmente encontrado, o captopril pode ser usado de 6,25 a 50mg três vezes ao dia.
- Entre os efeitos colaterais mais comuns observa-se tosse, angioedema, insuficiência renal e hipercalemia.
- Contraindicações: angioedema, estenose bilateral de artérias renais ou unilateral de rim único, gestação, insuficiência renal com Cr >3,0, K >5,5, estenose aórtica grave, hipotensão sintomática.
- Após iniciar IECA, lembrar sempre de monitorizar os níveis de creatinina e potássio precocemente.

Bloqueadores do receptor de angiotensina II (BRA)

- Os BRA demonstram resultados semelhantes aos IECA em relação à redução de morbidade e mortalidade.
- São indicados como opção aos intolerantes aos IECA. A associação de IECA e BRA é segura e eficaz em pacientes que continuam sintomáticos apesar de terapia otimizada.
- Exemplos: losartan (25 a 100mg uma vez ao dia), candesartan (4 a 32mg uma vez ao dia), valsartan (40 a 160mg duas vezes ao dia).
- Efeitos colaterais: hipotensão, hipercalemia.
- Contraindicações: semelhantes às do IECA. Gestação, IRenal com Cr >3,0, K >5,5, hipotensão sintomática.

Antagonistas da aldosterona

- Os estudos com antagonistas da aldosterona demonstraram redução de morbidade e mortalidade em classes funcionais III a IV com FE <35%; também reduziu mortalidade em FE <40% de etiologia isquêmica. O estudo EPHESUS mostrou redução de desfecho combinado (morte ou hospitalização) em um sub-grupo mais grave de pacientes com CF II, com o uso de eplerenone.
- Pode-se iniciar o tratamento com espironolactona na dose de 12,5 a 25 mg/dia ou eplerenone na dose de 25mg até 50 mg/dia (com a vantagem de não causar ginecomastia).
- Efeitos colaterais: ginecomastia, mastodínea (espironolactona), hipercalemia.
- Contraindicações: K >5,5, Cr >2,5 em homens e >2,0 em mulheres.
- Controlar os níveis de potássio e creatinina antes de iniciar e periodicamente. Reduzir a dose em 50% se potássio entre 5,0 e 5,5; suspender se >5,5mEq/L.

Hidralazina + nitratos

- A associação de vasodilatadores hidralazina e nitrato é capaz de reduzir mortalidade, porém seu efeito é inferior ao dos IECA.
- O uso está indicado nos pacientes com contraindicação a IECA ou BRA, principalmente por hipercalemia e insuficiência renal.
- Dose: hidralazina 12,5mg a 100mg três vezes ao dia + isossorbida 20mg a 40mg às 8h, 14h e 20h.
- Pode-se adicionar hidralazina e nitrato ao tratamento de pacientes que permanecem sintomáticos apesar de medicação otimizada, com benefícios principalmente em afrodescentes.
- Efeitos colaterais: hipotensão, taquicardia reflexa, lupus induzido por drogas (hidralazina); hipotensão postural, cefaleia (nitrato)
- Contraindicações: uso concomitante de inibidor de fosfodiesterase tipo 5, como sildenafil (nitrato).

Digitálicos

- Os digitálicos também não influem na mortalidade, apresentando benefício em morbidade (reduz hospitalização). Têm risco de intoxicação por apresentar uma janela terapêutica estreita.
- Indicado para pacientes com disfunção sistólica (FE <45%), sintomáticos, apesar de tratamento clínico otimizado, com ou sem fibrilação atrial.
- Sintomas como anorexia, náuseas, vômitos, xantopsia (visão amarelada), arritmias sugerem intoxicação. Nesse caso o medicamento deve ser suspenso, o que normalmente é suficiente para reversão do quadro. Em caso de intoxicação potencialmente letal e/ou refratária, caso esteja disponível, pode-se utilizar anticorpo anti-Fab.
- Trata-se de uma ótima opção para pacientes sintomáticos após otimização terapêutica com as demais drogas citadas. Seu principal exemplo é a digoxina, comumente prescrita na dose de 0,125mg ou 0,25mg via oral por dia. Em idosos, portadores de insuficiência renal e pacientes com peso baixo, especialmente mulheres, a dose de digoxina pode ser ainda menor (0,125mg em dias alternados).

Diuréticos

- Os diuréticos, embora não reduzam mortalidade, são fundamentais no controle dos sintomas. Indicados em todos os casos com evidência de congestão pulmonar ou sistêmica, nunca em monoterapia.
- Neste grupo destaca-se o uso da furosemida, que pode ser iniciada na dose de 20mg, com dose máxima de 240mg. O peso corporal diário é a melhor maneira de monitorar a dosagem. O aumento de peso prediz uma nova descompensação, que pode ser evitada.

Anticoagulação

- Indicada para pacientes com trombos intracavitários, fibrilação atrial e infarto anterior extenso, ou evento embólico pregresso.
- Na prevenção primária de eventos embólicos na insuficiência cardíaca não demonstrou diferença de mortalidade entre varfarina e AAS.

Tratamento cirúrgico

❱ Dentre as modalidades de tratamento cirúrgico da insuficiência cardíaca na atualidade destacam-se a terapêutica de ressincronização, cardiodesfibriladores implantáveis, revascularização miocárdica, aneurismectomia e transplante cardíaco.

Ressincronização

- Indicada para pacientes com FE<35%, CF III-IV medicados e QRS >150ms ou entre 120–150ms com dissincronia documentada pelo eco tecidual.

Cardiodesfibrilador implantável

- Indicado como prevenção secundária da taquicardia ventricular sustentada ou PCR em FV/TV revertida em indivíduos com FE 35%.
- Na prevenção primária pode ser utilizado em miocardiopatia isquêmica ou sobrevivente de IAM há mais de 40 dias com FE 30–40%, conforme destacado em alguns estudos. O alto custo limita tal indicação.

Revascularização miocárdica

- Indicada nos casos de angina e anatomia favorável, disfunção ventricular com doença coronariana grave (lesão de tronco de coronária esquerda, tronco equivalente, multiarteriais), desde que seja comprovada viabilidade miocárdica.
- A aneurismectomia pode ser indicada em miocardiopatias isquêmicas e áreas discinéticas ventriculares com sintomas refratários, recorrência de arritmias ventriculares ou tromboembolismo.

Guia de Bolso de Clínica Médica **83**

Transplante cardíaco

- Única forma de tratamento cirúrgico capaz de aumentar a sobrevida.
- Dentre as indicações destacam-se: CF III e IV refratárias após tratamento otimizado, pico de VO2 <10ml/kg/min, na ausência de contraindicações (hipertensão pulmonar fixa, doença cerebrovascular e/ou vascular periférica grave, insuficiência hepática irreversível, doença pulmonar grave, incompatibilidade ABO na prova cruzada entre receptor e doador, doença psiquiátrica grave, dependência química e não aderência às recomendações da equipe [absolutas]; idade >65 anos, insuficiência renal, diabetes com lesão em órgão alvo, entre outras).

Exemplo de prescrição

Paciente do sexo masculino, 46 anos de idade vem em consulta com histórico de dispneia aos esforços há oito meses, associado a edema de membros inferiores e ortopneia. Refere antecedente de hipertensão arterial sistêmica há cerca de 10 anos. Ao exame físico, apresentava estertores creptantes em bases pulmonares, sopro sistólico em foco mitral 2+/6+, estase jugular presente e edema de membros inferiores 2+/4+. PA 150x80mmHg, FC 86bpm. Peso de 70 kg. Realizou ecocardiograma, que confirmou FE de 30%, com hipocinesia difusa de ventrículo esquerdo. Feita hipótese de miocardiopatia hipertensiva e iniciado tratamento, conforme prescrição abaixo.

Exemplo de prescrição padrão – Insuficiência cardíaca

1. Dieta hipocalórica, hipossódica, com objetivo de perda de 5% a 10% do peso. Dieta com menos de 7% de gorduras saturadas, sendo menos que 200mg de colesterol.
2. Carvedilol 3,125mg duas vezes ao dia, com dose alvo de 25mg duas vezes ao dia (dobrar a dose a cada duas semanas, conforme tolerância).
3. Enalapril 5mg duas vezes ao dia, com dose alvo de 20mg duas vezes ao dia (pode ser iniciado com, antes ou após o betabloqueador).
4. Espironolactona 25mg uma vez ao dia
5. Furosemida 40mg uma a duas vezes ao dia (sendo titulado conforme congestão e peso do pacientes).
6. Solicitar exames de ureia, creatinina, sódio, potássio. Avaliar outros fatores de risco (glicemia, colesterol total e frações). Avaliar necessidade de investigar outras causas de IC, como Chagas, doença coronariana (avaliação de isquemia miocárdica cineangiocoronariografia) (avaliação de isquemia miocárdica – exemplo: cineangiocoronariografia).
7. Eletrocardiograma e radiografia de tórax.
8. Vacina anti-influenzae e antipneumocócica.

84 Guia de Bolso de Clínica Médica

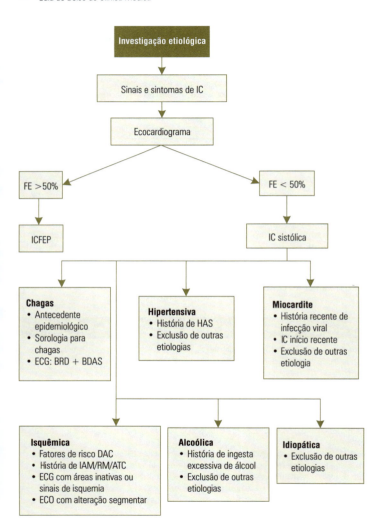

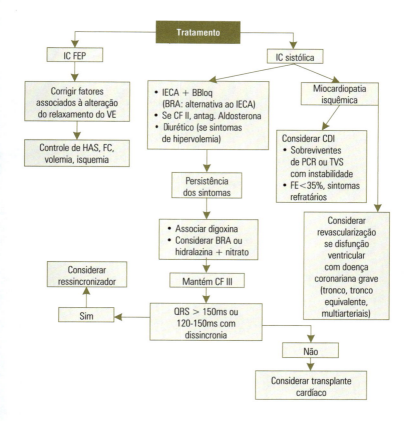

Leitura Recomendada

Bocchi EA, Marcondes-Braga FG, Ayub-Ferreira SM, Rohde LE, Oliveira WA, Almeida DR, e cols. Sociedade Brasileira de Cardiologia. III Diretriz Brasileira de Insuficiência Cardíaca Crônica. Arq Bras Cardiol 2009;92(6 supl.1):1-71.

Martinelli Filho M, Zimerman LI, Lorga AM, Vasconcelos JTM, Rassi A Jr. Guidelines for Implantable Electronic Cardiac Devices of the Brazilian Society of Cardiology. Arq Bras Cardiol 2007; 89 (6): e210-e238 .

Serrano CV, Pesaro AEP, Cavalcanti EFA. Cardiologia Prática. Monole ; 2007.

Capítulo **14**

Doença coronária estável

André Gustavo Santos Lima

Tópicos

- Doença arterial coronária crônica é a forma mais comum das doenças isquêmicas cardíacas.
- *Angina Pectoris:* desconforto torácico, com duração de aproximadamente dois a cinco minutos. Caracterizada como opressão ou peso, desencadeada por esforço físico ou estresse emocional, melhorando com repouso ou nitratos. Tem como irradiações preferenciais a superfície ulnar do membro superior esquerdo, membro superior direito, dorso, pescoço e mandíbula.
- É considerada angina estável quando os sintomas duram mais de três meses e não apresentam mudança da classe funcional nesse período.
- A apresentação clínica é variável, sendo o desconforto torácico a manifestação mais comum. Pode apresentar-se com insuficiência cardíaca, isquemia silenciosa, arritmias e morte súbita. Os chamados equivalentes isquêmicos podem se manifestar como dispneia, tonturas, eructações, fadigas e são frequentemente encontrados em idosos.

Etiologia	
Causa cardíacas	Causas não cardíacas
• Aterosclerose (principal causa) • Estenose aórtica • Miocardiopatia hipertrófica • Taquicardia ventricular • Taquicardia supraventricular • Miocardiopatia dilatada • Anomalias coronárias • Angina vasoespástica • Síndrome X • Arterite coronária (Takayasu, Kawasaki)	• Hiperviscosidade • Anemia • Apneia do sono • Hipertireoidismo • Hipertensão arterial sistêmica • Intoxicação por cocaína • Hipertensão arterial pulmonar • Doenças falciformes • Trombocitoses

Guia de Bolso de Clínica Médica

🔸 O desconforto ou dor torácica pode ser classificado em:

1. Angina típica (definitiva): desconforto ou dor retroesternal; desencadeada por esforço físico ou estresse emocional; aliviada com repouso ou nitratos.
2. Angina atípica (provável): presença de apenas duas das características anteriores.
3. Dor torácica não cardíaca: presença de um ou nenhum dos fatores anteriores.

Classificação funcional da angina (Canadian Cardiovascular Society – CCS)	
Classe I	Atividades diárias normais, como caminhar e subir escadas, não desencadeiam sintomas. Angina é produzida por atividades físicas extenuantes ou prolongadas.
Classe II	Pequena limitação de suas atividades diárias pela angina. Sintomas desencadeados por caminhadas ou ao subir escadas rapidamente, após refeições, estresse emocional, baixas temperaturas, ao vento e após caminhar dois quarteirões planos ou ao subir mais de um lance de escadas.
Classe III	Importante limitação das atividades diárias como caminhar um quarteirão plano ou subir um lance de escadas.
Classe IV	Incapacidade de realizar qualquer atividade. Os sintomas podem ser desencadeados em repouso.

🔸 Utilizando-se a tabela abaixo com base em critérios clínicos (idade, gênero e característica da dor), a probabilidade pré-teste de DAC pode ser estimada.

Probabilidade pré-teste de DAC – Sexo masculino				
Idade (anos)	Angina típica	Angina atípica	Dor não anginosa	Assintomático
30 – 39	Intermediária	Intermediária	Baixa	Muito baixa
40 – 49	Alta	Intermediária	Intermediária	Baixa
50 – 59	Alta	Intermediária	Intermediária	Baixa
60 – 69	Alta	Intermediária	Intermediária	Baixa

Probabilidade pré-teste de DAC – Sexo feminino				
Idade (anos)	Angina típica	Angina atípica	Dor não anginosa	Assintomático
30 – 39	Intermediária	Muito baixa	Muito baixa	Muito baixa
40 – 49	Intermediária	Baixa	Muito baixa	Muito baixa
50 – 59	Intermediária	Intermediária	Baixa	Muito baixa
60 – 69	Alta	Intermediária	Intermediária	Baixa

▶ O exame físico pode fornecer informações sobre a gravidade e o prognóstico do paciente quando evidencia sinais de disfunção ventricular esquerda durante o episódio de dor (terceira e quarta bulhas, estertores creptantes em campos pulmonares, sopro de regurgitação mitral, extrassístoles ventriculares), caracterizando, assim, uma evolução desfavorável.

▶ Vários métodos complementares não invasivos podem ser utilizados no diagnóstico de DAC e na estratificação de risco, tais como o ECG de repouso, radiografia de tórax, ecocardiograma de repouso e exames de avaliação funcional (teste ergométrico ou ECG de esforço, cintilografia de perfusão miocárdica e ecocardiograma estresse).

ECG de repouso

• Apresenta utilidade limitada, pois em 50% dos pacientes não evidenciará alterações; porém é importante na triagem dos pacientes com contraindicações para o teste de esforço ou quando evidencia áreas inativas prévias (ondas Q patológicas), fortalecendo a hipótese de DAC.

Radiografia de tórax

• Faz parte obrigatória da investigação dos pacientes com suspeita de DAC e sua principal utilidade está na avaliação dos diagnósticos diferenciais da dor torácica. Pior prognóstico ocorre quando apresenta aumento da área cardíaca, congestão pulmonar e aneurisma de VE.

Teste ergométrico

- Na avaliação funcional inicial o método preferencial é o teste ergométrico; fornece informações quanto ao diagnóstico e prognóstico de DAC. Tem sensibilidade e especificidade proporcionais à gravidade da DAC, além de um custo favorável e de maior disponibilidade. O prognóstico pode ser quantificado a partir de ferramentas tais quais o escore de Duke[1] ou por características que refletem evolução desfavorável como:
  1. Redução da capacidade funcional (menos que 4 MET).
  2. Depressão ou elevação do segmento ST em baixas cargas de exercício.
  3. Infra de ST em múltiplas derivações.
  4. Infra de ST persistente na recuperação superior a cinco minutos.
  5. Resposta cronotrópica inadequada.
  6. Queda de pressão sistólica durante o esforço.
  7. Arritmia ventricular grave associada à infra ST ou dor anginosa em carga baixa.

Escore de Duke: tempo de exercício – (5× maior desvio ST) – (4× índice de angina na esteira)
Índice de angina: 0 – sem angina; 1 – angina típica; 2 – *angina interrompe o teste*.

Ecocardiografia

- Útil no diagnóstico e prognóstico, fornece informações sobre a função ventricular (FE <35% - Alto risco) na avaliação de complicações mecânicas (disfunção diastólica, insuficiência mitral, CIV, aneurisma de VE) e no diagnóstico diferencial da dor torácica (pericardite, cardiomiopatia hipertrófica, embolia pulmonar maciça, estenose aórtica).
- O **ecocardiograma de estresse** pode avaliar viabilidade miocárdica e alterações de mobilidade ventricular. O estresse pode ser físico, farmacológico com drogas vasodilatadoras (dipiridamol e adenosina) ou estimulantes adrenérgicos (dobutamina).
- As indicações do ecocardiograma de estresse são: pacientes com teste ergométrico negativo com quadro clínico muito sugestivo ou teste ergométrico duvidoso ou com limitações (bloqueio de ramo esquerdo, alterações prévias do segmento ST).

Cintilografia de perfusão miocárdica

- Quando associados ao ECG, apresenta maior capacidade preditiva para eventos cardiovasculares do que o ECG de esforço. Utiliza os traçadores Tecnécio[99m] (primeira escolha para pesquisa de isquemia miocárdica) e Tálio[201m] (utilizado na pesquisa de isquemia e viabilidade miocárdica).
- Indicações: avaliação de pacientes de risco intermediário com bloqueio de ramo esquerdo, incapacidade de realizar esforço, revascularização miocárdica prévia, marcapasso ventricular, hipertrofia ventricular esquerda, síndrome de pré-excitação, depressão de ST maior que 1mm no ECG de repouso.

(Continuação)

Cintilografia de perfusão miocárdica

- Os fatores de alto risco na cintilografia de perfusão miocárdica são:
  1. Múltiplos defeitos de perfusão em mais de um território arterial.
  2. Grandes e intensos defeitos de perfusão.
  3. Captação pulmonar aumentada do radiofármaco (caracterizando disfunção de VE ao estresse).
  4. Disfunção sistólica do VE ao SPECT.
  5. Dilatação transitória de VE.

▶ Após o diagnóstico de DAC efetuado, o risco de morte anual nesses pacientes de acordo com os testes não invasivos deve ser estimado, utilizando-se a tabela abaixo para estratificar o paciente em baixo (<1%), intermediário (1% a 3%) e alto risco (>3%) e possibilitando decisões acerca da necessidade do cateterismo e, por conseguinte, da revascularização, visando ao aumento da sobrevida.

Risco anual de mortalidade na DAC			
	>3% (alto risco)	1% a 3% (intermediário)	<1% (baixo)
FE	<35%	35% – 49%	Normal
TE (escore de Duke)	<-10	-10 a 4	>4
Perfusão miocárdica	Grandes e/ou múltiplos defeitos de perfusão; dilatação de VE; captação pulmonar aumentada	Defeitos moderados de perfusão; sem dilatação de VE	Normal ou pequeno
ECO estresse	>2 segmentos com baixa carga (dobutamina <10mcg/kg/min ou FC <120)		Contratilidade normal

Angiografia coronária (cateterismo cardíaco)

- É o exame padrão ouro para diagnóstico definitivo de DAC, além de ser útil na avaliação global e programação terapêutica (angioplastia ou cirurgia de revascularização miocárdica). As lesões coronarianas são significativas quando há obstrução de uma ou mais artérias epicárdicas, com no mínimo 70% de estenose e/ou tronco de coronária esquerda com no mínimo 50% do lúmen da artéria.
- Indicações: angina estável (CF III-IV) apesar do tratamento clínico, pacientes de alto risco nos exames não invasivos, angina associada à parada cardiorrespiratória ou arritmia grave, angina associada a sinais e/ou sintomas de ICC, testes não invasivos duvidosos, angina em profissões de alto risco e impossibilidade de realização de testes não invasivos.

92 Guia de Bolso de Clínica Médica

▶ Após a estratificação do paciente portador de DAC, levando-se em consideração a gravidade dos sintomas, idade e fatores de riscos nos métodos não invasivos e angiografia coronária, deve-se alocar o paciente nos seguintes grande grupos:

1. **Tratamento clínico sem procedimento de revascularização (20% dos casos):** portadores de DAC em que a revascularização não trará benefícios importantes, caracterizados como aqueles de bom prognóstico e doença de evolução benigna (estenose coronariana não significativa e com mínimo ou sem comprometimento na qualidade de vida) ou naqueles em que existe doença difusa, com comprometimento importante de função miocárdica, expectativa de vida baixa e anatomia desfavorável para revascularização percutânea e cirúrgica.

2. **Tratamento clínico complementado por angioplastia coronariana (60% dos casos):** paciente com estenoses coronarianas proximais graves com anatomia favorável (leito distal de calibre adequado sem disfunção miocárdica ou com comprometimento leve/moderado da função ventricular).

3. **Tratamento clínico complementado com cirurgia de revascularização miocárdica:** Paciente portadores de estenoses graves (>70%) de uma ou mais coronárias, sendo uma delas a descendente anterior associada à disfunção ventricular esquerda moderada a grave ou nos portadores de estenose >50% em tronco de coronária esquerda.

▶ A terapêutica na doença coronária estável tem como objetivos: alívio dos sintomas, alívio da isquemia, prevenção de morte e infarto não fatal e preservação da função ventricular.

▶ O tratamento otimizado deve abordar cinco aspectos: identificação e tratamento de doenças associadas que podem precipitar e/ou agravar episódios anginosos, educação e modificação dos fatores de risco coronariano, aplicação de terapêutica geral e não farmacológica, com atenção particular às mudanças do estilo de vida, terapia medicamentosae revascularização miocárdica, que pode ser percutânea ou cirúrgica.

▶ Para melhor memorização da abordagem terapêutica utiliza-se o mnemônico **ABCDE:**

Mnemônico ABCDE	
A	Aspirina e antianginosos;
B	Betabloqueadores e *blood pressure* (tratamento da hipertensão arterial sistêmica);
C	Cigarro e colesterol;
D	Dieta e diabetes;
E	Educação e exercícios.

▶ Etapa de fundamental importância consiste em identificar e tratar agressivamente fatores de risco (tabagismo, hipertensão arterial, dislipidemia, sedentarismo, obesidade, diabetes).

▶ A terapia medicamentosa é baseada no uso de antiagregantes plaquetários, betabloqueadores, bloqueadores dos canais de cálcio, nitratos, hipolipemiantes, inibidores da conversão de angiotensina.

Antiplaquetários

- Ácido acetilsalicílico (AAS) é o fármaco mais importante. É um inibidor da cliclooxigenase que bloqueia a síntese de tromboxane A_2 plaquetário e endotelial. Deve ser usado na dose de 75 a 325mg/dia, reduzindo mortalidade de 13% a 33%. Rotineiramente a dose preconizada é de 100mg/dia para todos os portadores de DAC.
- Contraindicações: alergia à substância e intolerância gástrica intensa. Nos casos de contraindicação ao AAS, deve-se optar pelo clopidogrel (75 mg uma vez ao dia) ou ticlopidina (250mg duas vezes ao dia).

Betabloqueadores

- Têm efeitos anti-isquêmicos e antianginosos comprovados e reduzem mortalidade em conjunto com o AAS tanto na fase aguda como no uso prolongado. Reduzem a ação das catecolaminas plasmáticas, bloqueando os receptores beta-adrenérgicos cardíacos (B1) e da vasculatura periférica (B2) e musculatura brônquica (B2), resultando em efeito ionotrópico e cronotrópicos negativos. Agem diminuindo o consumo de oxigênio miocárdico.
- Devem ter suas doses tituladas com objetivo de FC entre 55 e 60 bpm.
- Contraindicações absolutas são bradicardia importante, bloqueio átrioventricular de alto grau prévio, doença do nó sinusal, disfunção ventricular grave descompensada e asma.
- Os betabloqueadores mais comumente utilizados são: propranolol (10 a 80mg três vezes ao dia), atenolol (12,5mg a 50mg duas vezes ao dia), metoprolol, carvedilol, bisoprolol, nadolol. Para os paciente que apresentam disfunção miocárdica importante (FE ≤40%), devem ser escolhidos o carvedilol (3,125mg a 25mg duas vezes ao dia), bisoprolol (1,25mg a 10mg uma vez ao dia) e succinato de metoprolol (25 a 200mg uma vez ao dia) e nebivolol (1,25 a 10mg uma vez ao dia).

Bloqueadores de canais de cálcio

- São um grupo de fármacos com características heterogêneas agrupados em diidropiridínicos (nifedipina, anlodipino), benzotiazepinas (diltiazem) e fenalquilaminas (verapamil). Atuam como ionotrópicos negativos, diminuindo o consumo miocárdio de oxigênio, e aumentam a oferta de oxigênio pela ação vasodilatadora coronária, tendo seu principal objetivo reduzir sintomatologia.
- O uso é recomendado em associação aos betabloqueadores ou em sua substituição e no tratamento da HAS. Quando são usados em associação, deve-se preferir o anlodipino (2,5mg até 10mg/dia) no tratamento da hipertensão arterial e em casos selecionados o diltiazem (90 – 360mg/dia). Já nos casos de substituição aos betabloqueadores, o verapamil (120 – 480mg/dia) e o diltiazem são os preferíveis pelo efeito cronotrópico mais evidente.

Nitratos

- Atuam auxiliando o relaxamento da musculatura lisa mediada por NO, pelo aumento da oferta de GMPc nessas células musculares, promovendo vasodilatação venosa e arterial, aliviando os sintomas anginosos. Têm como limitação o fenômeno de tolerância, efeito rebote e intolerância ao início do tratamento.
- Exemplos de nitratos são: mononitrato de isossorbida (20 a 40mg às 8h, 14h e 20h) e nitroglicerina. Existem evidências de que até podem aumentar a mortalidade, portanto o uso deve ser restrito no tratamento da crise anginosa com a posologia sublingual ou em caso de angina limitante das atividades cotidianas, devendo ser utilizados na forma oral duas vezes ao dia e de forma assimétrica para se evitar o fenômeno de tolerância.

Hipolipemiantes

- Pertencem ao grupo hipolipemiantes as estatinas, os fibratos e o ezetimibe.
- As estatinas são os principais representantes deste grupo, e seu uso reduz eventos coronários tanto na prevenção primária como na prevenção secundária. Agem na inibição da HMG-CoA--redutase diminuindo os níveis e LDL-colesterol implicados na formação da placa ateromatosa, e também reduzindo os componentes inflamatórios e instabilizadores da placa. Os pacientes portadores de DAC devem receber estatinas com objetivo de atingir LDL <70mg/dl. Como exemplos de estatinas tem-se a sinvastatina, atorvastatina, rosuvastatina, pravastatina.
- Os fibratos (genfibrozil, fenofibrato e ciprofibrato) são utilizados no tratamento de hipertrigliceridemias. O ezetimibe atua como potencializador das estatinas, devendo ser utilizado associado a essa última se , mesmo em vigência de dose máxima de estatinas, não se alcançarem os objetivos de redução de LDL-colesterol preconizados; ou nos casos de intolerância grave às estatinas (miosite), com a intenção de se reduzir sua dose para o menor valor que não cause efeitos colaterais.

Inibidores de enzima de conversão de angiotensina (IECA)

- Atuam reduzindo a pré-carga e a pós-carga, o consumo miocárdico de oxigênio e no remodelamento cardíaco.
- São indicados aos pacientes portadores de diabetes mellitus e disfunção ventricular esquerda (FE ≤40%), angina estável e infarto do miocárdio, hipertensão arterial sistêmica e doença renal crônica.
- Exemplos de IECA são o enalapril (5 a 20mg duas vezes aodia), captopril (12,5 a 50mg três vezes ao dia), lisinopril (2,5 a 40mg uma vez ao dia), ramipril (2,5 a 10mg uma vez ao dia), perindropril (2 a 16mg uma vez ao dia).

Exemplo de prescrição

Paciente do sexo masculino, 56 anos de idade vem em consulta com quadro de dor torácica em aperto, com duração de cinco minutos, sempre iniciada aos grandes esforços, com náuseas e sudorese, nos últimos seis meses. Apresenta os seguintes exames: glicemia de jejum 96mg/dl, colesterol total 224mg/dl, colesterol HDL 38mg/dl, colesterol LDL 160mg/dl, triglicerídeos 140mg/dl, hemoglobina glicada 5,3%, Cr 1,04 mg/dl, Na 136 mEq/L, K 4,1 mEq/L. Ao exame IMC 24,6 kg/m2, PA 164x98 mmHg, FC 84. Não utiliza medicamentos e nunca fez acompanhamento médico. Trouxe o resultado de um teste ergométrico pedido por um conhecido médico, que foi sugestivo da presença de isquemia miocárdica, com surgimento de alterações com baixa carga de exercício.

Exemplo de prescrição padrão – Angina estável

1. Dieta hipossódica, com redução de alimentos ricos em gordura saturada e gordura trans.
2. AAS 100mg uma vez ao dia, no almoço.
3. Atenolol 25mg uma vez ao dia com objetivo de atingir FC 55–60bpm.
4. Enalapril 5mg duas vezes ao dia para PA 130x80mmHg.
5. Atorvastatina 20mg uma vez ao, com objetivo de atingir LDL <70 mg/dL.
6. Avaliar coronariopatia com exame adicional (por exemplo, cineangiocoronariografia).

96 Guia de Bolso de Clínica Médica

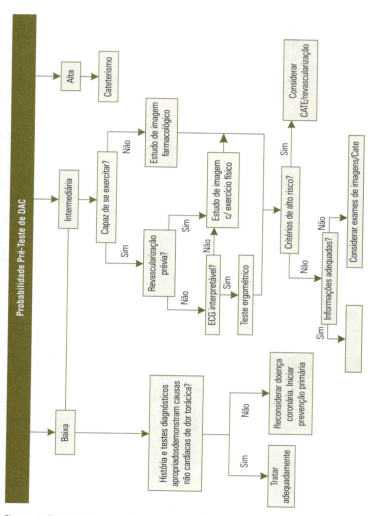

Observação: Estudos de imagens: cintilografia miocárdica, ECO estresse, ressonância magnética.
Fonte: Adaptado do Tratado de Doenças Cardiovasculares – Braunwald, 7º andar.

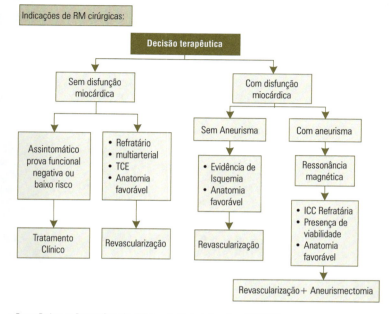

Fonte: Rotinas na Doença Coronária Crônica – Instituto do Coração – HCFMUSP

Leitura Recomendada

Gibbons RJ, Chatterjee K, Daley K, et al. ACC/AHA/ACP - ASSIM guidelines for the management of patients with chonic stable angina. A report of the American College of Cardiology/American Heart Association Task Force on Practice Guidelines (Committee on Management of Patients with Chronic Stable Angina). J Am Coll Cardiol. 1999;33:2092-197.

MANSUR, Antonio de Pádua et al. Diretrizes de doença coronariana crônica angina estável. Arq. Bras. Cardiol. [online]. 2004, v. 83, suppl. 2, pp. 2-43.

André Luis Veiga de Oliveira; Marcio Sommer Bittencourt; Luis Henrique Wolff Gowdak, 2009 - http://www.medicinanet.com.br/conteudos/revisoes/1720/tratamento_da_doenca_coronariana_cronica.htm

Chronic angina focused update of the ACC/AHA 2002 Guidelines for the Management of Patients with Chronic Stable Angina. J Am Coll Cardiol. 2007;50:2264-2274

Valter C. de Lima. Doença arterial coronariana estável - Perguntas e Respostas - http://www.medicinaatual.com.br; 2005.

Capítulo **15**

Fibrilação atrial (FA)

Eduardo Castro

Tópicos

▶ Alteração do ritmo cardíaco secundário a despolarização atrial desorganizada sem contração atrial efetiva. A manifestação no eletrocardiograma (ECG) independe da causa. Manifesta-se com intervalo RR irregular, com ondulações na linha de base de amplitude e morfologia variável, com frequência entre 350 e 600 batimentos por minuto.

▶ Sua incidência aumenta nitidamente com a idade. Prevalência de 1% em pessoas com 60 anos de idade e 5% em pessoas com 75 anos de idade.

▶ Um dos fatores determinantes para surgimento da FA de causa cardíaca é o aumento da pressão de distensão das fibras com ou sem aumento do volume atrial. Outros fatores que se destacam são insuficiência cardíaca, idade avançada, doença valvar, hipertensão arterial sistêmica (HAS), diabetes mellitus, obesidade, doença aterosclerótica.

Classificação	
FA inicial	Primeira vez em que é feito o diagnóstico ou no diagnóstico de novos episódios
Paroxística	Termina espontaneamente, sem ação de fármacos ou necessidade de cardioversão elétrica. Geralmente são episódios que duram menos de sete dias, frequentemente menos que 24 horas
Persistente	Instala-se e não se interrompe, a menos que seja realizada cardioversão elétrica ou com uso defármacos. Normalmente, mais de sete dias de duração
Permanente	Tentativas de reversão falharam ou se fez opção por não tentar a reversão da arritmia

▶ Outras denominações clinicamente úteis são: FA recorrente, quando o paciente apresentou dois ou mais episódios (como visto, esta também pode ser classificada em paroxística ou persistente); não valvar ou não reumática, quando o paciente não apresenta valvopatia mitral de origem reumática, prótese valvar ou passado de valvoplastia mitral; e FA solitária ou isolada, quando o paciente tem menos de 60 anos de idade e não apresenta cardiopatia estrutural, doença pulmonar ou hipertensão arterial sistêmica.

▶ A abordagem inicial deve focar:

1. Causas precipitantes tratáveis.
2. Prevenção de recorrência da arritmia.
3. Controle da frequência cardíaca.
4. Prevenção de eventos tromboembólicos.

▶ A história clínica deve focar:

1. Definição de sintomas relacionados ao episódio de FA. Registrar sintomas de disfunção ventricular ou de outros parâmetros que denotem instabilidade hemodinâmica.
2. Frequência e duração dos sintomas.
3. Causas precipitantes e como ocorreu a reversão para ritmo sinusal.
4. Afastar causas tratáveis e reversíveis de FA.

▶ O exame físico deve atentar para sinais de alterações estruturais cardíacas, de disfunção de tireoide, inclusive com pesquisa de nódulos, sinais de doença pulmonar e para uso de álcool e/ou outras substâncias ilícitas.
▶ ECG: além do diagnóstico, podemos registrar sinais de síndrome de pré-excitação, bloqueios de ramo e presença de área eletricamente inativa.

Exames que devem ser solicitados na primeira avaliação
• Hemograma, contagem plaquetária.
• Função renal e eletrólitos (Na, K, Ca, Mg).
• Coagulograma.
• TSH, T4L.
• Radiografia de tórax.
• Ecocardiograma: caso haja fatores de risco ou sinais de doença estrutural cardíaca.
• Outros exames poderão ser solicitados, dependendo do histórico e exame físico do paciente.

▶ A prevenção de tromboembolismo é fundamental em pacientes com FA. Esses paciente têm maior risco de apresentar eventos embólicos, tais como acidente vascular cerebral (AVC), tromboembolismo pulmonar, embolia de membros inferiores e isquemia mesentérica. Pacientes com doença valvar e doença estrutural devem ser anticoagulados. Atualmente o escore mais usado para FA não valvar é o $CHADS_2$.

		CHADS$_2$	
	Descrição		**Pontuação**
C	*Congestive heart failure* (insuficiência cardíaca)		1
H	*Hypertension* (HAS)		1
A	*Age* (idade >75 anos)		1
D	Diabetes		1
S$_2$	*Stroke* (AVC/AIT)		2

▶ Pacientes sem nenhum ponto pelo $CHADS_2$ podem receber apenas AAS 300 mg/d. Indivíduos com dois ou mais pontos devem receber preferencialmente anticoagulante oral. Pacientes com um ponto podem ser manejados tanto com AAS quanto com anticoagulante oral.

Controle de ritmo da FA – Quando este pode ser o objetivo primário?
1. Idade <60 anos.
2. Sem doença estrutural cardíaca.
3. AE <4,5cm.
4. Presença de sinais de instabilidade hemodinâmica relacionados aos episódios de FA.
5. Preferência do paciente.

Controle de frequência – Quando este pode ser o objetivo primário?
1. Contraindicação absoluta ao uso de anticoagulantes (a mudança para o ritmo sinusal aumenta muito a chance de embolismo).
2. AE >5,5cm.
3. Estenose mitral moderada a grave.
4. FA há mais de um ano.
5. Múltiplas falhas de CVE.

Guia de Bolso de Clínica Médica

◗ Controle de ritmo: Nesses casos o uso de drogas para manter ritmo sinusal é importante (ver fluxograma no final do capítulo).

Controle de ritmo
1. Cardioversão elétrica (CVE) – iniciar anticoagulação oral com cumarínicos e manter INR entre 2 e 3 por três semanas; realizar CVE e manter anticoagulação por três a quatro semanas. O procedimento pode ser realizado em hospital com sedação leve e analgesia – sugerimos analgesia com 1ml de fentanil (1mcg/kg) com uso de Etomidato na dose de 0,2mg/kg (apresentação de 20mg/10ml) ou propofol 5ml (apresentação de ampolas de 20ml a 10%), com material para intubação orotraqueal de fácil acesso e monitorização contínua com cardioscópio e oxímetro de pulso.
2. A energia utilizada pode ser de 100J para pacientes de peso normal e FA com menos de um ano, 200J para pacientes com FA de longa data e 360J para pacientes com mais de 100kg.
3. Outra opção (via rápida) é internar o paciente para iniciar heparinização plena e realização de ECO transesofágico. Caso não haja trombo na aurícula esquerda, a cardioversão elétrica pode ser realizada, porém o paciente deverá permanecer anticoagulado por mais 4 semanas.
4. Cardioversão química, para pacientes que não apresentam instabilidade hemodinâmica, é tão efetiva quanto a cardioversão elétrica.
5. *Pill in the pocket*: opção de reversão da FA para pacientes com FA paroxística, pode ser usada para pacientes com idade <60 anos, sem doença estrutural cardíaca, nó sinusal e atrioventricular normais, intervalo QT sem alterações. Esses pacientes podem ser mantidos com uso de betabloqueadores e bloqueadores de canal de cálcio não di-hidropiridínicos. As drogas que devem ser escolhidas são uma dose de propafenona ou flecainide (medicações de ação vagolítica e podem cursar com taquicardia paradoxal). Usar betabloqueador ou bloqueador do canal de cálcio não di-hidropiridínico 30 minutos antes da administração da propafenona, para prevenção da resposta rápida ventricular em razão organização da FA em *flutter* atrial.

◗ A manutenção do ritmo sinusal eventualmente é desejável em pacientes com comorbidades ou que não toleram muito bem os sintomas relacionados à FA. Nesses casos o uso de drogas para manter o ritmo sinusal é importante. Ver opções de drogas utilizadas para esse fim no fluxograma ao final do capítulo.

◗ O controle da frequência é mais bem avaliado pelo Holter. Pacientes sem medicação e com freqüência cardíaca próxima de 60 bpm devem ser avaliados para verificar se há tônus parassimpático aumentado, doença do nó AV ou drogas que afetam o nó AV. Pacientes com frequência muito alta devem ser avaliados para verificar se há excesso de catecolaminas (uso de drogas ilícitas, tratamento de doença pulmonares, uso de hormônio tireoidiano ou tratamento de obesidade), hipertireoidismo ou via acessória.

Guia de Bolso de Clínica Médica **103**

◗ Os objetivos no controle da frequência ventricular devem ser:

Objetivos no controle da frequência ventricular
1. Frequência cardíaca de repouso menor que 80bpm.
2. Holter com FC média ≤100 bpm e nenhum episódio com mais de >110 % da FC máxima para a idade.
3. Frequência cardíaca menor que 110bpm no teste da caminhada de seis minutos.

◗ As principais drogas usadas no controle da FC são:

1. Betabloqueadores.
2. Diltiazem.
3. Digoxina.

◗ Nos estudos que avaliaram frequência cardíaca, a classe de maior efetividade para isoladamente controlar a FC foi o betabloqueador. A digoxina não é a mais apropriada para uso isolado. No entanto, até 80% dos pacientes precisaram usar a associação de betabloqueador ou diltiazem com digoxina para o adequado controle da frequência.

Amiodarona – Recomendações para pacientes que farão uso contínuo da medicação
1. Função hepática: no início e a cada seis meses.
2. Função tireoidiana: inicial, terceiro mês e após, a cada seis meses.
3. Eletrólitos e função renal: no início e quando necessário.
4. RX tórax: no início e a cada seis meses.
5. Avaliação oftalmológica: no início e a cada seis meses.
6. Testes de função pulmonar: DLCO e espirometria para pacientes com dispneia progressiva sem causa explicável.

Exemplo de prescrição

Paciente do sexo masculino, 40 anos de idade vem em consulta no pronto-socorro com histórico de palpitações taquicárdicas há cerca de 60 horas. Nega outras queixas. No exame físico, FC 160bpm, pulso irregular. PA 120x76mmHg. Peso 80kg. Ausculta cardíaca: bulhas arrítmicas normofonéticas sem sopros, sem estase jugular ou desvio do ictus. Ausculta pulmonar normal. ECG realizado na admissão mostrou taquicardia de QRS estreito, com intervalo RR irregular. Paciente nega comorbidades. Radiografia de tórax mostrou área cardíaca normal.

104 Guia de Bolso de Clínica Médica

Qual a prescrição desse paciente?

Exemplo de prescrição padrão – FA
1. Jejum.
2. Heparinização plena: Heparina não fracionada 25.000UI em SF0,9% 250ml EV em bomba de infusão. 80 UI/kg EV em bolus (ataque) e manutenção 18 UI/kg/h EV. Controle de TTPA a cada seis horas, até atingir nível de R de 1,5 a 2,3 ou TTPA 46 a 70 segundos.
3. Solicitar ecocardiograma transesofágico para afastar trombos intracavitários.
4. Se optar por cardioversão elétrica, uma vez afastados trombos intracavitários, monitorizar o paciente, sedá-lo (exemplo: propofol 5 – 7ml EV bolus), ventilar com ambu, sincronizar e realizar cardioversão elétrica com 100J.
5. Se preferir cardioversão química, uma vez afastads trombos intracavitários, realizar:
• Propafenona: realizar diltiazem 20mg (0,25mg/kg) + SF0,9% 100ml EV em quinze minutos, seguido da administração de propafenona 600mg VO ou 1,5 – 2,0mg/kg EV em vinte minutos.
ou
• Amiodarona: amiodarona 5 – 7mg/kg + SF0,9% 100ml EV em uma hora (ataque), seguido de Amiodarona 900mg + SG5% 450ml EV em bomba de infusão, com velocidade de 1mg/min nas primeiras seis horas (30ml/h), e 0,5mg/min nas 18 horas seguintes (15ml/h).
6. Após reversão do ritmo, iniciar anticoagulação VO (warfarina), com programação de manutenção por pelo menos quatro semanas.

Leitura Recomendada

Zimerman LI, Fenelon G, Martinelli Filho M, Grupi C, Atié J, Lorga Filho A, e cols. Sociedade Brasileira de Cardiologia. Diretrizes Brasileiras de Fibrilação Atrial. Arq Bras Cardiol 2009;92(6 supl.1):1-39.

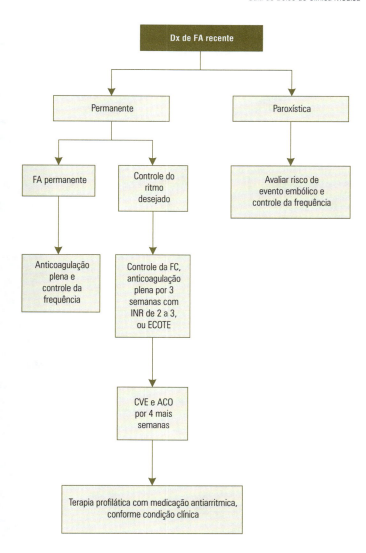

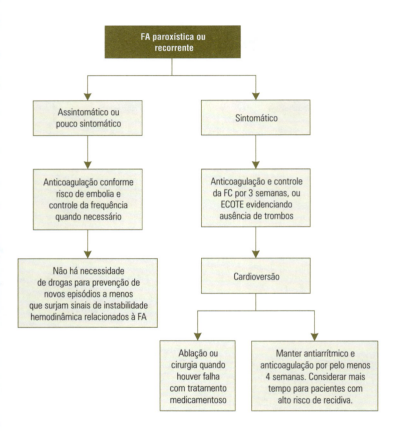

Guia de Bolso de Clínica Médica 107

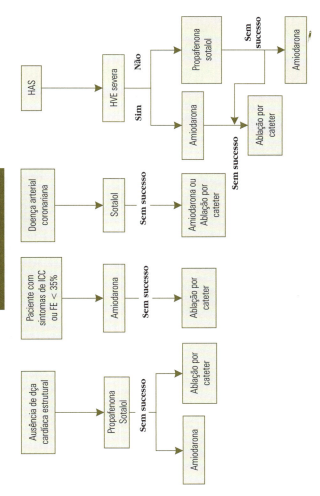

Capítulo **16**

Síncope

Eduardo Castro

Tópicos

- Síncope é definida pela perda súbita da consciência associado a ausência de tônus postural, seguidas por uma rápida recuperação do nível de consciência e do tônus corporal.
- A síncope tem prognóstico bom para a maioria dos pacientes, entretanto, quando a etiologia é cardiovascular, provoca mortalidade de 20% a 30% em um ano. A maioria dos pacientes não necessita de hospitalização, com exceção nos eventos de etiologia cardíaca ou associada a trauma importante. A síncope vasovagal ocorre por um hipofluxo cerebral secundário e um aumento inefetivo da eferência vagal, principalmente pós-estímulo simpático.

Pontos importantes do histórico clínico

1. Investigar se o paciente tem histórico de doença cardíaca estrutural, outros episódios de síncope ou de morte súbita na família.
2. Perguntar sobre todas as medicações em uso.
3. Quantificar o número de episódios sincopais, duração dos pródromos, duração dos sintomas pós-evento sincopal.
4. Identificar fatores precipitantes e posição imediatamente antes do evento. É importante estabelecer cronologia dos fatos com acompanhantes que presenciaram os eventos.

Dados que merecem atenção pelo maior risco de estarem relacionados à taquicardia ventricular (S 98%, E 100%)

Idade >54 anos.
Sexo masculino.
Duração dos sintomas de recuperação prolongados.
Ausência de fadiga após síncope.

Guia de Bolso de Clínica Médica

Características que sugerem origem neuromediada	
Pré-sincopal	Pós-sincopal
• Palpitação • Borramento visual/Escurecimento visual • Náuseas • Calor • Sudorese	• Náuseas • Calor • Sudorese • Fadiga

Avaliação no exame físico
• Deslocamento do ictus. • Alterações do ritmo. • Sopros. • Hiperfonese de B2. • PA em pé e deitado. • Sinais neurológicos.

▶ Sinais de hipotensão ortostática são críticos na avaliação desses pacientes. O paciente deve ficar em decúbito dorsal por cinco minutos e em seguida necessita ser colocado em posição supina com medidas seriadas de um em um minuto por três minutos. Duas anormalidades principais podem ser detectadas (1) hipotensão ortostática precoce, definida como queda de 20mmhg de PAS ou 10mmhg de PAD e (2) hipotensão ortostática tardia (mais conhecida como intolerância ortostática) caracterizada pelo aumento da FC em 28bat/min ou mais dentro de cinco minutos da mudança para a posição supina.

Exames

Eletrocardiograma (ECG)

• Raramente o ECG, por si só, é capaz de definir a causa da síncope; isso acontece em apenas 10% dos pacientes, pois em 5% dos casos ele define o diagnóstico e em 5% dos casos ele sugere o diagnóstico.
• Anormalidades encontradas nesse exame podem sugerir a necessidade de avaliação cardíaca adicional. Entre as alterações que podem ser notadas, destacamos as que mais sugerem alterações cardíacas como causa:
  1. Bradicardia sinusal (FC <40) ou pausas maiores que três segundos.
  2. BAV de 2º Mobitz II ou BAVT.

Guia de Bolso de Clínica Médica **111**

(Continuação)

Eletrocardiograma (ECG)

3. Bloqueio de ramo direito e esquerdo alternantes,.
4. TPSV ou ventricular paroxística.
5. Disfunção de marcapasso ou pausas longas.
6. Complexos com sinais de pré-excitação,.
7. QT longo.
8. Padrão de BRD com corcova de golfinho principalmente em V_1, V_2 e V_3 (quando há dúvidas, pode-se repetir o ECG elevando-se estas derivações em um ou dois espaços costais).
9. Onda T invertida em V_1, V_2 e V_3, principalmente na vigência de onda épsilon – sugestivo de displasia arritmogênica de ventrículo direito.
10. Presença de ondas Q sugerindo IAM.

Tilt test

- Suas principais indicações são:
  1. Síncopes recorrentes em pacientes sem doença cardíaca estrutural.
  2. Pacientes com doença cardíaca em que foi afastada a origem cardíaca para justificar o evento.
  3. Profissionais de risco (pilotos de avião, motoristas profissionais e etc.).
  4. Evento único relacionado a trauma maior (qualquer situação relacionada a trauma com fratura documentada ou relacionada a um acidente automobilístico, ferimento corto contuso na face ou queimaduras).
  5. Situações em que o padrão hemodinâmico da síncope possa influenciar no tratamento.
  6. Diagnóstico diferencial de síncope convulsiva (crise convulsiva relacionada a baixo débito) de epilepsia.
  7. Avaliação de pacientes idosos com quedas frequentes.
  8. Avaliação de condição autonômica como causa de quedas em pacientes com neuropatia periférica.
- Os resultados possíveis são: resposta mista (queda de PAS >30mmHg e queda de FC >10%), vasodepressora pura (queda de PAS >30mmHg, com queda de FC <10%), cardioinibitória (queda de PAS associada a pausas maiores que três segundos ou BAVT intermitente).

▶ A massagem de seio carotídeo é útil para as situações de síncope em pacientes idosos, relacionada à rotação cervical ou micção. O paciente deve estar com monitorização contínua cardioscópica e de pressão arterial. Pausas maiores que três segundos ou queda da pressão arterial sistólica >50mmHg apontam para hipersensibilidade do seio carotídeo. O exame deve ser evitado em pacientes que tenham histórico de AIT, AVCi, doença vascular periférica ou na presença de sopro carotídeo.

▶ AIT, assim como isquemia cerebral, não causam perda transitória da consciência, por isso não há indicação de *doppler* de carótidas na investigação de síncope.

112 Guia de Bolso de Clínica Médica

▶ A avaliação neurológica com intenção de afastar episódio convulsivo depende muito mais da boa anamnese, uma vez que flagrar uma descarga no eletroencefalograma nem sempre e fácil. A ressonância magnética pode ajudar, ao evidenciar pequenas áreas de esclerose em áreas suspeitas.

Teste ergométrico

- Deve ser solicitado para pacientes sem diagnóstico, em que o episódio de síncope ocorreu durante exercício ou imediatamente após o esforço.
- Pacientes com sopro aórtico não devem fazer o teste de esforço, devendo ser encaminhados primariamente para o ecocardiograma para afastar estenose aórtica grave sintomática.
- Pacientes com alto risco de eventos isquêmicos, principalmente se relacionados a dor torácica, devem ser encaminhados para cineangiocoronariografia (cateterismo).

ECG de alta resolução (ECG-AR)

- Indicado para pacientes sem diagnóstico, com suspeita de arritmias, principalmente para detectar potenciais tardios no final do QRS que não podem ser identificados numa primeira avaliação.

Holter

- Tanto o Holter quanto o Looper estão indicados na avaliação da síncope recorrente em que a causa não pode ser estabelecida pelos exames anteriores.
- A definição por um método em detrimento do outro está relacionada diretamente à frequência dos episódios.
- O monitor de eventos externo capaz de identificar uma arritmia em até 25% dos casos onde se suspeita que a causa não pode ser identificada por outros métodos. O Looper permite o acompanhamento por 15 a 30 dias.

Estudo eletrofisiológico

- O estudo eletrofisiológico invasivo éa indicado para pacientes com alterações em ECG ou ECG-AR que podem receber diagnóstico definitivo e eventualmente tratamento.
- Suas principais indicações são: Classe I- anormalidades eletrocardiográficas sugerindo alterações do sistema de condução, síncope durante esforço físico ou em posição supina ou na vigência de importante doença cardíaca estrutural. Sincope com angina, histórico familiar de morte súbita, para os casos sem diagnóstico. Classe II- definir e tratar arritmias em pacientes com ocupação de alto risco. Classe III (não realizar) – ausência de fatores de alto risco.

Tratamento

▶ O tratamento da síncope é extremamente variável a depender da causa. Algumas orientações são sugeridas a seguir.

Síncope neuromediada

Síncope neuromediada

- O tratamento se baseia em cinco pontos fundamentais:
  1. Educação do paciente, principalmente com reconhecimento de fatores precipitantes para evitá-los e treinamento preventivo.
  2. Manter boa hidratação.
  3. Aumento da ingesta de sal (se sem contraindicação).
  4. Abordagem farmacológica.
  5. Uso de técnicas para abortar as crises.

Síncope neuromediada – Fatores precipitantes

- Mudança rápida de postura.
- Manter-se em ortostase por períodos prolongados.
- Drogas (diuréticos, vasodilatadores, antidepressivos, simpatomiméticos e outros – sempre devemos discriminar quais medicações o paciente utiliza).
- Exercícios extenuantes com desidratação.
- Diminuição do limiar de sede em idosos com maior desidratação.
- Uso excessivo de líquidos em homens com prostratismo.
- Uso excessivo de cafeína ou álcool.
- Uso de força para urinar ou defecar.
- Ambientes com elevadas temperaturas (incluindo banhos quentes, chuveiros e saunas).
- Grandes refeições – especialmente se rica em carboidratos.

Síncope neuromediada – Medidas para prevenção de episódios

- O treinamento para prevenir crises consiste em medidas simples, que podem ser realizadas no domicílio. O paciente deve ficar em ortostase com o dorso encostado em uma parede com os tornozelos a 15cm da parede. Inicialmente deve permanecer por dois a três minutos nessa posição e realizar o exercício duas vezes ao dia. Deve aumentar o tempo com média de dois a três minutos por semana, até chegar a 20 minutos por sessão duas vezes ao dia. Se houver melhora dos sintomas, o paciente pode ser instruído a realizar a manobra três a quatro vezes por semana durante 20 a 25 minutos.

(Continuação)

Síncope neuromediada – Medidas para prevenção de episódios

- Os pacientes com síndromes neuromediadas devem manter uma ingestão regular de líquidos ao longo do dia. Essa medida recebe muita resistência dos pacientes que reclamam do aumento da frequência urinária. Entretanto, essa medida é fundamental e o paciente deve ser devidamente instríido de sua importância.
- O aumento da ingestão de sal deve ser avaliado com cuidado especialmente para pacientes mais idosos. Indicado principalmente para pacientes jovens sem comorbidades.
- O uso de fármaco para abordagem da síncope é sempre questionável. Fludrocortisona em doses de 50 a 300mcg, dividido em até duas vezes ao dia, eventualmente, é usado como auxiliar na retenção de líquidos e melhora da volemia. Sua eficácia não está estabelecida com resultados divergentes na literatura. Os betabloqueadores também não mostraram benefício quando comparados a placebo. É possível que pacientes com mais de 40 anos de idade possam se beneficiar, porém ainda não há trabalhos que justifiquem sua indicação. A única droga que realmente mostrou benefício foi a midodrina. Esse vasoconstritor arterial foi o mais efetivo fármaco estudado até o momento, com resultados mais promissores em pacientes com hipotensão postural. Sua dose é 2,5 a 10mg, via oral, três vezes ao dia. Entretanto, inúmeros autores têm relatado sucesso no tratamento de síncope vasovagal. Sua principal limitação é a possibilidade de indução de HAS. Alguns pacientes comentam sensação de hiperestesia de couro cabeludo e pele que pode ocorrer em função da indução de piloereção. Nos pacientes intolerantes, podemos usar metifenidato. Infelizmente essa medicação também apresenta um numero significante de efeitos adversos (irritabilidade, distúrbios do movimento e sonolência).

Síncope neuromediada – Medidas para abortar crise

- O treinamento para abortar crises consiste em aumentar o retorno venoso por manobras resistivas.
- Seu objetivo é primordialmente ganhar tempo até que o paciente possa deitar-se preferencialmente com os membros inferiores elevados.
- Entre as manobras mais indicadas, sugerimos cruzar as pernas e/ou tracionar uma mão contra outra, por períodos de 15 a 20 segundos.

Síncope de origem cardíaca

Síncope de origem cardíaca

- A causa mais comum é a bradiarritmia.
- Para pacientes que apresentam bradiarritmia em vigência de drogas bradicardizantes (como betabloqueadores), mas que precisam dessas drogas em razão de seu impacto em morbimortalidade, como nos casos de tratamento da disfunção ventricular sistólica, o implante de marcapasso definitivo pode ser necessário.

(Continuação)

Síncope de origem cardíaca
• Já em relação às taquiarritmias, depende do diagnóstico preciso; se a arritmia é supraventricular ou ventricular, se é de via de saída ou não, se tem função ventricular deprimida ou não e depende da presença de miocardiopatia e de sua etiologia. • A presença de síncope associada à miocardiopatia isquêmica pode ter indicação de CDI, se a função ventricular estiver deprimida (≤35%) ou se TV sustentada for induzida no estudo eletrofisiológico (além de expectativa devida superior a um ano). Já para algumas taquiarritmias, como as de via de saída, a ablação pode ser curativa.

Leitura Recomendada

Camm JA, Luscher TF, Serryus PW. The ESC Textbook of Cardiovascular Medicine. 2. ed. Blackwell; 2009.

Benditt and Nguyen. Syncope Therapy - J Am Coll Cardiol 2009;53:1741–51.

Libby: Braunwald's Heart Disease: A Textbook of Cardiovascular Medicine. 8. ed.

116 Guia de Bolso de Clínica Médica

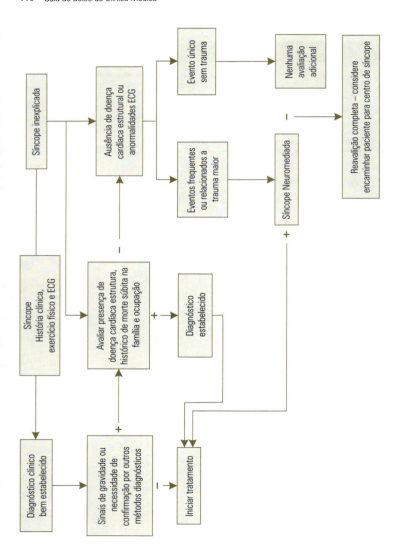

Capítulo **17**

Manejo do paciente pós-infarto agudo do miocárdio (IAM)

André Gustavo Santos Lima

Tópicos

▌ Na era da reperfusão coronariana e trombolíticos, muito se tem estudado sobre o manejo da fase aguda do infarto agudo do miocárdio (IAM). Porém, após esse período, deve-se levar em consideração a estratificação de risco de novos eventos coronarianos e morte súbita, além de orientações corretas sobre mudança de estilo e correção de fatores de risco, bem como prescrição de atividade física/reabilitação cardiovascular.

Fatores que influenciam na mortalidade a curto e longo prazo pós-IAM
• Função ventricular esquerda.
• Miocárdio residual isquêmico (relação entre miocárdio necrótico e quantidade de miocárdico sobre risco de tornar-se necrótico).
• Suscetibilidade a arritmias ventriculares malignas (atividade ventricular ectópica, variabilidade de frequência cardíaca reduzida).

▌ Em pacientes vítimas de IAM sem complicações (sem evidência de isquemia ou angina, IC, ou arritmia 72 horas após o evento), a alta hospitalar pode ser programada com segurança num período de cinco a sete dias após terapia de reperfusão, pois nesses casos a maioria das complicações ocorrem no primeiro e segundo dias de internação hospitalar.

▌ Pacientes com comprometimento miocárdico importante devem manter repouso no leito durante 12 a 24 horas, tempo necessário para evidência de complicações. Os pacientes submetidos a terapia invasiva sem intercorrências já têm autorização para deambulação logo após o término do período de repouso, quando o risco de sangramento do sítio de punção arterial é baixo. Os demais pacientes sem complicações estão autorizados a sentar-se em cadeiras e realizar higiene pessoal já no primeiro dia. No dia seguinte esses pacientes podem deambular até 200 metros no plano e poderão subir escadas em alguns dias. Aqueles que desenvolveram sintomas de insuficiência cardíaca, arritmias graves, devem ser orientados a manter repouso por mais tempo e retomar atividades lentamente.

▶ A estratificação de risco deve ocorrer em todos os momentos do evento coronariano, desde a apresentação inicial, passando por toda a estadia hospitalar (sala de emergência, unidade coronariana, enfermaria, quartos) e antes da alta hospitalar, que inclui a avaliação das características clínicas-demográficas do paciente, da apresentação inicial do evento, o tipo e evolução do IAM, alterações eletrocardiográficas, função ventricular esquerda em repouso, teste ergométrico, avaliação do miocárdico viável, arritmias ventriculares complexas, cineangiocoronariografia quando indicada.

Características clínico-demográficas do paciente com pior prognóstico (principalmente IAM com supra ST)

1. Sexo feminino.
2. Idade > 70 anos.
3. Histórico de diabetes melitus.
4. Angina pectoris prévia.
5. IAM prévio.

Características na apresentação clínica de relevância

1. Hipotensão arterial.
2. Insuficiência cardíaca persistente.
3. Arritmias malignas (principalmente nas primeiras 24 horas).
4. Angina persistente.
5. Angina pós-infarto precoce.

Guia de Bolso de Clínica Médica **119**

Avaliação do prognóstico

Eletrocardiograma

- Exerce papel fundamental na avaliação do paciente vítima de síndrome coronariana desde o fluxo inicial de tomadas de condutas até a avaliação de reperfusão e evidências de arritmias malignas.
- A mortalidade hospitalar é maior nos seguintes casos:
  1. Pacientes que apresentam supradesnivelamento do segmento ST.
  2. Nos que infartaram parede anterior (prognóstico pior do que infarto inferior, mesmo quando ajustado para o tamanho.
  3. Seapresentam múltiplas derivações mostrando supra de ST.
  4. Se a soma de todos os supradesnivelamentos de ST evidencia um número elevado.
  5. Se houver bloqueios cardíacos avançados e persistentes (bloqueio AV tipo II, de segundo ou terceiro graus).
  6. Se houver novas anormalidades de condução intraventricular (bloqueios bifascicular e trifascicular);
  7. Se o infradesnivelamento de ST for horizontal ou descendente.
  8. Se houver ondas Q em múltiplas derivações.
  9. Se IAM de parede inferior estiver associado a VD ;
  10. Se houver arritmias atriais (principalmente fibrilação atrial).
  11. Se houver infradesnivelamento de parede anterior no IAM com supra de ST de parede inferior.

Função ventricular

- O comprometimento da função ventricular esquerda é o principal parâmetro relacionado a uma evolução desfavorável e deve ser avaliado antes da alta hospitalar, principalmente nos pacientes que não foram submetidos à angiografia.
- No entanto, a fração de ejeção do VE (FEVE) deve ser analisada com cuidado na fase aguda, pois pode não distinguir adequadamente entre o miocárdio necrótico e o miocárdio atordoado. Pode ser adquirida através, preferencialmente, do ecocardiograma pela ventriculografia radiosotópica , que também avalia a função diastólica do VE, índex de mobilidade das paredes ventriculares, regurgitação mitral e aumento do átrio esquerdo.
- Os pacientes que evidenciam FEVE ≤30% apresentam mortalidade significativamente maior.

Guia de Bolso de Clínica Médica

Isquemia miocárdica

- A avaliação de isquemia miocárdica através de teste de esforço é outro fator que deve ser analisado, pois revela importantes informações prognósticas, podendo demonstrar porções miocárdicas ainda em risco de futuros eventos, além de selecionar os pacientes que se beneficiaram de nova proposta de revascularização ou otimização terapêutica.
- Essa avaliação geralmente é desnecessária antes da alta hospitalar naqueles pacientes submetidos a angioplastia primária ou na cirurgia de revascularização miocárdica em que foram totalmente revascularizados – revascularização completa (por exemplo, vaso único obstruído e adequadamente reperfundido por angioplastia).

Isquemia miocárdica – O papel do teste ergométrico

- O teste ergométrico em esteira é o principal instrumento de avaliação de isquemia miocárdica estresse induzida, porque além da pesquisa de isquemia residual, oferece subsídios adicionais para a prescrição de atividade física/reabilitação cardíaca, e em alguns pacientes pode identificar arritmias graves. Os pacientes candidatos a teste de esforço devem ter ECG estável durante 24 a 72 horas antes do teste, não apresentar sintomas de insuficiência cardíaca ou angina recorrentes e já ter iniciado reabilitação cardíaca intra-hospitalar, não sendo indicado àqueles com angina instável pós- infarto, insuficiência cardíaca descompensada e arritmias malignas.
- Outras limitações do teste ergométrico ocorrem nos pacientes com anormalidades do ECG de repouso como bloqueio de ramo esquerdo, hipertrofia ventricular esquerda com alterações do segmento ST e pré-excitação ventricular,devendo-se optar pela avaliação com ecocardiograma ou cintilografia de perfusão miocárdica com estresse físico. No caso de pacientes com impossibilidade de realização de exercício físico, o estresse farmacológico deve ser implementado, porém com prejuízo na avaliação da capacidade funcional.
- Tradicionalmente o teste ergométrico é realizado entre o quarto e o décimo dia pós infarto, utilizando-se protocolo submáximo, que requer esforço do paciente até o aparecimento dos sintomas, ou se houver alterações eletrocardiográficas isquêmicas, ou se tiver atingido carga trabalho alvo (aproximadamente 5 METS). Após 15 a 21 dias, pode-se repetir o teste de esforço para programação de reabilitação cardíaca.
- Os pacientes sintomáticos ou com evidências de isquemia no teste ergométrico devem, antes da alta hospitalar, ser submetidos a cineangiocoronariografia com objetivo de programação de revascularização (percutânea ou cirúrgica). Se oteste sugerir moderada a grande quantidade de miocárdio em risco (isquemia durante fase I ou II do protocolo de Bruce, hipotensão arterial, congestão pulmonar, infradesnivelamento do segmento ST maior que 2mm, exames de imagem sugerindo grande comprometimento de parede anterior ou múltiplas áreas de isquemia), consultar capítulo de doença coronariana estável . Os pacientes com isquemia discreta, sem fatores de alto risco no teste de esforço, devem continuar o tratamento clínico. Verificar algoritmo no fim do capítulo.

Arritmias ventriculares

- A suscetibilidade a arritmias ventriculares e instabilidade elétrica pode se avaliada utilizando-se as medidas da dispersão QT-T (variabilidade dos intervalos QT nas derivações no ECG), *holter*, estudo eletrofisiológico invasivo, ECG de alta resolução, variabilidade de frequência cardíaca ou da medida da sensibilidade ao barorreflexo.
- Os resultados da triagem não invasiva devem ser considerados com cautela, tendo em vista os baixos valores preditivos positivos quando analisados isoladamente. A presença de taquicardia ventricular, fibrilação ventricular, extrassístoles frequentes, pareadas ou multifocais estão relacionadas com pior prognóstico.
- Apesar da eficácia de antiarrítmicos em suprimir arritmias atriais e ventriculares, o tratamento com essas drogas não traz benefícios e pode até aumentar a mortalidade, não estando, portanto, indicados até o momento.
- A redução de morte súbita em paciente pós-infarto foi evidenciada apenas com implante de cardiodesfibriladores implantáveis (CDI) nos pacientes com FEVE ≤30%.

Leitura Recomendada

Piegas LS, Feitosa G, Mattos LA, Nicolau JC, Rossi Neto JM et al. Sociedade Brasileira de Cardiologia. Diretriz da Sociedade Brasileira de Cardiologia sobre Tratamento do Infarto agudo do Miocárdio com Supradesnível do Segmento ST. Arq Bras Cardiol 2009;93(6 supl.2):e179-e264.

122 Guia de Bolso de Clínica Médica

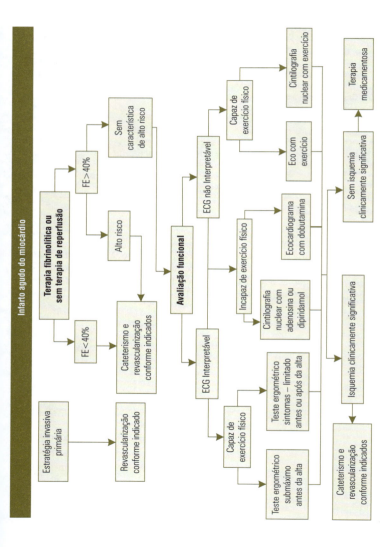

Capítulo **18**

Claudicação intermitente (CI)

Bruna Henares
Thiago Andrade de Macêdo

Introdução

- ▶ Claudicação intermitente (CI) é a manifestação clínica mais comum da doença arterial obstrutiva periférica (DAOP).
- ▶ Prevalência de CI é de aproximadamente 3% em pacientes abaixo de 40 anos de idade e aumenta para 6% para pacientes acima de 60 anos de idade.
- ▶ Consiste em fraqueza, desconforto, câimbra muscular, dor nos membros inferiores ao fazer exercício (ao caminhar) e melhora em repouso, consequência da doença arterial.

Fatores de risco para doença arterial periférica (DAP)
• Tabagismo (principal).
• Diabetes mellitus.
• Hipertensão arterial.

- ▶ A doença aterosclerótica é uma doença sistêmica. Podem coexistir doença arterial periférica (DAP), coronariana (DAC) e cérebro vascular em até 40% a 60%. Assim, uma vez diagnosticada CI, deve-se estar atento em investigar as outras doenças (DAC e cérebro vascular).
- ▶ A prevalência da associação de CI e estenose acima de 50% da artéria renal varia de 23% a 42%; muito maior do que a associação de hipertensão e estenose de artéria renal, por exemplo, que é de aproximadamente 3%.
- ▶ Obstrução carotídea está presente em 26% a 50% dos pacientes com CI.

Classificação

Classificação da doença arterial obstrutiva periférica			
FONTAINE		**RUTHERFORD**	
Estágio	Quadro clínico	Grau	Quadro clínico
I	Assintomático	0	Assintomático
II	Claudicação intermitente	1	Claudicação leve
III	Dor isquêmica ao repouso	2	Claudicação moderada
IV	Presença de lesão trófica	3	Claudicação grave
		4	Dor em repouso
		5	Perda tecidual menor
		6	Perda tecidual maior

Diagnóstico

▶ O diagnóstico da claudicação e da DAOP é feito pela avaliação clínica e por métodos não invasivos

▶ Anamnese e exame físico são importantes: pulso femoral anormal, por exemplo, apresenta baixa sensibilidade, alta especificidade e alto valor preditivo positivo para doença de grandes vasos. Alteração no pulso tibial posterior é o sinal mais discriminador.

Índice tornozelo-braquial (ITB)

- É um método relativamente simples para avaliação, não invasiva, da suspeita de doença arterial periférica.
- O valor do ITB é uma relação A/B, assim descrito:
  - A. Valor da pressão arterial sistólica (aferida por Doppler) em membro inferior (usar o maior valor entre pedioso e tibial posterior).
  - B. Valor da pressão arterial sistólica (aferida por Doppler) na artéria braquial (utilizar o maior valor entre os membros superiores).

    - a) O valor normal de ITB varia entre 1 – 1,3;
    - b) ITB <0,9 é diagnóstico de DAP;
    - c) ITB: 0,4 – 0,9 sugere obstrução vascular, frequentemente associada à claudicação;
    - d) ITB <0,4: representa isquemia avançada;
    - e) ITB >1,3: sugere calcificação vascular (menor compressibilidade torna o valor falsamente maior).

Guia de Bolso de Clínica Médica   **125**

(Continuação)

Índice tornozelo-braquial (ITB)
• Um valor de ITB <0,9 tem 95% de sensibilidade e 100% de especificidade para detecção de estenose >50% em pacientes com suspeita de DAP. • Indicações de ITB: indivíduos com >70 anos ou >50 anos com histórico de tabagismo e/ou diabetes mellitus.

Diagnóstico diferencial	
Trombose venosa profunda	Apresentação aguda, pode ocorrer em repouso, associada a sinais flogísticos locais
Desordem músculo-esquelética	Pode haver histórico de trauma; dor piora ao movimento, não ao esforço
Neuropatia periférica	Dor em queimação, parestesia, dor tipo "choque"
Estenose da medula espinal	Pseudoclaudicação
Tromboangeíte obliterante (doença de Buerger)	Frequentemente se apresenta com úlceras no pé. Claudicação é rara. Começo dos sintomas antes dos 40 anos de idade, associado ao tabagismo e normalmente em homens jovens. Geralmente melhora com a cessação do tabagismo.

Tratamento

- ◗ A abordagem principal da CI é o tratamento da aterosclerose sistêmica: cessação do tabagismo, controle da dislipidemia, do diabetes mellitus e da hipertensão arterial.
- ◗ O tratamento de moderada a grave claudicação secundária a DAP envolve duas modalidades (em adição às modificações dos fatores de risco):
  a) Exercício supervisionado.
  b) Terapia farmacológica.

Exercício físico
• Programas de exercício melhoram os sintomas de claudicação, a qualidade de vida, a distância percorrida livre de dor, sem efeito sobre a mortalidade.

126 Guia de Bolso de Clínica Médica

(Continuação)

Exercício físico
• Exemplo de programa de exercícios: velocidade na esteira mantida em 3 km/h, em todas as sessões realizadas, e o tempo inicial de cinco minutos, evoluindo semanalmente em um minuto. A carga imposta na bicicleta ergométrica é estipulada de acordo com a tolerância do indivíduo. As sessões geralmente ocorrem três vezes por semana, com duração média de 50 minutos. À medida que o indivíduo apresenta melhor tolerância aos exercícios, aumenta-se a carga imposta durante as atividades. A maioria dos pacientes que responde a um programa de exercícios supervisionados o fazem em cerca de dois meses. • O valor do exercício não supervisionado é menos estabelecido, mas pode ser recomendado a pacientes que não podem participar de atividades supervisionadas.

Tratamento farmacológico	
Visa ao controle dos sintomas e da progressão da história natural da doença.	
Aspirina	• É considerado o antiagregante de escolha, devido ao baixo custo e à elevada incidência de comorbidades relacionadas à aterosclerose, condição muito comum no grupo de pacientes com claudicação.
Clopidogrel	• Pode ser usado se aspirina não for bem tolerada ou no subgrupo de pacientes com DAP sintomática.
Varfarina	• Não tem mostrado melhora nos resultados cardiovasculares em pacientes com DAP.
Betabloqueadores	• Com destaque para o $\beta1$ seletivos (atenolol, metoprolol), não pioram os sintomas nem comprometem o teste de caminhada em pacientes com claudicação.
Cilostazol	• Inibidor da fosfodiesterase, aprovado pelo FDA, cuja eficácia tem sido demonstrada em vários estudos e metanálises para pacientes com *moderada a grave* claudicação. • Dose: 100mg duas vezes ao dia (aumenta a distância percorrida livre de dor). • Considerando-se a distância percorrida, o cilostazol parece ser mais efetivo que o pentoxifilina. • Usar com cautela em pacientes com insuficiência cardíaca (risco de arritmia). • Seguro se administrado com aspirina e/ou clopidogrel.

Guia de Bolso de Clínica Médica **127**

(Continuação)

Tratamento farmacológico
Visa ao controle dos sintomas e da progressão da história natural da doença.

Pentoxifilina	<ul><li>Benefício marginal e não estabelecido. Eficácia: resultados conflitantes.</li><li>O benefício em distância percorrida é menor que aquele adquirido com exercício supervisionado.</li><li>O American College of Cardiology/American Heath Association (ACC/AHA) recomenda, diante dos dados disponíveis, que a pentoxifilina (400mg três vezes ao dia) pode ser considerada droga de segunda linha comparada ao cilostazol, em relação à distância percorrida.</li></ul>
Outros	<ul><li>O ACC/AHA concluiu que Ginkgo biloba, terapia quelante (EDTA), vitamina E, propionil-L-carnitina não são recomendados para tratamento de claudicação intermitente. Prostaglandinas vasodilatadoras orais não são efetivas para o tratamento de claudicação intermitente</li></ul>

▌ Indicações de revascularização:

1. Claudicação incapacitante.
2. Isquemia crítica refratária ao tratamento conservador.

▌ Técnicas de revascularização: procedimentos cirúrgicos abertos, intervenções endovasculares ou combinação.

Intervenção endovascular
• A intervenção endovascular (angioplastia transluminal), com ou sem a utilização de *stent*, é mais apropriada em pacientes com doença focal, especialmente obstrução de vasos proximais de grande calibre (aorta abdominal distal, ilíacas comuns, ilíacas externas), quando o procedimento é realizado por motivo de claudicação.

Procedimentos abertos
• Procedimentos abertos têm sido realizados com sucesso para todos os tipos de lesões mais graves, havendo tendência de obtenção de resultados mais duradouros. Esses procedimentos, no entanto, associam-se a pequeno aumento de morbidade e mortalidade em relação às intervenções endovasculares.

128 Guia de Bolso de Clínica Médica

▶ O ITB e a ultrassonografia pelo Doppler são métodos simples, capazes de detectar re-estenose.

Amputação do membro

- Indicações limitadas:
  1. Infecção que traz risco de vida ao paciente.
  2. Dor em repouso refratária.
  3. Necrose extensa secundária a oclusão de artéria principal.
  4. Impossibilidade de revascularização.

Exemplo de prescrição

Paciente do sexo masculino, 67 anos de idade, vem em consulta com histórico de dor em membros inferiores ao andar poucos metros, que melhora com repouso. Apresenta esse quadro há alguns meses. Nega comorbidades diagnosticadas. É tabagista de um maço por dia desde 20 anos de idade. Ao exame físico, FC 68bpm, PA 126x80mmHg, ausculta cardíaca e pulmonar sem alterações. Pulso em artéria pediosa esquerda discretamente mais fraco que à direita. Exames de laboratório mostraram colesterol total 240, LDL 164, HDL 36, triglicérides 160. Feita hipótese de doença arterial periférica e iniciado tratamento, conforme a prescrição abaixo.

Exemplo de prescrição padrão – Claudicação intermitente

1. Dieta hipocalórica; diminuir ingestão de gorduras saturadas (gordura de origem animal, leite e derivados; além de gordura trans) e colesterol. Programa de exercícios, por exemplo: velocidade na esteira mantida em 3 km/h, em todas as sessões realizadas, e o tempo inicial de cinco minutos, evoluindo semanalmente em um minuto; sessões três vezes por semana, com duração média de 50 minutos. À medida que o indivíduo apresenta melhor tolerância aos exercícios, aumenta-se a carga imposta durante as atividades. Duração de cerca de dois meses.
2. Cessar tabagismo.
3. AAS 100mg uma vez ao dia após refeição.
4. Cilostazol 100mg duas vezes ao dia.
5. Atorvastatina 20mg uma vez ao dia, com objetivo de LDL abaixo de 100 (opcional abaixo de 70).
6. Avaliação da doença arterial periférica – ITB e/ou ultrassonografia com Doppler arterial de membros inferiores.
7. Investigação de coronariopatia e de doença cérebro-vascular a critério médico
8. Vacinação para influenza e pneumococo.

Leitura Recomendada

Norgren, L, Hiatt, WR, Dormandy, JA, et al. Inter-Society Consensus for the Management of Peripheral Arterial Disease (TASC II). J Vasc Surg 2007; 45 Suppl S:S5.

Hiatt, WR. Medical treatment of peripheral arterial disease and claudication. N Engl J Med 2001; 344:1608.

Hirsch, AT, Haskal, ZJ, Hertzer, NR, et al. ACC/AHA 2005 Practice Guidelines for the management of patients with peripheral arterial disease (lower extremity, renal, mesenteric, and abdominal aortic): a collaborative report from the American Association for Vascular Surgery/Society for Vascular Surgery, Society for Cardiovascular Angiography and Interventions, Society for Vascular Medicine and Biology, Society of Interventional Radiology, and the ACC/AHA Task Force on Practice Guidelines (Writing Committee to Develop Guidelines for the Management of Patients With Peripheral Arterial Disease): endorsed by the American Association of Cardiovascular and Pulmonary Rehabilitation; National Heart, Lung, and Blood Institute; Society for Vascular Nursing; TransAtlantic Inter-Society Consensus; and Vascular Disease Foundation. Circulation 2006; 113:e463.

Thompson, PD, Zimet, R, Forbes, WP, Zhang, P. Meta-analysis of results from eight randomized, placebo-controlled trials on the effect of cilostazol on patients with intermittent claudication. Am J Cardiol 2002; 90:1314.

Capítulo **19**

Asma

Fernando Cortês Remísio Figuinha

Introdução

- Doença inflamatória crônica com hiper-responsividade das vias aéreas inferiores, e com obstrução variável e reversível ao fluxo aéreo. Afeta de 5% a 10% da população.

Tríade clássica
1. Sibilância.
2. Tosse.
3. Dispneia

- Outros sintomas: opressão ou desconforto torácico, geralmente à noite ou nas primeiras horas da manhã.
- Avaliar sempre características das crises: frequência, fatores precipitantes, duração, gravidade, necessidade de internação ou intubação. Questionar frequência de uso de broncodilatadores (BD).

Fatores precipitantes da crise de asma
• Animais (alérgenos), químicos aerossóis, pólen, irritantes respiratórios (cigarro, perfume).
• Infecções respiratórias (IVAS, sinusite).
• Alterações na temperatura.
• Drogas (AAS, β-bloqueadores, morfina).
• Exercício, estresse emocional.

Diagnóstico/classificação

Diagnóstico	
Clínico	• Presença de sintomas sugestivos, episódicos, reversíveis espontaneamente ou com tratamento (BD, corticoide), e excluídos diagnósticos alternativos.
Diagnóstico Funcional	• **Espirometria**: com obstrução das vias aéreas (VEF$_1$ <80% do previsto, e VEF$_1$/CVF < 0,75) que desaparece ou melhora com uso de BD - aumento de ≥12% ou ≥ 200ml no VEF$_1$. • **Pico de fluxo expiratório** (PFE): indicativo de asma se a diferença percentual entre a maior de três medidas de PFE da manhã e da noite >20% em um período de duas a três semanas ou aumento de 20% 15 minutos após uso β_2-agonista de curta duração.

Classificação da gravidade da asma				
	Intermitente	Persistente Leve	Persistente Moderada	Persisitente Grave
Sintomas	≤1 vez/semana	≥1 vez/semana e <1 vez/dia	Sintomas diários	Sintomas diários; Limitação para atividades físicas
Crises	Ocasionais (leves)	Infrequentes	Exacerbações podem acomete atividades ou sono	Exacerbações freqüentes
Sintomas noturnos	Raros ≤2 vezes/mês	Ocasionais >2 vezes/mês e ≤1 vez/semana	Comuns >1 vez/ semana	Quase diários; >2 vezes/ semana
Broncodila-tador para alívio	≤1 vez/semana	≤ 2 vezes/se-mana	>2 vezes/sema-na e <2 vezes/ dia	≥2 vezes/dia
VEF1 ou PFE	Pré-BD ≥80% previsto; variação PFE ou VEF1 < 20%	Pré-BD ≥80% previsto; varia-ção PFE ou VEF1 20-30%	Pré-BD entre 60-80% previs-to; variação PFE ou VEF1 >30%	Pré-BD ≤60% previsto; varia-ção PFE ou VEF1 >30%

Tratamento

◗ Tratamento ambulatorial: dividiremos o tratamento em drogas para crises aguda e drogas para controle da doença.

Drogas para crises agudas	
β_2-agonista de curta duração	• Fenoterol $100-200\mu g$ 1 puff via inalatória (VI) ou 8 a 10 gotas/dose; Salbutamol $100-200\mu g$
Anticolinérgico	• Ipatrópio 0,5mg/dose VI (40 gotas)
Corticosteróides	• Por via endovenosa (EV) ou via oral (VO)

Drogas para controle	
Corticoides inalatórios (CI)	• Beclometasona $250-500\mu g$ VI duas vezes ao dia (dose baixa) ou $500-1000\mu g$ VI 2x/dia (dose alta); Budesonida $200-400\mu g$ VI 2x/dia ou $800\mu g$ VI 2x/d; Fluticasona $100-250\mu g$ VI duas vezes ao dia ou $500\mu g$ VI duas vezes ao dia. • Potência: beclometasona <budesonida <fluticasona. • Efeitos colaterais: supressão adrenal, se em altas doses; osteoporose, catarata, glaucoma; tosse, disfonia, candidíase oral (usar espaçador, fazer bochecho após).
β_2-agonista de longa duração	• Formoterol $12\mu g$ VI duas vezes ao dia. • Salmeterol $25-50\mu g$ VI duas vezes ao dia.
Xantinas	• Broncodilatadores. • Teofilina 300mg VO 1 a duas vezes ao dia. • Usado em pacientes com difícil controle. Se for fazer uso, dar preferência às de longa ação.
Antagonistas dos leucotrienos	• Montelucaste 10mg VO uma vez ao dia, ao deitar. • Alguns pacientes são responsivos, especialmente se sensíveis ao AAS.
Cromonas	• Nedocromil 2mg/dose, 2 puffs VI duas a quatro vezes ao dia; ou Cromoglicato. • Bloqueiam canais de cloro da membrana celular de mastócitos e eosinófilos, nervos e células epiteliais. • Útil em pacientes jovens e com asma induzida por exercício. Inefetivo se já em crise.
Corticoide via oral	• Para crises ou em pacientes graves.
Outros	• Anti-IgE (omalizumab) subcutâneo a cada duas a quatro semanas, para asma alérgica com difícil controle; • Imunoterapia (dessensibilização): pode ser útil se componente alérgico importante.

134 Guia de Bolso de Clínica Médica

▶ A primeira droga a ser iniciada para controle ambulatorial é o corticoide inalatório. A seguir, se não houver controle ou se o paciente já tem classificação de asma persistente, pode-se associar β2 agonista de longa duração ou aumentar a dose do corticoide inalatório (a primeira abordagem geralmente é a preferida pelo melhor controle e pelo efeito poupador de corticoide do β2 agonista). As outras opções terapêuticas geralmente são adicionadas de acordo com a gravidade da asma e a falta de controle com tratamentos de primeira linha.

Medidas comportamentais

- Evitar alérgenos; cobrir cama com capas impermeáveis, trocar carpetes por chão frio, minimizar objetos que acumulem poeira, retirar animais domésticos de dentro de casa.
- Evitar tabagismo, ativo ou passivo.
- Cuidado com exposições ocupacionais.
- Reduzir peso.
- Vacinação para influenza e pneumococo para pacientes com asma moderada ou grave.

▶ Avaliação do nível de controle da asma:

Nível de controle da asma

Características	Controlada (Todos os seguintes)	Parcialmente controlada (Qualquer um, em 1 semana)	Descontrolada
Sintomas diários	Nenhum (dois ou menos/sem)	Mais de duas vezes/semana	Três ou mais características de asma parcialmente controlada na última semana
Limitação das atividades	Nenhuma	Qualquer	
Sintomas noturnos/ao acordar	Nenhum	Qualquer	
Necessidade de medicação de resgate	Nenhum (dois ou menos por semana)	Mais de dois por semana	
Função pulmonar (PFE ou VEF_1)	Normal	<80% do predito	

(Continuação)

Nível de controle da asma			
Características	Controlada (Todos os seguintes)	Parcialmente controlada (Qualquer um, em 1 semana)	Descontrolada
Exacerbação	Nenhuma	Um ou mais por ano; um em qualquer semana	Uma em qualquer semana
Conduta	Manter medicações	Aumenta a dose ou mantêm, se bem medicado	Otimizar medicações

◗ O objetivo é atingir controle completo da doença, e não um esquema predeterminado de medicações baseado na classificação de gravidade. Se a doença não está controlada, passar para o próximo passo de tratamento.

◗ Retirada de tratamento (Stepping down):

  ◗ quando controlada com média/alta dose CI, diminuir 50% da dose de três em três meses;
  ◗ se CI em baixa dose, passar para uma vez zo dia;
  ◗ se CI e ß2 longa, diminuir 50% do CI. Se tolerar, suspender ß2 longa.

Exemplo de prescrição

Paciente do sexo feminino, 28 anos de idade, vem em consulta com história de episódios de dispneia e tosse seca intermitente, que ocorre cerca de duas vezes por semana. Cita chiado no peito na ocasião. Nega comorbidades. Realizou espirometria que mostrou obstrução das vias aéreas com VEF_1 de 70% do previsto, e VEF_1/CVF <0,75, melhorando com uso de broncodilatador. Exame físico no momento sem alterações significativas. Iniciado tratamento, conforme prescrição abaixo.

Exemplo de prescrição padrão – Asma
1. Educação sobre asma, controle ambiental – usar cobertores plásticos antialergênicos, evitar animais domésticos dentro de casa, evitar cortinas e tapetes (objetos que acumulem poeira), higiene do ambiente. Evitar tabagismo ativo ou passivo.
2. Beclometasona 250mcg via inalatória duas vezes ao dia,

136 Guia de Bolso de Clínica Médica

(Continuação)

Exemplo de prescrição padrão – Asma
3. Fenoterol 100mcg via inalatória uma a dois puffs se hover crise de broncoespasmo. 4. Se parcialmente controlado, aumentar a dose do corticoide inalatório (ex.: beclometasona 500 a 1000mcg VI duas vezes ao dia) OU associar β_2-agonista de longa duração, como formoterol 6 a 12 mcg VI duas vezes ao dia. 5. Vacinação para influenza e pneumococo

Nível de controle	Tratamento
Controlada	Manter e achar a menor etapa de controle
Parcialmente controlada	Considerar passar para próxima etapa de tratamento
Descontrolada	Passar para próxima etapa de tratamento até controlada
Exacerbação	Tratar como exarcebação

Etapas de tratamento				
Etapa 1	Etapa 2	Etapa 3	Etapa 4	Etapa 5
Educação sobre asma controle ambiental				
β2-agonista de curta duração se necessário				
Medidas de controle	Escolher 1	Escolher 1	Usar 1 ou mais	Adic. 1 ou ambos
	CI baixa dose	**CI baixa dose + β2-longa**	**CI média ou alta dose + β2-longa**	Corticóide VO (baixa dose)
	ATL	CI média ou alta dose	Adicionar ATL	Anti-IgE
		CI baixa dose + ATL	Adicionar Teofilina	ATL
		CI baixa dose + Teofilina		Teofilina

CI: corticóide inalatório; ATL: antagonista de leucotrieno; β2-longa: β2-agonista de longa duração.

Leitura Recomendada

IV Diretrizes brasileiras para o manejo da Asma. J Bras Pneumol 2006;32(supl 7):S 447–S 474.

GINA – Global initiative for asthma – global strategy for asthma management and prevention updated 2010.

Capítulo **20**

Doença pulmonar obstrutiva crônica (DPOC)

Fernando Cortês Remísio Figuinha

Introdução

▶ Progressiva limitação ao fluxo aéreo que não é totalmente reversível.

Definição funcional
• Presença de VEF_1 <80% do predito (VEF_1 volume expiratório forçado no primeiro segundo) após uso de broncodilatador (BD), ou VEF_1/CVF <0,70 (CVF: capacidade vital forçada).

▶ Ocorre vasoconstricção arterial pulmonar por hipoxemia, com aumento da pressão de artéria pulmonar, além de deficiência na síntese de óxido nítrico.

▶ Fatores de risco: o principal é o tabagismo. Outros: cozinha industrial (lenha, carvão, dióxido de enxofre, cádmio), poluição.

▶ Dos fumantes que utilizaram acima de 20 anos-maço (quantidade de anos que fuma multiplicada pelo número de maços por dia), 15% a 20% desenvolverão DPOC. Em cerca de 1%, a causa é genética: deficiência de alfa-1-antitripsina (proteína que cliva a elastase).

▶ Quadro clínico: tosse produtiva, dispneia aos esforços. A bronquite crônica caracteriza-se por tosse crônica por três meses durante dois anos consecutivos. No enfisema, há dilatação dos bronquíolos terminais, ductos e sacos alveolares.

▶ A destruição pulmonar pode levar a aumento TNF e interleucinas, levando a efeitos sistêmicos, como perda de peso, fraqueza muscular.

Achados clínicos
• Aumento do diâmetro anteroposterior torácico.
• Tiragem intercostal.
• Dispneia.
• Diminuição de murmúrios vesiculares e da expansibilidade.
• Cianose.
• Edema de membros inferiores, hepatomegalia e estase jugular (se cor pulmonale, insuficiência cardíaca direita).

Diagnóstico/classificação

Exames	
Radiografia de tórax	• Pode mostrar hipertransparência, hiperinsuflação, aumento do espaço retrocardíaco ($>$4,4cm), coração em gota (diâmetro cardíaco $<$11,5cm), rebaixamento do diafragma e horizontalização das costelas.
Gasometria	• Pedir para todos com VEF1 $<$50%.
Espirometria	• Permite avaliar a CVF e VEF_1, além de avaliar a resposta ao broncodilatador. • Auxilia na classificação de gravidade da doença.
Dosagem de alfa-1-antitripsina	• Considerar se início da doença em $<$45 anos de idade.

Classificação, de acordo com parâmetros espirométricos e sintomas (GOLD)			
Estágio I	Estágio II	Estágio III	Estágio IV
Leve	Moderado	Grave	Muito grave
VEF_1/CVF $<$0,70	VEF_1/CVF $<$0,70	VEF_1/CVF $<$0,70	VEF_1/CVF $<$0,70
$VEF_1 \geq$80% do predito	50% $\leq VEF_1$ $<$80% do predito	30% $\leq VEF_1$ $<$50% do predito	$VEF_1 <$30% do predito ou $VEF_1 <$50% do predito na presença de insuficiência respiratória crônica ($pO_2 <$60 ou $paCO_2 >$50) ou sinais clínicos de falência de ventrículo direito
Com ou sem sintomas de tosse produtiva crônica	Sintomas respiratórios crônicos	Redução da capacidade de exercício e várias exacerbações	

Guia de Bolso de Clínica Médica **141**

Tratamento não medicamentoso

Medidas não farmacológicas
• Sempre orientar cessar tabagismo. • Reabilitação: orientação de exercícios para melhorar tolerância às atividades e sintomas de dispneia e fadiga. • Orientação nutricional e educação do paciente sobre a doença.

Tratamento medicamentoso

❱ Tratamento medicamentoso: o tratamento deve ser guiado de acordo com a gravidade da doença e com os sintomas do paciente, frequência e gravidade das exacerbações, complicações, insuficiência respiratória e comorbidades. O tratamento farmacológico pode controlar e prevenir novos sintomas, diminuindo exacerbações e melhorando tolerância ao exercício.

Broncodilatador

• É a medicação central no controle de sintomas em DPOC.
• Orientar o uso se necessário para aliviar piora dos sintomas e uso regular para prevenir ou reduzir sintomas persistentes.
• Uso preferencial por via inalatória (VI).
• Medicações de curta ação: utilizadas em caso de piora da dispneia, se necessário. As opções são:
  • Anticolinérgicos: ipatrópio VI (20 a 40mcg por dose).
  • β2 agonistas de curta duração: fenoterol VI (100−200mcg por dose) e o salbutamol VI (100−200mcg por dose).
• Medicações inalatórias de longa duração: para prevenir ou reduzir sintomas persistentes. Opções:
  • Anticolinérgicos de longa ação: tiotrópio VI (18mcg uma vez ao dia).
  • β2 agonistas de longa duração: formoterol VI (4,5 a 12mcg por dose, duas vezes ao dia) ou salmeterol VI (25 a 50mcg por dose, duas vezes ao dia).

Corticoide inalatório
• Seu uso deve ser indicado se houver exacerbações frequentes - utilizada em pacientes em estágio III ou IV (grave ou muito grave) - $VEF_1 < 50\%$. • As opções são beclometasona (250 a 1000mcg VI duas vezes ao dia), budesonida (100 a 400mg VI duas vezes ao dia) ou fluticasona (50 a 500mcg VI duas vezes ao dia).

142 Guia de Bolso de Clínica Médica

Corticoide oral
• Usado para pacientes muito graves (estágio IV). • Dose: prednisona 5 a 60mg VO por dia.

Oxigenioterapia domiciliar

• Indicado se:
  • pO_2 <55mmHg ou
  • saturação de O_2 <88% ou
  • pO_2 entre 55 e 60mmHg e saturação de O_2 <89%, com hipertensão pulmonar, cor pulmonale ou policitemia (Ht>55%).

◗ Para todos os pacientes, lembrar de vacinação para influenza (uma vez ao ano) e, se acima de 65 anos de idade, vacinação para pneumococo (uma vez a cada 5 anos).

◗ Para casos refratários às demais medidas, há opção de tratamento cirúrgico, com bulectomia ou transplante de pulmão.

Exemplo de prescrição

Paciente do sexo masculino, 56 anos de idade, vem em consulta com histórico de episódios de dispneia intermitente, associada a chiado no peito e tosse produtiva. É tabagista de dois maços/dia por 35 anos. Realizou espirometria que mostrou obstrução das vias aéreas com VEF_1 de 60% do previsto após uso de broncodilatador, e VEF_1/CVF <0,70. Exame físico no momento sem alterações significativas. Radiografia de tórax mostrou hipertransparência, coração em gota, rebaixamento do diafragma e horizontalização das costelas. Iniciado tratamento, conforme prescrição abaixo.

Exemplo de prescrição padrão – DPOC
1. Reforçar a importância de cessar tabagismo. Reabilitação pulmonar. Educação sobre a doença. 2. Formoterol 6 a 12mcg via inalatória duas vezes ao dia. 3. Fenoterol 100mcg via inalatória um a dois puffs se houver crise de broncoespasmo. 4. Associar corticoide inalatório (beclometasona 250 a 500mcg VI duas vezes ao dia) somente se houver exacerbações repetidas. 5. Vacinação para influenza e pneumococo.

I: Leve	II: Moderado	III: Grave	IV: Muito grave
			VEF$_1$/CVF <0,70 VEF$_1$ <30% do predito ou VEF$_1$ <50% do predito na presença de insuficiência respiratória crônica
VEF$_1$/CVF <0,70 VEF$_1$ ≥80% do predito	VEF$_1$/CVF <0,70 50% ≤VEF$_1$ <80% do predito	VEF$_1$/CVF <0,70 30% ≤VEF$_1$ <0,50% de predito	
Redução ativa de fatores de risco; vacinação contra influenza. Adicionar broncodilatadores de curta ação (se necessário)			
	Adicionar tratamento regular com um ou mais broncodilatadores de longa ação (se necessário)adicionar reabilitação		
		Adicionar corticoide inalatório se houver exacerbações repetidas	
			Adicionar oxigênio domiciliar se houver insuficiência crônica. Considerar tratamento cirúrgico

Leitura Recomendada

II Consenso brasileiro sobre doença pulmonar obstrutiva crônica. J Bras Pneumol 2004;30(supl 5):S 1–S 42.

GOLD – Global Initiative for Chronic Obstructive Lung Disease – 2010.

Capítulo **21**

Nódulo pulmonar solitário (NPS)

Davi Lopes Lima Cavalcanti Coelho

Tópicos

- ◗ O nódulo pulmonar solitário (NPS) é uma lesão esférica, única, circundada por parênquima pulmonar e não associada a atelectasia, de até 3cm de diâmetro. Lesões acima de 3cm de diâmetro são chamadas de massa pulmonar. Nódulos sub-centimétricos são aqueles com menos de 8mm.
- ◗ Estima-se uma frequência de 1 a 2 nódulos/1000 radiografias de tórax realizadas.

Tipos de NPS e suas características	
Granulomas (curados e ativos)	• São a causa benigna mais comum (40% a 80% de todos nódulos benignos).
Hamartomas	• Correspondem a 10% a 15% dos nódulos benignos.
NPS maligno	• Maioria dos NPS malignos são adenocarcinomas (47%) e carcinomas de células escamosas (20% a 25 %). • Causas malignas menos frequentes: metástase solitária (8%), câncer nas pequenas células indiferenciado (7%), carcinoma de pequenas células (4%).
Outras (raras)	• Carcinoma de grandes células, linfomas. • Raramente linfomas malignos podem se apresentar com NPS. • Apesar de tipicamente se apresentarem como lesões endobrônquicas, os tumores carcinoides em até 20% dos casos se apresentam como NPS.

Guia de Bolso de Clínica Médica

Etiologia dos nódulos pulmonares		
Maligno	**Benigno**	
Carcinoma broncogênico	Granuloma infeccioso	Vascular
• Adenocarcinoma	• Histoplasmose	• MAV
• Carcinoma de células escamosas	• Coccioidomicose	• Variz pulmonar
• Carcinoma de grandes células	• Tuberculose	• **Cisto broncogênico**
• Carcinoma de pequenas células	• Micobactérias atípicas	• **Inflamatório**
• **Lesões metastáticas**	• Criptococose	• Granulomatose de Wegener
• **Carcinoide pulmonar**	• Blastomicose	• Nódulo reumatoide
	• **Outras infecções**	• **Outros**
	• Abscesso bacteriano	• Amiloidoma
	• Ascaridíase	• Atelectasia redonda
	• Cisto equinocócico	• Linfonodo intrapulmonar
	• Pneumocystis carinii	• Hematoma
	• Aspergiloma	• Infarto pulmonar
	• **Neoplasia benigna**	• Pseudotumor
	• Hamartoma	• Impactação mucoide
	• Lipoma	
	• Fibroma	

▶ A condução adequada do NPS é de grande importância, uma vez que pode representar uma doença maligna potencialmente curável. A detecção de carcinoma broncogênico em estado 1, por exemplo, traz sobrevida em cinco anos de 70 a 80%. De importância comparável é evitar um procedimento cirúrgico em nódulo benigno, uma vez que a mortalidade de uma lobectomia varia de 0,5% a 6,1%.

Avaliação diagnóstica

> ◗ A idade definitivamente aumenta o risco de malignidade do nódulo pulmonar. Vários estudos demonstram risco de câncer acima de 50% em nódulos de pacientes >60 anos de idade.
> ◗ Outros fatores de risco incluem: tabagismo, exposição a asbesto, história pulmonar e presença de malignidade extrapulmonar.
> ◗ A probabilidade de metástase é de aproximada mente 25% quando um NPS é detectado em radiografia de tórax em um paciente com histórico de malignidade extratorácica. A apresentação mais comum das metástases pulmonares é como múltiplos nódulos.

Características radiográficas

Características radiográficas dos NPS	
Tamanho	Nódulos acima de 2cm têm elevada probabilidade (62% a 84%) de serem malignos. Nódulos de 1–2 cm têm probabilidade intermediária (33% a 60%). Entretanto, 40% das neoplasias de pulmão se apresentam como nódulos <2cm.
Bordos	Espiculados sugerem lesão maligna, enquanto bordos bem delimitados reduzem a probabilidade de malignidade da lesão. Nódulos com bordos lobulados têm probabilidade intermediária de malignidade (cerca de 60%).
Calcificação	De modo geral, a presença de calcificação indica benignidade. Entretanto, até 14% dos nódulos malignos apresentam calcificação. Os padrões de calcificação associados à malignidade são: calcificação reticular, puntiforme e excêntrica.
Densidade	Nódulos benignos tipicamente apresentam densidade maior que malignos. Entretanto, 70% dos nódulos avaliados pela densidade permanecem indeterminados.
CT contrastada	Ausência de aumento maior que 15UH na densidade do nódulo após contraste sugere fortemente benignidade (VPN de malignidade de 96,5%). O aumento da densidade, entretanto, não é sinalespecífico de malignidade (Espec = 58%).

148 Guia de Bolso de Clínica Médica

(Continuação)

Características radiográficas dos NPS	
Taxa de crescimento do nódulo	Nódulos malignos apresentam tempo de duplicação de seu volume de 20 a 300 dias. Um nódulo duplica seu volume quando seu diâmetro aumenta em 26% a 30%. Nódulos que crescem muito rápido ou de modo muito lento são provavelmente benignos. Estabilidade de dois anos é muito sugestiva de nódulo benigno, mas não exclui completamente malignidade, como o carcinoma bronquíolo-alveolar.
Atenuação em vidro fosco	Nódulos com atenuação em vidro fosco são malignos em 18–60% dos casos. Eles frequentemente representam carcinoma bronquíolo--alveolar ou hiperplasia adenomatosa atípica.

Avaliação de probabilidade do nódulo

▶ A avaliação pré-teste pode ser realizada pelo julgamento clínico ou pode ser quantificada em modelos matemáticos validados. Modelos quantitativos podem se basear no teorema de Bayes, usando taxas de probabilidade de malignidade, tanto das características clínicas quanto das radiológicas dos nódulos.

Avaliação de risco de câncer em paciente com nódulo pulmonar		
Variáveis	Risco de malignidade do nódulo	
	Baixa	Média	Alta
Diâmetro do nódulo	<1,5cm	1,5–2,2cm	>ou =2,3
Idade	<45 anos de idade	45–60 anos de idade	>60 anos mde idade
Tabagismo	Nunca fumou	Tabagista atual (menos que 20 anos--maço)	Tabagista atual (mais que 20 anos--maço)
Cessação de tabagismo	Parou há ≥7 anos	Parou há menos que 7 anos	Nunca parou
Margens do nódulo	Lisa	Bocelada	Espiculada ou corona radiata

Manejo inicial

▶ Realizada avaliação diagnóstica e a estratificação de risco de malignidade do nódulo, podemos adotar uma estratégia invasiva, com realização de

cirurgia, biópsia transtorácica ou broncoscópica, ou observar o comportamento do nódulo com imagens seriadas.
- Todos os pacientes com nódulo em radiografia de tórax necessitam de TC com cortes finos do nódulo, para melhor avaliação das características do nódulo.
- Nódulos com padrão de calcificação benigna não necessitam de investigação adicional.
- Para os nódulos subcentimétricos (menores que 8mm), existe recomendação amplamente aceita proposta pela Sociedade Fleischner. Ela se baseia na presença de fatores de risco clínicos e no tamanho do nódulo (ver Algoritmo 21.1).

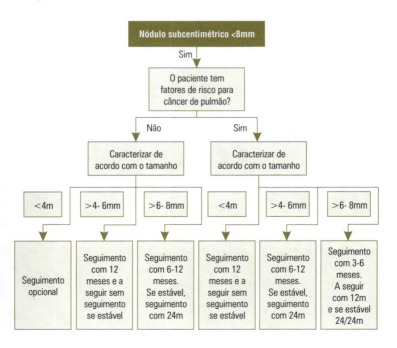

- Na ausência de lesões com atenuação de vidro fosco, apresentação comum de câncer bronquíolo-alveolar, a estabilidade em dois anos do nódulo em exames de imagem seriados torna desnecessária avaliação diagnóstica adicional.
- Nódulos de baixo risco para malignidade podem ser avaliados com tomografias computadorizadas seriadas (ver Algoritmo 21.2).

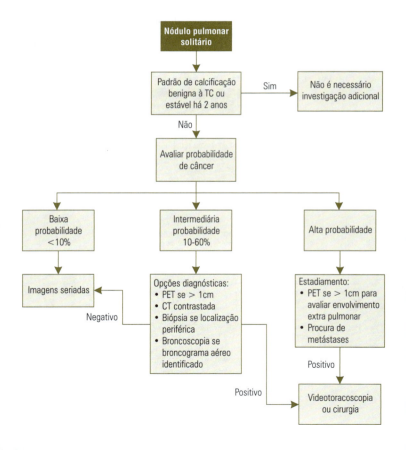

Guia de Bolso de Clínica Médica **151**

- O FDG é um radiofármaco análogo da glicose seletivamente captado em células malignas e sua captação leva à emissão de fótons captados pelo equipamento. Nódulos acima de 1cm com risco intermediário de malignidade podem ser avaliados com o FDG-PET, especialmente em pacientes com risco cirúrgico aumentado. O exame tem alto valor para descartar malignidade (VPN elevado), mas especificidade limitado. Falsos negativos são vistos em carcinoma bronquíolo-alveolar, carcinoide e adenocarcinoma mucinoso, em nódulos menores que 1cm e em estados hiperglicêmicos.
- Nódulos com probabilidade intermediária de câncer podem ser avaliados através de biópsia transbrônquica ou transtorácica. A escolha do procedimento baseia-se na localização do nódulo e a experiência local com as técnicas. Um resultado não diagnóstico desses procedimentos não descarta a possibilidade de malignidade.
- Nódulos com alta probabilidade de câncer deverão ser submetidos à excisão cirúrgica, se a condição clínica do paciente permitir. Confirmada malignidade do nódulo no intraoperatório, deverá ser realizada a ressecção oncológica e estadiamento intraoperatório.
- As estimativas de malignidade do nódulo, assim como alternativas possíveis na condução do caso, com seus respectivos riscos e benefícios, devem ser apresentadas ao paciente. Alguns pacientes podem ficar angustiados com uma estratégia de tomografias computadorizadas seriadas. Outros pacientes temem uma cirurgia a tal ponto que exigem confirmação de malignidade previamente à sua realização. Assim, a preferência de manejo do paciente deve ser considerada e a decisão final compartilhada.

Leitura Recomendada

Ost David; Fein Alan M. The solitary pulmonary nodule: a systematic approach. In: Fishman, Alfred P. Fishman's Pulmonary Diseases and Disorders 4th ed. :Mc Graw Hill, 2008:1815-1830.

Gould MK, Fletcher J, Iannettoni, MD, et al. Evaluation of patients with pulmonary nodules: when is it lung cancer?: ACCP Evidence-Based Clinical Practice Guidelines (2nd edition). Chest 2007; 132:108S.

Ost D, Fein AM, Feinsilver SH. Clinical practice. The solitary pulmonary nodule. N Engl J Med 2003; 348:2535.

Weinberg Steven E. Diagnostic evaluation and initial management of the solitary pulmonary nodule. In: Up to date 17.3, 2009.

Capítulo **22**

Síndrome da apneia obstrutiva do sono (SAOS)

Bruna Henares
Rodrigo Pinto Pedrosa

Tópicos

- Apneia obstrutiva do sono é uma condição clínica muito comum e subdiagnosticada. Caracteriza-se por episódios recorrentes de cessação do fluxo aéreo decorrente do colapso inspiratório das vias aéreas durante o sono, seguida de queda da saturação arterial de oxigênio. Quando associada a sintomas diários, principalmente sonolência ou doença cardiovascular, denomina-se síndrome da apneia obstrutiva do sono (SAOS).
- A SAOS tem prevalência em torno de 4% dos homens e 2% das mulheres, entre indivíduos norte-americanos com idade entre 30 a 60 anos de idade.

Fatores de risco para SAOS
• Sexo masculino.
• Obesidade.
• Raça oriental.
• Anormalidades estruturais de vias aéreas superiores.
• Uso abusivo do álcool.
• Histórico familiar de SAOS.

- A prevalência de SAOS em pacientes coronarianos é de 30%; em portadores de fibrilação atrial, a SAOS está presente em cerca de 50%; em pessoas com insuficiência cardíaca, as estatísticas variam de 12% a 53%. Em indivíduos hipertensos, estudos mostram uma prevalência de SAOS em 35%, chegando a 70% em casos de hipertensão arterial refratária. Já em obesos, a prevalência de SAOS chega a 40%, enquanto 70% dos pacientes com SAOS possuem sobrepeso ou obesidade.
- A SAOS é causa bem estabelecida de HAS secundária. Apesar de haver poucos estudos bem desenhados, parece haver queda da pressão arterial em indivíduos portadores de SAOS e HAS após o tratamento adequado.

Diagnóstico

Sinais e sintomas da SAOS

- Ronco.
- Sonolência excessiva.
- Pausas respiratórias durante o sono.
- Prejuízo das funções cognitivas.
- Alterações do humor.
- Impotência.
- Cefaleia matutina.

Critérios diagnósticos da SAOS

- Sonolência excessiva inexplicada por outros fatores e/ou;
- Dois ou mais dos seguintes sintomas e sinais, não explicados por outras condições:
  - Asfixia ou respiração difícil durante o sono.
  - Despertares noturnos recorrentes.
  - Sensação de sono não restaurado.
  - Fadiga diurna.
  - Dificuldade de concentração.
- Monitoração durante a noite inteira, demonstrando cinco ou mais apneias e/ou hipopneias.

Exames

Polissonografia

- A polissonografia é considerada o padrão ouro para o diagnóstico e consiste na monitorização simultânea do eletroencefalograma, eletro=oculograma, eletromiograma, saturação de oxigênio, fluxo de ar, esforço respiratório e frequência cardíaca.
- A polissonografia noturna permite não só a avaliação da arquitetura e a eficiência do sono, mas também diagnosticar e diferenciar os distúrbios do sono.
- Diz-se que há hipopneia quando há queda do fluxo inspiratório de mais de 30% associada à queda de saturação de oxigênio de mais de 4% por mais que 10 segundos, e apneia quando há queda de mais de 90% do fluxo pelo mesmo período. A hipopneia tem a mesma importância clínica da apneia.
- Devido à alta prevalência da doença e à indisponibilidade de leitos de polissonografia, pode-se optar por exames portáteis do sono em indivíduos com alta probabilidade clínica pré-teste. Esses aparelhos monitoram oximetria de pulso, fluxo aéreo nasal, esforço respiratório, posição no leito e frequência cardíaca através de um monitor portátil que pode ser levado para casa.

Classificação da SAOS de acordo com o número de apneias e hipopneias por hora de sono (IAH)	
Leve	5 a 14,9
Moderada	15 a 29
Grave	≥30

Tratamento

▶ Há uma tendência em indicar o tratamento para indivíduos com IAH maior que 15 (moderados e graves) a despeito dos sintomas e para os portadores de apneia obstrutiva com sintomas diurnos.

Medidas clínicas

- Perda de peso.
- Evitar decúbito dorsal.
- Medidas de higiene do sono.
- Retirada de sedativos como benzodiazepínicos.
- Evitar o álcool.

Pressão positiva contínua nas vias aéreas (CPAP)

- É o tratamento indicado para SAOS.
- O CPAP fornece um fluxo de ar através de uma máscara facial, nasal ou orofacial, agindo como uma prótese pneumática para manter aberta a via aérea durante a inspiração e expiração.

Dispositivos intraorais

- Dispositivos intra-orais são utilizados em indivíduos que não se adaptam ao CPAP ou que possuem apneia obstrutiva leve a moderada.
- Seu mecanismo de ação se dá por tração da mandíbula e/ou língua, manutenção da boca fechada e aumento do volume da via aérea superior.
- Indivíduos portadores de retrognatia e não obesos são os que mais se beneficiam com esse tratamento.

156 Guia de Bolso de Clínica Médica

> ### Cirurgia
>
> - Está cada vez mais restrita a situações especiais, como deformidades faciais e hipertrofia tonsilar importante, e para facilitar o uso de CPAP em indivíduos que não conseguem se adaptar ao uso desse dispositivo do tipo nasal por obstrução ou desvios de septo acentuados.

▶ O reconhecimento e tratamento adequado pelo clínico geral de pacientes sob risco de apresentarem SAOS é de fundamental importância, já que essa doença é subdiagnosticada e pode contribuir para uma série de morbidades cardiovasculares, além de interferir negativamente na qualidade de vida dos pacientes e de seus companheiros.

Leitura Recomendada

Yaggi HK, Concato J, Kernan WN, Lichtman JH, Brass LM, Mohsenin V. Obstructive sleep apnea as a risk factor for stroke and death. N Engl J Med. 2005;353(19):2034-41.

Peppard PE, Young T, Palta M, Skatrud J. Prospective study of the association between sleep-disordered breathing and hypertension. *N Engl J Med.* 2000;342:1378-84.

Basner RC. Continuous Positive Airway Pressure for Obstructive Sleep Apnea. *N Engl J Med.* 2007;356:1751-1758.

Young T, Palta M, Dempsey J, Skatrud J, Weber S, Badr S. The occurrence of sleep-disordered breathing among middle-aged adults. N Engl J Med. 1993;328(17):1230-5.

Young T, Peppard PE, Gottlieb DJ. Epidemiology of obstructive sleep apnea: a population health perspective. Am J Respir Crit Care Med. 2002;165(9):1217-39.

Capítulo **23**

Tabagismo

Sílvia Ost

Tópicos

- O cigarro é constituído por mais de 4500 substâncias, dentre elas a nicotina. Fumar está associado a dependência de nicotina, prazer e hábito de fumar.
- O tabagismo está associado a doença pulmonar obstrutiva crônica (DPOC), mortes de origem cardiovascular e diversos tipos de câncer (pulmão, laringe, faringe, boca, bexiga).
- A abordagem do paciente fumante começa com a avaliação da dependência – Escala de Fagesrtröm (Tabelas 1 e 2). Quanto maior a dependência de nicotina, maiores serão os sintomas de abstinência e mais difícil será cessar o tabagismo sem o auxílio de medicação específica. A maior intensidade desses sintomas ocorre até a quarta semana.

Estratégias para redução da fissura e dos sintomas de abstinência	
• Orientar o paciente a beber líquidos • Chupar gelo • Mascar algo	• Manter as mãos ocupadas, por exemplo, escrevendo, digitando, costurando, pintando.

Sintomas de abstinência a nicotina	
• Irritabilidade. • Frustração. • Raiva. • Humor deprimido ou eufórico. • Insônia. • Inquietude.	• Impaciência. • Ansiedade. • Dificuldade de concentração. • Ganho de apetite e peso (em média 2,5kg no primeiro ano, podendo ganhar até 8kg).

Abordagens terapêuticas

Abordagem cognitivo comportamental	
O paciente pode ser encontrar numa das seguintes fases com relação à intenção de parar de fumar:	
Pré-contemplação	• Não considera a possibilidade de parar de fumar nem se preocupa com a questão. • Deve ser motivado a pensar em parar de fumar. • Deve ser informado sobre os riscos e benefícios de parar de fumar.
Contemplação	• Admite que o tabagismo é um problema, pretende parar nos próximos seis meses. • Os fumantes contemplativos devem ser encorajados a marcar uma data dentro de 30 dias para parar. • 8Devem identificar os motivos que os levam a fumar e como poderão vencê-los. • O médico deve tocar no assunto durante as próximas consultas até que estejam decididos a parar de fumar.
Ação	• Pretende efetivamente parar de fumar, e neste período já são tomadas medidas para livrar-se do fumo, inclusive mudança de condições ambientais. • A equipe deve estimular a definição imediata da data de parada. • A partir da data escolhida, o fumante deve se afastar de tudo que lembre o cigarro (não portar cigarros, cinzeiros ou isqueiros, não consumir café e álcool, por exemplo).
Manutenção	• É uma fase que objetiva diminuir a chance de recaída. • Devem estar envolvidas mudanças de comportamento da pessoa, para que esta se mantenha sem fumar (como deixar de tomar café e iniciar exercício físico, por exemplo). • Nessa fase devem ser monitorados quanto aos progressos e dificuldades enfrentados, através de consultas e/ou contatos telefônicos para prevenção da recaída, que é comum e não deve desmotivar o paciente a seguir em tratamento.

Modelo de intervenção PAAPA	
O modelo de intervenção PAAPA é um dos modelos propostos na abordagem do paciente tabagista	
Perguntar	Você fuma?
Avaliar	Há quanto tempo? Quantos cigarros por dia? Já parou de fumar? Teve abstinência? Recaída? Qual motivo? Quer parar de fumar nos próximos 30 dias?
Aconselhar	Benefícios sobre parar de fumar.

Guia de Bolso de Clínica Médica **159**

(Continuação)

Modelo de intervenção PAAPA	
O modelo de intervenção PAAPA é um dos modelos propostos na abordagem do paciente tabagista	
Preparar	Marcar uma data próxima.
Acompanhar	Seguimento semanal no primeiro mês, quinzenal, mensal e trimestral até completar um ano.

Quando considerar utilização de medicação?

- Uso de >20 cigarros/dia,
- Fumantes que usam o primeiro cigarro em até 30 minutos após acordar.
- Escore de Fagerström ≥5
- Tentativas anteriores sem sucesso.

Tratamento farmacológico

▶ Tratamento farmacológico de primeira linha:

Terapia de reposição de nicotina

- **Adesivos (21mg, 14mg, 7mg):** repor de forma semelhante a quantidade de nicotina utilizada pelo paciente (1 cigarro = 1 mg). Redução da dose progressiva a cada quatro a seis semanas (deve ser utilizado por 12 semanas). Aplicar os adesivos nas partes superiores do corpo (tórax superior, peito, costas, braços), sem pêlos, rodiziando os sítios de aplicação a cada 24 horas. Contraindicado em pacientes com lesões de pele ativas, período de 15 dias após episódio de infarto agudo do miocárdio, gestação e amamentação. Pode causar prurido e vermelhidão no local de aplicação.
- **Goma de mascar (2mg):** deve ser utilizada nos momentos de fissura e em combinação com os adesivos ou com a bupropiona. Pode ser usada em monoterapia nos pacientes que fumam menos de 10 cigarros por dia. Mastigar e deixar descansar entre a bochecha e a gengiva até que o gosto de nicotina desapareça, e mastigar novamente. Pode causar hipersalivação, náuseas e vômitos. Contra indicado em pacientes com gastrite, úlceras ativas e infarto agudo do miocárdio há menos de 15 dias.
- Pode-se usar uma goma a cada uma a duas horas por quatro semanas (máximo 15 a 20 gomas por dia), seguido de uma a duas horas por mais quatro semanas, e então uma goma a cada quatro a oito horas por mais quatro semanas.
- Ao iniciar o tratamento de reposição nicotínica deve-se suspender imediatamente o consumo de cigarros, sob o risco de crise hipertensiva por excesso de nicotina.

Bupropiona

- Antidepressivo que diminui os sintomas de abstinência e o desejo de fumar.
- **Dose recomendada:** 150mg/dia por três dias, seguida de 150mg duas vezes ao dia até o final do tratamento (geralmente 12 semanas).
- Cessar completamente o tabagismo do oitavo ao décimo dia de tratamento.
- **Efeitos colaterais:** boca seca, insônia, constipação, tremores, taquicardia, redução do limiar de convulsão quando associado ao uso de bebidas alcoólicas.
- **Contraindicações:** antecedentes de convulsão/epilepsia, alcoolismo, uso de IMAO, doença cérebro vascular, tumor de sistema nervoso central e traumatismo craniano, gestação, amamentação.

Vareniclina

- Agonista parcial de receptor nicotínico.
- O tratamento dura 12 semanas. Dose de 0,5 mg/dia por três dias, e a seguir 0,5 mg duas vezes ao dia até o sétimo dia. No oitavo dia iniciar 1mg duas vezes ao dia até o final do tratamento (até 12 semanas).
- Parar de fumar até o oitavo ao décimo quarto dia.
- **Efeitos colaterais:** náuseas, sonhos vívidos, cefaleia, tontura, diarreia, dispepsia, alteração olfato.
- **Contra indicações:** gestação, amamentação, ajustar dose na insuficiência renal.

▶ Tratamento farmacológico de segunda linha:

Clonidina

- Droga de segunda linha. Dose 0,05 a 0,15mg/dia, para redução de sintomas.
- **Efeitos colaterais:** sonolência, boca seca, fadiga, constipação e tontura. Se suspensa, pode provocar hipertensão rebote.

Nortriptilina

- Droga de 2ª linha. Dose 25 a 75mg por dia, em doses progressivas. Parar de fumar em 2 a 4 semanas.
- **Efeitos colaterais:** sonolência, boca seca, retenção urinária, sensibilidade à luz. Sintomas de abstinência se retirada abruptamente.
- **Contraindicações:** uso de IMAO nos últimos 14 dias.

Tabela 1 Escala de Fagerström para dependência a nicotina

- Quanto tempo depois de acordar você fuma seu primeiro cigarro?
  - Dentro de 5 minutos – 3 pontos
  - Entre 6 e 30 minutos – 2 pontos
  - Entre 31 e 60 minutos – 1 ponto
  - Após 60 minutos – 0 pontos
- Você acha difícil fumar em locais proibidos?
  - Sim – 1 ponto
  - Não – 0 pontos
- Qual cigarro do dia lhe traz maior satisfação?
  - O primeiro da manhã – 1 ponto
  - Qualquer outro – 0 pontos
- Quantos cigarros você fuma por dia?
  - 10 ou menos – 0 pontos
  - Entre 11 e 20 – 1 ponto
  - Entre 20 e 30 – 2 pontos
  - Mais do que 30 – 3 pontos
- Você fuma mais frequentemente na manhã do que no resto do dia?
  - Sim – 1 ponto
  - Não – 0 pontos
- Você fuma mesmo quando está doente e precisa ficar acamado a maior parte do tempo?
  - Sim – 1 ponto
  - Não – 0 pontos

Tabela 2 Classificação do grau de dependência de nicotina

- Muito baixa	0 a 2 pontos
- Baixa	3 a 4 pontos
- Média	5 pontos
- Elevada	6 a 7 pontos
- Muito elevada	8 a 10 pontos

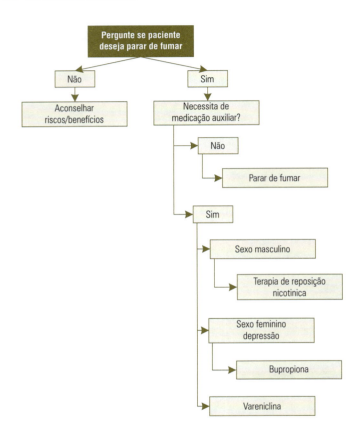

Leitura Recomendada

Reichert J, Araújo AJ, Gonçalves CMC, Godoy I, Chatkin JM, Sales MPU et al. Diretriz para cessação do tabagismo.J Bras Pneumol. 2008;34(10):845-880.
Issa J S. Tabagismo e doença cardiovascular, 2007: 121-135.
Sackey J A, Behavioral approach to smoking cessation, in www.uptodate.com 2009.
Rennard S; Rigotti A N; Daughton D M. Management of smoking cessation, in www.uptodate.com 2009.

Capítulo **24**

Hipotireodismo

Patrícia Sampaio Gadelha

Introdução

- Prevalência 2% mulheres e 0,2% homens

Fatores associados ao aumento do risco de desenvolver hipotireoidismo
• idade > 60 anos
• sexo feminino
• bócio
• doença auto-imune tireoidiana ou extra-tireoidiana
• exposição prévia à radiação ionizante em cabeça e pescoço
• história familiar de doença tireoidiana
• uso de drogas como lítio, amiodarona, interferon

Etiologia

- Hipotireoidismo primário é aquele decorrente da falência tireoidiana. Hipotireoidismo secundário é resultado da deficiência de TSH hipofisária e terciário da deficiência de TRH hipotalâmico
- Hipotireoidismo primário representa 95% dos casos

Etiologia de hipotireoidismo primário
• Tireoidite de Hashimoto: causa mais frequente
• outras tireoidites: pós parto, granulomatosa subaguda
• fase final da doença de Graves ou como conseqüência de seu tratamento
• cirurgia ou radioterapia externa
• terapia com radioiodo
• medicamentos

Quadro clínico

- Sintomas mais frequentes de hipotireoidismo: fraqueza, sonolência, intolerância ao frio, pele úmida, unhas quebradiças, obstipação. Também pode ocorrer hipermenorragia
- Hipotireoidismo primário é causa de hiperprolactinemia por aumento do TRH que leva a estímulo de secreção de prolactina. Nesses casos pode haver galactorréia, amenorréia, infertilidade e até aumento volumétrico da hipófise por estímulo dos lactotrofos o que pode confundir o diagnóstico com prolactinoma.
- Sinais mais freqüentes: edema facial e periférico, bócio em casos de hipotireoidismo primário, lentificação de reflexos osteo tendíneos
- Hipotireoidismo também pode ser causa de hipertensão secundária, levando a aumento principalmente de pressão arterial diastólica (PAD). Isso ocorre porque ocorre menor estímulo adrenérgico nos receptores beta 2 vasculares responsáveis pela vasodilatação arteriolar.
- Em casos mais graves como no coma mixedematoso podem ocorrer hipotermia, hipoventilação, hipoglicemia, bradicardia, extensos derrames pericárdicos e pleurais, lentificação psicomotora e alterações do nível de consciência.

Diagnóstico

- O diagnóstico do hipotireoidismo primário baseia-se no achado de TSH elevado e T4 livre baixo. Em casos de hipotireoidismo secundário ou terciário o T4 livre é baixo, mas o TSH pode encontrar- se baixo, normal ou até elevado (forma biologicamente inativa). Esse fato é importante já que no acompanhamento da terapêutica de pacientes com hipotireoidismo secundário o hormônio a ser dosado deve ser o T4 livre e não o TSH, já que nesse caso a tireotrofina não sofre influência do feedback negativo exercido pelos hormônios tireoidianos.
- Após o diagnóstico de hipotireoidismo primário devem ser dosados anticorpos antitireoidianos com o objetivo de diagnosticar a causa do hipotireoidismo. Dentre as mais freqüentes temos:

Diagnóstico diferencial das diversas causas de hipotireoidismo primário

- Tireoidite de Hashimoto: causa mais frequente, hipotireoidismo quase sempre permanente com anti tireoperoxidase (anti TPO) e anti tireoglobulina (anti Tg) presentes em 95% e 60% dos casos respectivamente.
- Tireoidites subaguda granulomatosa (de Quervain): relacionada com infecções virais prévias, hipotireoidismo transitório (normalização em 95% casos) podendo haver fase de tioreotoxicose prévia e VHS elevado.
- Tireoidite pós parto: até 1 ano de pós parto. Ocorre hipotireoidismo permanente em até 25% dos casos e as pacientes de maior risco são aquelas com títulos elevados de Anti TPO.
- Tireoidite causada por drogas: lítio, interferon, amiodarona
- Hipotireoidismo pós cirúrgico ou pós radioido

Achados laboratorias adicionais

- Anemia normocítica normocrômia
- Aumento de LDL
- Aumento de CPK
- Hiponatremia por secreção inapropriada de hormônio antidiurético (SSIADH)

> Lembrar de descartar hipotireoidismo em todos os casos de demência ou depressão (principalmente no idoso) e dislipidemia de difícil controle.

Tratamento

Reposição de levotiroxina

- Dose única, preferencialmente em jejum pela manhã para facilitar a absorção.
- A dose requerida varia de 1 a 2 ug/kg/dia. Em pacientes jovens e sem cardiopatia pode-se iniciar com doses de 50−75ug/dia. Já em cardiopatas ou idosos opta-se por iniciar 25ug/dia.
- A monitorização do tratamento deve ser realizada após 4 a 6 semanas do início ou de mudança de dose com dosagens de TSH e T4 livre (lembrando que o TSH demora mais tempo para normalizar-se que o T4L). Em hipotireoidismo central a monitorização é feira exclusivamente com T4L.
- Após estabelecer a dose de manutenção, a função tireoidiana pode ser monitorizada a cada 6−12meses.
- Algumas situações podem requerer doses maiores de levotiroxina: gravidez, doenças malabsortivas do trato gastrointestinal (doença de Chron, doença celíaca), uso de drogas que aceleram o metabolismo hepático dos hormônios tireoidianos (rifampicina, fenobarbital), uso de agentes que reduzem a absorção intestinal de levotiroxina (colestiramina, omeprazol, carbonato de cálcio, sulfato ferroso, hidróxido de alumínio).

Hipotireoidismo causado por amiodarona

▶ Hipotireoidismo causado por amiodarona ocorre em 3,7–22% dos pacientes em uso dessa medicação. Nesses casos a estratégia mais simples é tratar o hipotireoidismo com levotiroxina, uma vez que o tratamento dessa condição costuma ser mais simples que o da cardiopatia que levou ao uso de amiodarona

Hipotireoidismo subclínico

▶ Hipotireoidismo subclínico é definido pela presença de níveis elevados de TSH na presença de T4 livre normal e ausência de sintomas. É encontrado em 8% das mulheres e 3% dos homens aumentando a prevalência com o aumento da idade. Recomenda-se seu tratamento nos seguintes grupos:

Critérios para tratamento de hipotireoidismo subclínico:
• TSH > 10 μU/mL • presença de altos níveis de anticorpos antitireoidianos • gravidez (o hipotireoidismo ,mesmo subclínico, não tratado pode levar a complicações maternas como hemorragia pós parto e pré eclampsia e fetais como prematuridade e baixo peso) • presença de qualquer sintoma que possa melhorar com o tratamento como depressão e aumento de LDL colesterol. • iniciar o tratamento com doses menores de levotiroxina 25–50ug/dia

Guia de Bolso de Clínica Médica **167**

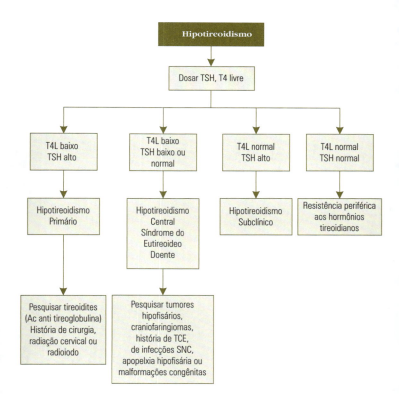

Leitura Recomendada

Saad, MJA, Maciel RMB, Mendonça BB Endocrinologia p 377-423 Atheneu 2007
Ross DS Subclinical hypothyroidism UpToDare 17.3 2009
Bach-Hynh TG; Nayak B; Loh J. Timing of levothyroxine administration affects serum thyrotropin concentration JCEM 2009

Capítulo **25**

Hipertireodismo

Patrícia Sampaio Gadelha

Introdução

▶ Prevalência 0,5 a 2% da população

Etiologia
• doença de Graves: mais frequente
• bócio multinodular
• adenoma tóxico (doença de Plummer)
• tireoidites
• tireotoxicose exógena
• hipertireoidismo induzido por drogas (amiodarona, iodo)
• tireotropinoma (tumor hipofisário produtor de TSH)

Doença de Graves

▶ A doença de Graves é provocada por uma reação auto-imune de auto anticorpos anti-receptor de TSH (Trab) exercendo efeitos estímulatórios no receptor de TSH. Tais anticorpos têm alta afinidade pelo receptor de TSH e levam ao crescimento tireoidiano, aumento de vascularização da glândula e produção excessiva de hormônios tireoidianos.

Quadro clínico

Específicos de doença de Graves	Decorrentes da tireotoxicose de qualquer etiologia
• oftalmopatia de Graves (reação cruzada de autoanticorpos contra glicosaminoglicanos de tecido perioculares)	• retração palpebral
	• sudorese
	• palpitações,
• dermopatia infiltrativa (mixedema pré-tibial)	• emagrecimento
• acropatia	• intolerância ao calor

Guia de Bolso de Clínica Médica

- Lembrar de hipertireoidismo em casos de:
  - fraqueza muscular proximal inexplicada (paralisia periódica hipocalêmica),
  - fibrilação atrial sem cardiopatia subjacente
  - perda de peso involuntária
  - depressão em idosos (hipertireoidismo apatético).
  - hipertensão arterial sistêmica secundária; especialmente às custas de aumento de pressão arterial sistólica

Diagnóstico laboratorial

- O diagnóstico laboratorial da doença de Graves baseia-se no encontro de níveis de TSH suprimidos associados a T4 livre habitualmente elevado (lembrar de solicitar T3 quando encontrar TSH suprimido e T4 livre normal, pois pode-se tratar de tireotoxicose às custas de T3).
- O hipertireoidismo de qualquer causa, exceto nos tumores hipofisários produtores de TSH e na resistência hipofisária aos hormônios tireoidianos, resultará em TSH suprimido.
- A dosagem do Trab não está indicada rotineiramente para o diagnóstico de doença de Graves, mas está recomendada nas seguintes situações:

Indicações de solicitar Trab
1. no diagnóstico diferencial entre tireoidite pós parto e doença de Graves de aparecimento no puerpério já que nessa fase está contra indicada a cintilografia devido a lactação
2. para o diagnóstico de doença de Graves eutireóidea (oftalmopatia, dermopatia ou acropatia sem hipertireoidismo)
3. como preditor de resposta a longo prazo da doença de Graves ao tratamento medicamentoso: altos títulos de anticorpos ao final do tratamento com drogas antitireoideanas predizem baixa probabilidade de remissão da doença

- A cintilografia da tireóide com captação de iodo radioativo é útil para diferenciar causas de tireotoxicose com hipertireoidismo (produção aumentada de hormônio pela tireóide): doença de Graves, bócio multinodular e adenoma tóxico de causas de tireotoxicose sem hipertireoidismo (excesso de hormônios circulantes por destruição da glândula e liberação hormonal ou por fonte exógena): tireoidites, tireotoxicose factícia. Nas primeiras a captação encontra-se aumentada de forma difusa ou focal e nas últimas a tireóide está hipocaptante. A cintilografia, portanto é o primeiro exame a ser solicitado após a confirmação laboratorial de hipertireoidismo.

Causas de hipertireoidismo com captação aumentada	Causas de hipertireoidismo com captação diminuída
• doença de Graves • Bócio multonodular • Adenoma tóxico • Tireotropinoma	• tireoidites • tireotoxicose factícia

» Outras alterações laboratoriais que podem ser encontradas em diversas formas de hipertireoidismo: hipercalcemia com hipercalciúria e aumento da fosfatase alcalina por aumento da reabsorção óssea, intolerância à glicose, aumento da SHBG (proteína ligadora dos hormônios sexuais levando a aumento de testosterona total)

Tratamento

» O tratamento da doença de Graves pode ser feito com drogas antitireoidianas (DATs), iodo radioativo ou cirurgia. As DATs ainda são o tratamento de primeira escolha no Brasil quando não há contra-indicações ou situações específicas que indiquem as outras alternativas. Já nos EUA o iodo radioativo é a terapêutica de primeira linha. Hipotireoidismo permanente é muito mais frequente com as terapias ablativas (iodo e cirurgia) e recidiva de hipertireoidismo é mais comum com DATs.

Drogas antitireoidianas- PTU e MMZ

• Propiltiouracil(PTU) e Metimazol(MMZ) bloqueiam a síntese hormonal através do bloqueio da enzima tireoperoxidase.
• A dose inicial do metimazol é em geral 10 – 20mg
• A dose inicial do propiltiouracil 200 – 300mg.
• Admite-se uma potência equivante entre as duas drogas de 1:10.
• Não inibem a liberação de hormônios pré-formados, daí a necessidade de uso de drogas sintomáticas como betabloqueadores concomitante ao uso das DATs.Apenas 50% dos pacientes com doença de Graves tratados com DATs atingem a remissão ao final do tratamento (em média 18 a 24 meses) e mesmo nesses pacientes o índice de recidiva é alto. Fatores associados a maior chance de recidiva são: grandes bócios, sexo masculino, altos títulos de Trab, tabagismo, idade menor que 40 anos.

172 Guia de Bolso de Clínica Médica

(Continuação)

Drogas antitireoidianas- PTU e MMZ

- **Reações adversas**
  - As reações adversas mais comuns associadas as DATs são reações alérgicas leves como prurido, exantema e gastrointestinais como náuseas e vômitos e tais sintomas na maioria das vezes não exige suspensão do tratamento.
  - A agranulocitose é um efeito colateral extremamente raro que deve levar à suspensão imediata da droga estando quaisquer das duas drogas contra-indicadas definitivamente.
  - A hepatotoxicidade associada às DATs também é rara, estimada em menos que 0,5% dos casos e se caracteriza por hepatite tóxica associada ao PTU e colestase associada ao MMZ.
  - Tanto agranulocitose como hepatotoxicidade parecem ser reações adversas dose-dependentes em relação ao MMZ e idiossincráticas em relação ao PTU, daí a preferência pela primeira droga, além de sua comodidade posológica.
  - As únicas siuações em que o PTU é droga de primeira escolha são crise tireotóxica e gestação, na primeira por inibir a conversão periférica do T4 em T3 e na segunda devido a casos de aplasia cutis com metimazol.

Tratamento cirúrgico (tireoidectomia subtotal) é de escolha nas seguintes situações

- bócios muito volumosos,
- contra-indicações ou efeitos colaterias graves com DATs em crianças e adolescentes (situação na qual há cautela quanto ao uso do radioiodo)
- nódulos suspeitos de malignidade.

Radioiodoterapia

- Terapia de escolha na doença de Graves quando há falha ou contra-indicação às DATs. Como a tireóide encontra-se difusamente hipercaptante a dose de iodo radioativo é menor que no bócio multinodular.
- É formalmente contra-indicada na gravidez e lactação e deve-se aguardar pelo menos 6 meses após dose de radioiodo para autorizar uma eventual gravidez.
- Em pacientes cardiopatas ou idosos por vezes faz-se necessário uso de DATs previamente ao radioiodo para controle do hipertireoidismo e prevenção de uma piora do quadro clínico que eventualmente pode ocorrer devido liberação de hormônios tireoidianos induzido pela radiação. Nesse caso as DATs devem ser suspensas 3 a 7 dias antes da dose terapêutica.
- Pacientes com oftalmopatia podem apresentar piora do quadro ocular com radioiodo, assim deve ser iniciado dose de glicocorticóide antes da dose terapêutica.

Adenoma tóxico (doença de Plummer)

▶ Na presença de TSH suprimido e nódulo tireoidiano solitário deve ser realizada a cintilografia da tireóide com captação de iodo radioativo, na qual o nódulo aparece hipercaptante. O risco de malignidade de um nódulo tóxico é praticamente inexistente. As opções de tratamento são as mesmas da doença de Graves com algumas peculiaridades: o uso das DATs pode controlar os sintomas de hipertireoidismo mas não inibe o crescimento do adenoma, assim podem ser usadas como "ponte" para terapias mais definitivas. O iodo radioativo é uma terapêutica efetiva e definitiva e geralmente são necessárias maiores doses de iodo já que o restante da tireóide encontra-se hipocaptante pelos níveis suprimidos de TSH. Finalmente, a nodulectomia ou lobectomia também pode ser considerada principalmente em indivíduos jovens com nódulos volumosos. A injeção percutânea de etanol a 95% guiada por ultassonografia também vem sendo utilizada com as vantagens de ser um procedimento pouco invasivo, no entanto são necessárias várias sessões e os melhores resultados são obtidos em nódulos císticos.

Tireotoxicose induzida por amiodarona (TIA)

▶ A ingestão de 1 cp de 200mg de amiodarona leva a uma exposição a 7,4 mg de iodo livre, cerca de 50 vezes a necessidade diária normal de iodo, daí a grande sobrecarga de iodo que ocorre som seu uso

Tipos de tireotoxicose induzida por amiodarona (TIA)	
TIA tipo 1: hipertireoidismo	TIA tipo 2: tireoidite destrutiva
• síntese excessiva de hormônios tireoidianos induzido pela sobrecarga de iodo. Ocorre principalmente em pacientes com doença tireoidiana subjacente como bócio multinodular ou doença de Graves. • hipervascularização da glândula ao Doppler • tratamento com drogas antitireoidianas	• destruição da glândula (tireoidite) levando a liberação excessiva de hormônios tireoidianos na circulação. • vascularização diminuída da glândula ao Doppler • tratamento com corticóides

▶ Lembrar de TIA quando ocorrer piora da doença cardíaca de base como taquiarritmia, angina ou insuficiência cardíaca com o uso da amiodarona.
▶ O quadro laboratorial apresenta TSH suprimido e T4 livre elevado. Na TIA podem estar presentes anticorpos antitireoidianos característicos da doença de base como anti TPO e Trab. O melhor exame para diferenciar

as duas formas é a ultrassonografia de tireóide com doppler; na TIA1 encontramos hipervascularização da glândula e na TIA2 ausência de vascularização.

> Pacientes com TIA devem ter a amiodarona suspensa se possível, mas mesmo com a suspensão da droga o hipertireoidismo pode persistir por 6 a 9 meses. A TIA tipo 1 deve ser manejada com uso de drogas antitireoidianas para diminuir a síntese hormonal e a TIA tipo 2 pode ser tratada com curso de glicocorticóides de 8 a 12 semanas.

Hipertireoidismo subclínico

> Relacionado com menor densidade mineral óssea, especialmente em mulheres pós menopausa, maior incidência de fibrilação atrial, aumento da frequência cardíaca, do índice de massa de ventrículo esquerdo. Não há consenso quanto à indicação de tratamento, mas pode-se considerar tratar:

Indicações de tratamento de hipertireoidismo subclínico
• presença de osteoporose ou fibrilação atrial • em pessoas com alto risco de complicações como idosos e manopausadas se TSH <0,1 ou entre 0,1–0,5 mas com osteopenia.

Leitura Recomendada

Ross DS Treatment of hyperthyroidism UpToDate 17.3 2009
Coppola AR; Fried LP; Arnol AM Thyroid status, cardiovascular risk and mortality in older adults JAMA 2006 295:1033

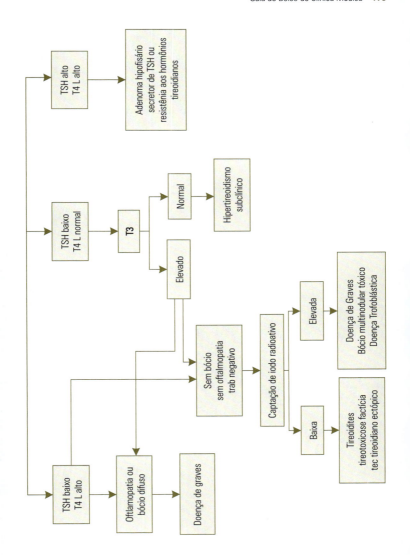

Capítulo **26**

Nódulos Tireodianos

Patrícia Sampaio Gadelha

Introdução

- Prevalência de 3−7% da população à palpação, 20−70% à ultrassono grafia(USG) e 50% em estudos de autópsia.
- Prevalência é maior com aumento da idade, no sexo feminino, com exposição à radiação ionizante prévia e em área deficientes em iodo.
- Principal importância: 5% dos nódulos detectados são malignos independente do tamanho.
- Nódulos não palpáveis têm o mesmo risco de malignidade de nódulos palpáveis do mesmo tamanho.
- Principais causas de nódulos tireoidianos:

    - nódulos benignos 95%: bócio adenomatoso, tireoidite de Hashimoto, adenomas e cistos
    - nódulos malignos 5%: carcinomas papilífero, folicular, medular, de células de Hürthle, anaplásico

Achados na história clínica sugestivas de malignidade
• nódulos detectados antes dos 20 ou depois dos 70 anos
• história familiar de câncer de tireóide
• história prévia de radiação cervical
• nódulos de crescimento progressivo.

Achados no exame físico sugestivas de malignidade
• nódulo endurecido e fixo à deglutição
• rouquidão (por acometimento do nervo laríngeo recorrente)
• adenomegalia cervical.

Exames laboratoriais e de imagem

Testes laboratoriais
• TSH em todos os pacientes;
• T4 livre se TSH alterado e anticorpos antiperoxidase se suspeita de tireoidite de Hashimoto;
• calcitonina: para rastrear carcinoma medular de tireoide (recomendação discordante entre os consensos)

Cintilografia de tireoide
• A cintilografia de tireóide é indicada somente em nódulos em que haja hiperfunção tireoidiana com TSH baixo com o objetivo de distinguir bócio uninodular tóxico (doença de Plummer) e bócio multinodular tóxico de doença de Graves.
• Os nódulos hipercaptantes à cintilografia só excepcionalmente são malignos.

Ultrassonografia de tireoide
• Pacientes com nódulos palpáveis para avaliar características sonográficas suspeitas e guiar PAAF (punção aspirativa com agulha fina) em casos selecionados;
• Os critérios ultrassonográficos que podem indicar malignidade são:
• nódulos com bordas mal definidas
• sólidos ou mistos
• Hipoecogêncios
• com microcalcificações
• com hipervascularização central ao *doppler*.
• Nenhuma dessas características isoladamente tem especificidade suficiente para definir o nódulo como maligno.

Conduta

Punção aspirativa por agulha fina (PAAF)

• O uso de antiagregantes plaquetários ou anticoagulantes não contra-indica a PAAF.
• Critérios para realização de PAAF (punção aspirativa com agulha fina)
  • nódulos ≥ 1cm;
  • nódulos < 1cm mas com características ultrassonográficas suspeitas ou em pacientes com risco aumentado de câncer de tireoide (irradiação cervical prévia ou história familiar)
  • nódulos suspeitos na presença de bócio multinodular (nesses casos puncionar os nódulos baseado nas características ultrassonográficas e não no tamanho do nódulo, pois até um terço dos cânceres de tireóide nesses pacientes se encontram nos nódulos não dominantes)

Resultados citológicos possíveis à PAAF e conduta a ser tomada – Classificação de Bethesda		
Classificação	Risco de malignidade	Conduta
I. Não diagnóstico ou insatisfatório	1-4%	Repetir PAAF
II. Benigno	0-3%	Acompanhamento clínico e ultrassonográfico
III. Lesão folicular de significado indeterminado	5-15%	Repetir PAAF
IV. Neoplasia folicular	15-30%	Lobectomia tireoidiana
V. Suspeito de malignidade (ex. suspeito de carcinoma papilífero, medular, linfoma)	60-75%	Tireoidectomia
VI. Maligno	97-99%	Tireoidectomia

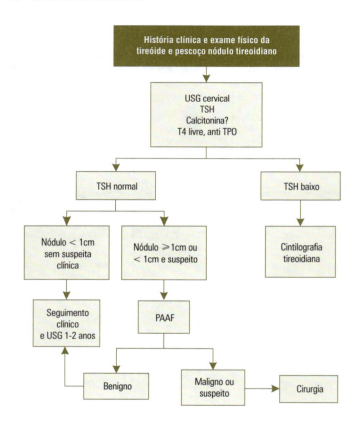

Leitura Recomendada

Gharib H; Papini E Thyroid nodules: clinical importance, assesment, and treatment. Endocrinol Metab Clin N Am 36 (2007) 707-735

Hegedüs L The thyroid nodule New Engl J Med 351;17 2004

Pacini F et al European consensus for the management of patients with differenciated thyroid carcinoma of the follicular epithelium Eur Journal od Endocrinology (2006) 154 787-803

Ross D Diagnostic approach to and treatment of thyroid nodules in www.uptodate.com 2008

Capítulo **27**

Diabetes Mellitus Tipo 2

Breno Balabem Alves

Quadro clínico

❱ **Quadro clínico:** poliúria, polidipsia, polifagia com perda de peso inexplicada. Na maioria assintomático, diagnosticado em exames de *screening*. O quadro clínico surge geralmente após 5−10 anos, quando há perda importante de massa de células beta pancreáticas, podendo haver lesões de órgãos-alvo ao diagnóstico.

Diagnóstico

Indicações de *screening* para Diabetes Mellitus (ADA)- 2011

1. Pacientes maiores do que 45 anos
2. Pacientes com o IMC>=25 e que tem um ou mais dos seguintes fatores de risco: história familiar de diabetes em parentes de primeiro grau, sedentarismo, história de ter tido filho com mais de 4,1 Kg, história pessoal de diabetes gestacional, dislipidemia (HDL<=35 ou TG>=250), paciente que já teve glicemia de jejum alterada ou intolerância a glicose previamente, síndrome dos ovários policísticos, história de doença vascular arterial. O exame de escolha para rastreamento do diabetes é a glicemia de jejum (GJ). O paciente deve permanecer pelo menos 8 horas sem se alimentar. Nos casos em que o screening for negativo (GJ<100) o exame deve ser repetido a cada 3 anos.

Critérios diagnósticos para Diabetes Mellitus

	Glicemia plasmática de jejum (mg/dL)	Glicemia plasmática 2 horas após 75g de glicose oral (teste de tolerância oral à glicose)	Glicemia plasmática casual (mg/dL), associada a sintomas de hiperglicemia	Hemoglobina glicada
Normal	<100	<140		<5,7%

182 Guia de Bolso de Clínica Médica

(Continuação)

Critérios diagnósticos para Diabetes Mellitus			
Glicemia de jejum alterada	100–125		
Intolerância à glicose		140–199	5,7–6,4%
Diabetes Mellitus	≥126 (em 2 situações diferentes)	≥200	≥200	>6,5%

- Se glicemia de jejum entre 100 e 125, realizar o teste de tolerância oral à glicose com 75 g.
- **Avaliação clínica:** questionar hábitos alimentares, atividade física, tratamentos prévios, comorbidades, monitorização glicêmica, episódios de hipoglicemia com o tratamento e percepção de sintomas, complicações microvasculares (retinopatia, nefropatia, neuropatia sensitiva ou autonômica) e macrovasculares (doença arterial coronariana, cerebrovascular ou periférica).
- **Exame físico:** peso, IMC, circunferência abdominal, pressão arterial, palpação tireoidiana, sítios de aplicação de insulina.
- **Avaliação dos pés anualmente:** inspeção (calosidades, fissuras, úlceras, tineas), palpação dos pulsos (pedioso, tibial posterior), reflexos (aquileu, patelar), sensibilidade: tátil com algodão, vibratória com diapasão de 128 Hz em proeminência óssea de hálux, e à pressão com monofilamento de 10g. Teste do monofilamento: aplicar com pressão suficiente para dobrar o monofilamento em 5 pontos da região plantar de cada pé (1º e 3º pododáctilos, cabeça de 1º, 3º e 5º metatarsos). Evitar áreas de calosidade. Alteração em qualquer ponto indica risco de ulceração.

Tratamento e acompanhamento

Avaliação ambulatorial periódica do paciente diabético	
3/3 meses	HbA1C (6/6 meses após atingir alvo glicêmico)
Anualmente, no mínimo	Colesterol total e frações, triglicérides, creatinina sérica, excreção urinária de albumina e creatinina, função hepática, fundo de olho
Regularmente	Avaliação nutricional e odontológica

Orientar modificações de estilo de vida para todos os com glicemia de jejum alterada, intolerância à glicose ou diabetes mellitus: dieta para redução de 5 a 10% de peso (por exemplo, restringir alimentos mais calóricos, como frituras e doces, e estimular menos calóricos, como verduras, legumes, integrais, leite desnatado, queijos brancos e uso de adoçantes); e 150 minutos/semana de atividade física moderada (caminhadas, hidroginástica).
- Vacinação anti-influenza anual e uma dose anti-pneumocócica (com uma segunda dose desta após os 64 anos, quando o paciente foi vacinado antes dos 65 anos e há mais de 5 anos)
- Associar Metformina 850 mg 2 vezes/dia se glicemia de jejum alterada **E** intolerância à glicose **E** qualquer um dos seguintes: <60 anos, IMC≥ 35 kg/m², familiar de 1º grau com DM, triglicérides elevado, HDL baixo, hipertensão e HbA1C>6%.

Alvos terapêuticos no paciente adulto com DM2							
HbA1C	Glicemia de jejum	Glicemia pós-prandial	Pressão arterial	LDL	HDL	Triglicérides	IMC
<7,0%	70–130 mg/dL	<180 mg/dL	<130/80 mmHg	<100 mg/dL	>40 mg/dL em homens	<150 mg/dL	<25 kg/m²
Pode ser individualizado considerando duração do diabetes, expectativa de vida, comorbidades, complicações micro e macrovasculares avançadas e percepção de hipoglicemias			<125/75 mmHg se insuficiência renal crônica ou macroalbuminúria	opcional: <70 mg/dL	>50 mg/dL em mulheres		

- Classes preferenciais para o tratamento da HAS: IECA ou BRA. Se necessário, associar tiazídico (se *clearance* estimado ≥ 30 ml/min) ou diurético de alça (se *clearance* estimado <30 ml/min).
- Medicações para o tratamento do diabetes:

Metformina

- Dose inicial – 500 mg 1–2 vezes/dia ou 850 mg 1 vez/dia com as refeições.
- Ir aumentando 1 comprimido por semana a depender da tolerância gastrointestinal.

(Continuação)

Metformina

- Diminui a hemoglobina glicada em 1–2%.
- Vantagem – não causa ganho de peso.
- Desvantagens – efeitos colaterais gastrintestinais, contra-indicada na insuficiência renal.
- Disponível comprimido de liberação lenta de 500 mg. Pouco efeito adicional em doses maiores que 2000 mg/dia.
- Reduzir à metade da dose máxima se *clearance* de creatinina (MDRD) 40–60 ml/min e suspender se <40 ml/min (risco de acidose lática, embora raro).

Sulfoniluréias

- Dose – clorpropamida: 250–750 mg/d
  - glibenclamida: 2,5–20 mg/d
  - glipizida: 5–40 mg/d
  - glimepirida: 1–8 mg/d
  - gliclazida: 30–120 mg/d
- Diminuem a hemoglobina glicada em 0,5–1,4%.
- Vantagem – rapidamente efetiva.
- Desvantagem – ganho de peso, hipoglicemia. Sulfoniluréias de 1ª geração (clorpropamida, glibenclamida) são associadas a maior risco de hipoglicemias que as de 2ª geração (glipizida, glimepirida, gliclazida), principalmente em idosos.
- Evitar uso se insuficiência renal ou hepática avançadas.
- Efeitos próximos ao máximo com metade da dose máxima, quando deve-se considerar outras classes caso alvo não atingido.

Tiazolidinedionas

- Dose – pioglitazona: 15–45 mg/d.
- Diminuem a hemoglobina glicada em 1–2%.
- Vantagem – melhora do perfil lipídico, potencial diminuição de IAM (pioglitazona).
- Desvantagem – potencial aumento de IAM (rosiglitazona), retenção hídrica, ganho de peso, perda óssea, custo, contra-indicado em ICC III/IV.
- Não há consenso sobre aumento real de desfechos cardiovasculares desfavoráveis com o uso de rosiglitazona (mostrado na metanálise de Nissen et al. NEJM 2007), contraposto ao estudo prospectivo RECORD (Home et al. NEJM 2007 – resultado preliminar, sem malefício). No entanto, o FDA e ANVISA suspenderam a droga do mercado. É consenso que as glitazonas aumentam o risco de insuficiência cardíaca, sendo proscrito em ICC classes funcionais III e IV da NYHA.

Glinidas

- Dose – repaglinida: 0,5 – 4,0 mg/refeição.
  nateglinida: 120 – 180 mg/refeição.
- Diminuem a hemoglobina glicada em 0,5 – 1,5%.
- Vantagem – rapidamente efetiva.
- Desvantagem – ganho de peso, hipoglicemia, custo, 3 doses diárias.
- As glinidas, assim como a acarbose, são melhor indicadas quando a monitorização com glicemias capilares mostra pior controle no período pós-prandial (por medidas diretas ou inferindo a partir de uma glicemia de jejum normal com HbA1C alta).

Inibidor da alfa-glucosidase

- Dose – acarbose: 50 – 100 mg/refeição.
- Diminui a hemoglobina glicada em 0,5 – 0,8%%.
- Vantagem – não causa ganho de peso.
- Desvantagem – efeitos colaterais gastrintestinais, 3 doses diárias, custo.
- Indicada quando a monitorização com glicemias capilares mostra pior controle no período pós-prandial (por medidas diretas ou inferindo a partir de uma glicemia de jejum normal com HbA1C alta).
- A acarbose deve ser tomada no início da refeição, retardando assim a digestão de carboidratos complexos. Doses progressivas de acarbose ajudam a reduzir os efeitos colaterais.

Incretinomiméticos: análogos GLP-1

- Dose – liraglutide: iniciar com 1,2 mg SC antes das refeições e aumentar para 2x/dia
- Dose – exenatide: deve ser iniciado com 2 doses diárias de 5 mcg SC, 0 a 60 minutos antes das refeições, aumentando para 10 mcg SC 2 vezes/dia 1 mês após.
- Náuseas e vômitos são os efeitos colaterais mais comuns, porém transitórios. Relatos de pacreatite, mas os últimos estudos não mostraram risco superior a diabéticos sem usar análogos GLP-1 Deve-se reduzir ou suspender a sulfoniluréia, se estiver em uso, pelo risco de hipoglicemia.
- Diminui a hemoglobina glicada em 0,5 – 1%
- Vantagem – promove perda de peso, aumenta saciedade, retarda esvaziamento gástrico
- Desvantagem – 2 injeções diárias, efeitos colaterais gastrintestinais, segurança a longo prazo não estabelecida, alto custo
- opção para os pacientes com contra-indicações, hipoglicemia ou ganho de peso com outras classes, e que ainda não atingiram os alvos glicêmicos com uso de metformina ou sulfoniluréia

186 Guia de Bolso de Clínica Médica

Incretinomiméticos: inibidores de DPP-4

- Dose – sitagliptina: 100 mg 1 vez/dia.
  vildagliptina: 50 – 100 mg/d.
- Drogas que inibem a dietilpeptidase-4 enzima que degrada o GLP-1 (substância responsável pela secreção de insulina pancreática).
- A sitagliptina é dada uma vez ao dia, independente da refeição. A dose é diminuída à metade com *clearance* de creatinina entre 30 e 50 ml/min, e a ¼ se <30 ml/min.
- A dose de vildagliptina é de 50 mg 1 – 2 vezes/dia. Recomenda-se monitorar transaminases a cada 3 meses no primeiro ano de uso, e regularmente após (contra-indicado se elevação de 2,5 vezes o limite superior da normalidade). Não é recomendado em insuficiência renal grave.
- Há disponível combinação dos inibidores de DPP-IV com metformina.
- Vantagem – manutenção do peso.
- Desvantagem – segurança a longo prazo não estabelecida, alto custo.
- opção para os pacientes com contra-indicações, hipoglicemia ou ganho de peso com outras classes, e que ainda não atingiram os alvos glicêmicos com uso de metformina ou sulfoniluréia

Farmacocinética das insulinas

Farmacocinética das insulinas				
	Insulina	Início de ação	Pico de ação	Duração efetiva
Ultra-rápidas	Lispro	5 – 15 min	30 – 90 min	4 – 6 hs
	Aspart	5 – 15 min	30 – 90 min	4 – 6 hs
	Glulisina	5 – 15 min	30 – 90 min	4 – 6 hs
Rápida	Regular	30 – 60 min	2 – 3 hs	8 – 10 hs
Intermediária	NPH	2 – 4 hs	4 – 10 hs	12 – 18 hs
Lenta	Glargina	2 – 4 hs	sem pico	20 – 24 hs
	Detemir	2 – 4 hs	sem pico	18 – 24 hs

▶ Ao insulinizar, podem ser mantidos os hipoglicemiantes orais que agem na resistência hepática ou periférica (metformina, tiazolidinedionas). Os secretagogos (sulfoniluréias, glinidas) também podem ser mantidos caso haja peptídeo-C mensurável, embora não haja recomendações formais de dosá-lo no acompanhamento. O peptídeo-C é mais útil no diagnóstico diferencial entre os tipos de diabetes quando há dúvidas. Atentar ao risco de hipoglicemias à associação de insulina.

- Recomenda-se iniciar insulinoterapia intensiva em pacientes recém-diagnosticados com glicemias de jejum >250–300 mg/dL com sintomas, cetonemia ou cetonúria, de forma a reduzir a glico e lipotoxicidade e melhorar a resposta aos hipoglicemiantes orais. Após atingir controle, pode se reavaliar a substituição por hipoglicemiantes orais conforme reserva pancreática (peptídeo-C basal).
- Em pacientes que não atingiram alvo glicêmico com monoterapia ou terapia combinada de hipoglicemiantes orais em doses máximas (HbA1C <7,0% após 3 meses), associar insulina basal e intensificar esquema conforme controles de glicemias capilares e HbA1C (vide algoritmos, terapia bem validada). A associação de mais de duas classes de hipoglicemiantes orais pode ser benéfica em alguns casos (terapia menos bem validada).

Complicações crônicas

Nefropatia diabética

- microalbuminúria (30–299 mg/gCr), macroalbuminúria (≥300 mg/gCr) ou piora do ritmo de filtração glomerular. Na falta de retinopatia concomitante ou sem proteinúria prévia, aumenta a chance de outra causa da nefropatia. Tratamento: controle estrito da PA, IECA ou BRA nas micro e macroalbuminúria, restrição protéica (0,8–1,0 g/kg/d se IRC leve ou <0,8 g/kg/d se IRC avançada).

Neuropatia diabética

- *screening* anual de polineuropatia simétrica distal. Opções terapêuticas: amitriptilina, imipramina, carbamazepina, gabapentina, duloxetina, capsaicina tópica. Manifestações de neuropatia autonômica: taquicardia de repouso, intolerância ao exercício, hipotensão ortostática, constipação, gastroparesia, disfunção erétil e disfunção sudomotora (anidrose, pele seca). Diabetes lábil pode estar relacionado à gastroparesia (por alterações no ritmo de absorção de drogas e alimentos), mas mais comumente a fatores psicológicos.

Retinopatia diabética

- fotocoagulação em pacientes com retinopatia diabética proliferativa ou não proliferativa grave.

Complicações macrovasculares

- investigar doença arterial coronariana se queixas anginosas típicas ou atípicas ou se ECG de repouso alterado. Profilaxia primária com aspirina em mulheres com >60 anos ou homens >50 anos E outro fator de risco cardiovascular (hipertensão, história familiar de doença coronariana precoce, dislipidemia, microalbuminúria, neuropatia autonômica cardíaca ou tabagismo). Também há benefício do uso de IECA em diabéticos com ≥55 anos e doença cardiovascular prévia ou outro fator de risco (hipertensão, colesterol total alto, HDL baixo, tabagismo ou microalbuminúria). Embora existam benefícios claros de IECA ou BRA em pacientes com nefropatia ou hipertensão, o benefício em pacientes com doença cardiovascular sem essas condições é menos evidente, principalmente quando há controle do LDL.

Exemplo de prescrição

Paciente do sexo feminino, 52 anos vem em consulta de check-up com os seguintes exames: glicemia de jejum 170mg/dl, colesterol total 225mg/dl, colesterol HDL 32mg/dl, colesterol LDL 142mg/dl, triglicerídeos 254mg/dl, hemoglobina glicada 8,2%, Cr 1,02 mg/dl, Na 137 mEq/L, K 3,8 mEq/L. Ao exame IMC 27,8 kg/m2, PA 136x98 mmHg.

Exemplo de prescrição padrão – Diabetes Mellitus

1. Dieta hipocalórica, hipossódica com objetivo de perda de 5–10% do peso. Dieta com menos de 7% de gorduras saturadas, sendo menos que 200mg de colesterol.
2. Metformina 500mg 1x/dia junto à refeição. Aumentar 1 comprimido por semana até a dose máxima de 3cp/dia às refeições se boa tolerância intestinal. Observar se os alvos glicêmicos atingirão alvo. Se não acrescentar outro hipoglicemiante oral ou insulina a depender do nível de hiperglicemia
3. Enalapril 10mg 2x/dia com objetivo de PA <130x80mmHg
4. Sinvastatina 20mg/dia com objetivo de LDL <100mg/dl
5. Rastrear complicações crônicas (microalbuminúria, fundo de olho e monofilamento)
6. Vacina anti-influenzae e anti pneumocócica

Leitura Recomendada

Standards of Medical Care in Diabetes – 2011 (Position Statement). Diabetes Care 2009;32:S13-S61.

Nathan et al. Impaired fasting glucose and impaired glucose tolerance – implications for care. Diabetes Care 2007;30:753-759.

Nathan et al. Medical management of hyperglycemia in type 2 diabetes: a consensus algorithm for the initiation and adjustment of therapy. Diabetes Care 2009;32:193-203.

Hirsch IB. Insulin analogues. New England Journal of Medicine 2005;352(2):174-183

Boulton et al. Comprehensive foot examination and risk assessment. Diabetes Care 2008;31:1679-1685.

Effects of ramipril on cardiovascular and microvascular outcomes in people with diabetes mellitus: results of the HOPE study and MICRO-HOPE substudy: Heart Outcomes Prevention Evaluation Study Investigators. Lancet 355:253–259, 2000.

Guia de Bolso de Clínica Médica **189**

Tratamento do DM2

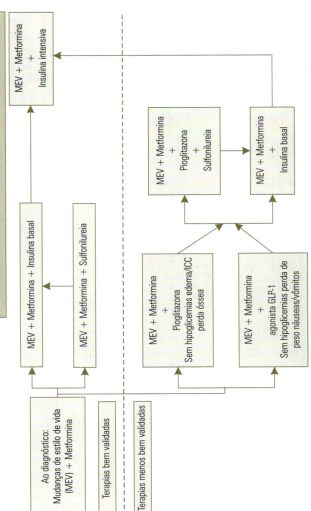

- Reforçar as orientações de mudanças de estilo de vida em cada consulta.
- Checar HbA1C a cada 3 meses até <7% e então a cada 6 meses.
- Intervir sempre que HbA1C ≥7% (aumentar a dose ou próxima etapa).
- Medicações não citadas também são opções em casos selecionados.

Ao diagnóstico: Mudanças de estilo de vida (MEV) + Metformina

Terapias bem validadas

- MEV + Metformina + Insulina basal
- MEV + Metformina + Sulfonilureia
- MEV + Metformina + Insulina intensiva

Terapias menos bem validadas

- MEV + Metformina + Pioglitazona — Sem hipoglicemias edema/ICC perda óssea
- MEV + Metformina + agonista GLP-1 — Sem hipoglicemias perda de peso náuseas/vômitos
- MEV + Metformina + Pioglitazona + Sulfonilureia
- MEV + Metformina + Insulina basal

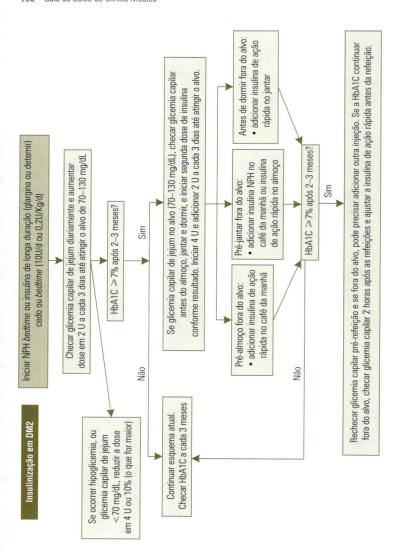

Capítulo **28**

Obesidade

Patrícia Sampaio Gadelha

Introdução

- Obesidade é fator de risco para diversas outras doenças: diabetes mellitus, hipertensão arterial, dilsipidemia, doenças osteoarticulares, gota, doenças restritivas pulmonares, síndrome dos ovários policísticos, diversos tipos de cânceres, esteatose hepática, doenças da vesícula biliar.

Diagnóstico e Classificação

Classificação do peso corpóreo pelo IMC	
<18,5	Baixo peso
18,5 – 24,9	Normal
25 – 29,9	Sobrepeso
30 – 34,9	Obesidade grau I
35 – 39,9	Obesidade grau II
>40	Obesidade grau III

- A medida antropométrica mais utilizada para definição e classificação de obesidade é o Índice de Massa Corpórea (IMC) que e calculado dividindo o peso em quilogramas pela altura em metros quadrados. Já em crianças e adolescentes o método preferencial para diagnóstico é o uso de curvas de percentis de peso padronizadas para a população estudada. Assim, criança com peso acima do percentil 85 pode ser considerada com sobrepeso e acima do P95 obesa.

192 Guia de Bolso de Clínica Médica

Métodos que podem ser utilizados para avaliar a composição corporal

- medida da espessura das pregas cutâneas: má reprodutibildade.
- ultrassonografia: avalia melhor a espessura do tecido adiposo com menor variabilidade que a medida das pregas cutâneas.
- tomografia e ressonância magnética : alto custo, ainda não utilizados em larga escala para esse fim.
- bioimpedância: seu uso vem sendo ampliado recentemente e baseia-se na propriedade de resistência à passagem de corrente elétrica que é maior no tecido gorduroso e menor no tecido hidratado isento de gordura.
- A absorciometria (densitometria) é considerada o padrão ouro para análise da composição corporal.

❱ Para análise do gasto energético podem-se utilizar fórmulas matemáticas como de Harris Benedict que estimam o gasto energético basal baseado no peso e altura. No entanto, o método mais utilizado na prática clínica por ser mais fidedigno e reprodutível é a calorimetria indireta que é um método que mede a produção de energia através das trocas gasosas com o meio ambiente. Assim o indivíduo fica confinado em uma campânula onde o ar circula num circuito fechado e a produção de energia é calculada através dos equivalentes calóricos do CO_2 produzido e do O_2 consumido. O exame dura aproximadamente 30 minutos e o resultado é extrapolado para o cálculo da taxa metabólica basal de 24h.

Tratamento dietético

❱ O tratamento inicial da obesidade baseia-se em dietas hipocalóricas associado a modificações do estilo de vida. O tratamento não medicamentoso pode levar a perda de 0,5kg – 1kg/semana se for reduzido a ingesta diária de 500 – 1000kcal. O exercício físico é o principal componente do tratamento que promove manutenção da perda de peso.

❱ O objetivo inicial do tratamento do paciente obeso é a perda de 5 – 10% do peso. Tal perda já é suficiente, mesmo em grandes obesos, para se obter impacto no controle das comorbidades como HAS e DM.

Guia de Bolso de Clínica Médica **193**

Modelos de dietas

- dieta pobre em carboidratos e rica em gordura e proteínas (dieta do dr Atkins e South Beach). Não restringe diretamente o número de calorias, mas os paciente acabam ingerindo menos calorias pela monotonia da dieta e também pelo efeito anorexígeno provocado pela cetose ocasionada pela grande ingesta protéica. Levam a redução da insulinemia, dos níveis de triglicérides e aumento do HDL.
- dieta pobre em gorduras (dieta de Ornish ou vegetariana): Nessa dieta o percentual de gorduras ingerido deve ser <10% das calorias/dia. Nela os alimentos de origem animal são excluídos com exceção do leite. Como há restrição de alimentos gordurosos, pode ocorrer déficits de vitaminas lipossolúveis necessitando de suplementação.
- dietas balanceadas (dieta dos pontos, dieta dos vigilantes do peso). Nessas dietas ocorre restrição calórica, mas a composição dos nutrientes da dieta é mantida. Possibilitam melhor adesão a longo prazo e não precisam repor oligoelementos.

▶ Todas as dietas levam a perda de peso semelhante e o mais importante para a perda não são os componentes da dieta e sim o grau de restrição calórica.

Tratamento medicamentoso

▶ O tratamento medicamentoso está indicado quando IMC >30 kg/m^2 ou acima de 25kg/m^2 associado a comorbidades e quando não houve sucesso com dieta, exercícios e modificações comportamentais
▶ Dentre os agentes farmacológicos clássicos temos:

Sibutramina

- Doses:
  sibutramina: 10–15mg/dia.
- agente inibidor da recaptação de noradrenalina e serotonina.
- Efeitos colaterais: boca seca, constipação, dor abdominal, náuseas, taquicardia, aumento de PA, sudorese, insônia, depressão, cefaléia, insônia, parestesia, lombalgia, náusea, dispepsia.
- Contra-indicações: doença coronariana, ICC, arritmias, AVC, gestação, lactação, antecedente de bulimia ou anorexia, uso de IMAO ou ISRS, uso de drogas metabolizadas pelo citocromo P450, glaucoma de ângulo fechado e disfunção renal e hepática (tem metabolismo hepático e eliminação renal).

194 Guia de Bolso de Clínica Médica

Sibutramina

- No final de 2009 foram publicados dados preliminares do estudo SCOUT(Sibutramine Cardio-vascular Outcome Study) que avaliou a segurança cardiovascular da medicação em pacientes de alto risco: diabéticos com antecedente de doença isquêmica coronariana prévia, hipertensão descontrolada ou insuficiência cardíaca. Devido a ocorrência ligeiramente superior de eventos cardiovasculares (11,4% *versus* 10%) na população estudada, a medicação teve sua comercialização suspensa na Europa e EUA. No entanto já era sabido que a sibutramina é contra-indicada nessa população estudada portanto os resultados desse estudo não deveriam ser extrapolados para a população em geral desde que seja prescrita por médico habilitado que conheça tais contra-indicações. Essa é a posição defendida pela Sociedade Brasileira de Endocrinologia e Metabologia.

Orlistat

- Doses :
  orlistat 120mg às refeições (até 3 x/dia)
- análogo na lipstatina, inibidor das lípases gástrica e pancreática, como consequencia 33% do triglicerídeos ingeridos não são hidrolisados nem absorvidos.
- Pode levar a déficit de vitaminas lipossolúveis.
- Contra-indicações: síndrome de má absorção crônica, colestase, gravidez, lactação, bulimia, anorexia.
- Efeitos colaterais: esteatorréia, diarréia, urgência e incontinência fecal (15 – 30%), flatulência.

▶ Algumas medicações não têm uso clássico como anti-obesidade, mas vêm sendo usadas como medicações *off-label*:
  - ▶ **topiramato:** droga classicamente anticonvulsivante pode ser usada como 2ª linha em alguns casos de obesidade associada à compulsão;
  - ▶ **fluoxetina e sertralina:** são antidepressivos inibidores seletivos da recaptação de serotonina que podem levar a pequena perda de peso nos primeiros 6 meses de uso, mas levam a reganho de peso após esse período se outras medidas não forem tomadas;
  - ▶ **bupropiona:** antidepressivo inibidor da recaptação de dopamina e noradrenalina pode ser usado principalmente em pacientes que ganham peso associados à cessação do tabagismo uma vez que é droga utilizada no tratamento anti tabático. Tem como principal contra- indicação histórico de convulsões.
  - ▶ **agonistas do GLP-1 e metformina:** são medicações antidiabéticas, mas como não levam a ganho de peso, podendo até levar a discreta perda de peso devem ser medicações preferenciais em diabéticos obesos.

Tratamento cirúrgico

▶ O tratamento cirúrgico é reservado para os pacientes que têm IMC >40kg/m² ou >35 com comorbidades após 2 anos de tratamento clínico não bem sucedido e respeitadas as contra-indicações: obesidade secundária a causas endócrinas (Cushing por exemplo), doença cardiopulmonar grave e descompensada, neoplasias não curadas, doenças psiquiátricas importantes que impeçam boa aderência e acompanhamento do paciente no pós operatório. Dentre as opções cirúrgicas temos:

Procedimentos cirúrgicos puramente restritivos: Banda gástrica ajustável

- Banda Gástrica ajustável: nesse procedimento é inserido um anel ao redor do estômago do paciente e o anel é ajustado pelo médico (geralmente através de um dispositivo inflável) a fim de diminuir o volume do reservatório gástrico.
- Tem baixa eficácia em comparação às outras técnicas e geralmente é utilizada como ponte para um procedimento mais definitivo.

Procedimentos predominantemente restritivos – Cirurgia de Capella

- nesse procedimento é confeccionada uma bolsa de gástrica de geralmente 30 ml (pode ou não ter anel constrictor ao redor da bolsa) e o trânsito alimentar é desviado para porções mais baixas do jejuno através de uma alça em Y de Roux, excluindo dessa forma o duodeno.
- Leva a perdas de aproximadamente 50–70% do excesso de peso no 1º ano.
- Pelo desvio do trânsito, o alimento chega menos digerido ao íleo levando ao efeito incretínico de estímulo do GLP-1. Assim, melhora o controle do diabetes mellitus independente da perda de peso.
- Pode ocorrer anemia ferropriva, osteopenia e anemia megaloblástica por deficiência de vit. B12 sendo necessário acompanhamento pós operatório.

Procedimentos predominantemente disabsortivos-Cirurgia de Scopinaro e switch duodenal

- Nesses procedimentos o trânsito intestinal é desviado de tal forma que quase todo o intestino delgado fica excluso da passagem dos alimentos, restando de 50 a 100 cm de superfície intestinal para absorção de nutrientes.
- Leva portanto a maiores perdas de peso às custas de maiores déficits nutricionais a longo prazo.

Leitura Recomendada

Halpern A; Mancini M Obesidade e Síndrome Metabólica para o clínico. Roca 2009

Bray GA Overview of therapy for obesity in adults UpToDate 17.3 2009

Snow V; Barry P; Fitterman N Pharmacologic and surgical management of obesity in primare care: a clinical practice guideline from the American College of Physicians Ann Intern Med 2005 142:525

Rucker D; Padwal R; Li SK Long term pharmacotherapy for obesity and overweight: updated meta analysis BMJ 2007 335:1194

Capítulo **29**

Osteoporose e Densitometria Óssea

Patrícia Dreyer

Introdução

- Distúrbio osteo-metabólico mais comum caracterizado por redução da quantidade e qualidade do tecido ósseo com conseqüente fragilidade e aumento do risco de fraturas.

- Os sítios ósseos mais afetados pela osteoporose são coluna lombar, quadril e punho. Por isso, estes locais são escolhidos para avaliação diagnóstica. As costelas e o úmero proximal também podem ser afetados. A ocorrência nesses locais de fraturas por fragilidade (definida como aquela causada por mínimos traumas como queda da própria altura) deve levantar a suspeita clínica da presença de osteoporose.

- As fraturas e coluna lombar são as mais comuns e ocorrem principalmente na região de transição tóraco-lombar. Podem causar dor local em 1/3 dos casos, mas são geralmente assintomáticas. Além disso, levam à perda da altura, cifose e à dificuldade de expansão torácica quando são múltiplas.

- As fraturas de colo femoral são as que levam a maior morbi-mortalidade. Cerca de 50% dos pacientes ficarão permanentemente incapacitados. A mortalidade pode chegar a 40% principalmente indivíduos com idade avançada por doenças associadas ao estado de imobilização prolongado como infecção e evento trombo-embólico.

Classificação da Osteoporose

- A osteoporose primária é aquela relacionada á menopausa e/ou ao envelhecimento. O hipo-estrogenismo pode levar à perda óssea mais acentuada principalmente nos primeiros 5 anos após a falência ovariana. O mecanismo é múltiplo desde redução da formação e aumento da reabsorção óssea até redução na absorção intestinal de cálcio e produção da forma ativa da vitamina D.

198 Guia de Bolso de Clínica Médica

▶ A osteoporose secundária é aquela causada por condições mórbidas ou medicações que predispõem à perda óssea.

Causas de osteoporose secundária

- A principal causa secundária é o uso crônico de corticóide (uso de prednisona 5mg ou equivalente por 3 meses ou mais).
- Deficiência de vitamina D: bastante comum em nosso meio que pode levar a osteomalácea indistinguível desitometricamente da osteoporose.
- Neoplasia (principalmente o mieloma múltiplo).
- Hipercalciúria.
- Disabsorção intestinal (ex: doença celíaca).
- Doenças endócrinas (hipertiroidismo, hiperparatiroidismo, Doença de Cushing, Hipogonadismo).
- Imobilização prolongada.
- Alcoolismo.
- Doenças inflamatórias crônicas (em especial artrite reumatóide).
- DPOC e Asma Brônquica também são causas de perda de massa óssea.
- O uso de drogas como anti-convulsivantes, lítio, varfarina, heparina, quimioterapicos causam perda de massa óssea por mecanismos diversos.
- A pesquisa de causas secundárias deve ser sempre realizada e nunca devemos atribuir a perda de massa óssea a um distúrbio primário sem antes realizar uma boa anamnese e solicitar exames de triagem para excluir as principais doenças associadas à perda óssea.

Investigação laboratorial

Exames a serem solicitados para todos os pacientes com osteoporose

1. Hemograma
2. Creatinina e uréia
3. Cálcio total e fósforo
4. PTH
5. Eletroforese de proteínas
6. TSH
7. Testosterona (em homens)
8. Calciúria de 24 hrs
   Idealmente deve-se dosar ainda a 25OH vitamina D (pré-hormônio) que traduz melhor a hipovitaminose D do que a dosagem da forma ativa (calcitriol ou 1,25 diidroxi vitamina D). A dosagem da vitamina D torna-se importante porque nem sempre existe hiperparatiroidismo secundário que possa alertar para este distúrbio. Níveis séricos acima de 30ng/mL são desejáveis.

Guia de Bolso de Clínica Médica **199**

▶ A determinação da massa óssea (avaliação quantitativa) é a melhor forma de detectar osteoporose. Dentre as técnicas disponíveis, a mais utilizada para diagnóstico e acompanhamento é a densitometria óssea por DXA (Dual energy x-ray absorptiometry).

▶ O Raio-X simples apresenta baixa sensibilidade e só mostra alteração quando já existe perda óssea maior que 30%. Sua utilidade maior está na detecção de fraturas.

▶ A qualidade óssea também é importante (micro-arquitetura, grau de mineralização, microporosidade etc) e pode ser avaliada através de algumas técnicas como a tomografia computadorizada quantitativa, mas não é realizada de rotina na prática clínica ficando restrita a centros de pesquisa. Biópsia óssea é reservada para casos selecionados.

Quando solicitar densitometria óssea (Sociedade Brasileira de densitometria óssea)

1. Mulheres com idade igual ou superior a 65 anos.
2. Mulheres em transição menopausal (entre 40−50 anos) ou abaixo de 65 anos com algum fator de risco para fraturas (por ex: baixo peso, história familiar de fratura após os 50 anos de idade em parentes de primeiro grau, tabagismo atual).
3. Homens com idade igual ou superior a 70 anos.
4. Homens acima de 50 anos com fator de risco para fraturas.
5. Qualquer adulto com história de fratura por fragilidade, doença ou condição ou medicamentos associados à baixa massa óssea (por exemplo, uso crônico de corticóide).
6. Pessoas para as quais são consideradas intervenções farmacológicas para osteoporose ou para monitorar a eficácia do tratamento.

▶ O exame deve fornece o valor absoluto da densidade mineral óssea (DMO) em g/cm^2 nas regiões de interesse que são coluna lombar (mínimo de 2 vértebras lombares geralmente L1-L4), fêmur proximal (colo e fêmur total devem ser utilizados).

▶ Quando há mais de 1 desvio-padrão entre vértebras contíguas pode haver elementos que elevam falsamente a DMO da vértebra em questão como fraturas, processos osteodegenerativos (osteofitos, calcificações discais). A vértebra pode ser excluída da análise e um Raio-x simples deve ser solicitado.

▶ A análise do antebraço (Rádio 33%) deve ser realizada apenas quando coluna ou fêmur não puderem ser analisados (p.ex: próteses, deformidades).

O corpo inteiro também pode ser utilizado e fornece composição corporal (conteúdo de gordura e massa magra) e a densidade do esqueleto total (sítio utilizado em crianças associado a coluna lombar).

▶ Utiliza-se o T-score expresso em desvio-padrão (comparação da BMD do paciente em relação a um banco de dados da média da DMO de adultos jovens caucasianos) em mulheres na transição menopausal (> ou igual a 40 anos) e homens com 50 anos ou mais.

Critérios densitométricos definidos pela OMS para classificação de massa mineral óssea em mulheres pós menopausadas	
T score até −1,0 DP	Normal
T score de −1,1 a 2,4 DP	Osteopenia
T score de −2,5 DP ou mais	Osteoporose

▶ Já para crianças e adolescentes (<20 anos), mulheres antes dos 40 anos e homens com menos de 50 anos, o diagnóstico não deve ser apenas baseado na densitometria. História clinica e causas secundárias devem ser avaliadas para confirmação do diagnóstico de fragilidade óssea. Nesse grupo deve-se utilizar o Z-score (comparação com um banco de dados ajustado para própria idade, sexo e raça do paciente).

Critérios densitométricos definidos pela OMS para classificação de massa mineral óssea em crianças, mulheres antes da menopausa e homens menores que 50 anos	
Z score até −2,0 DP	Dentro do intervalo para idade e sexo
Z score de −2,0 DP ou mais	Baixa massa óssea

▶ A densitometria deve ser realizada anualmente ou a cada 2 anos se for normal com objetivo de detectar perda ou ganho na massa óssea. Pode ser repetida a cada 6 meses em situações típicas com o uso de corticóide que induz perda óssea rápida e detectável nesse período. Deve sempre ser realizado no mesmo aparelho para melhor comparação e a variação mínima significativa em cada sítio deve estar descrita para cada serviço para estabelecer mudanças reais na massa óssea.

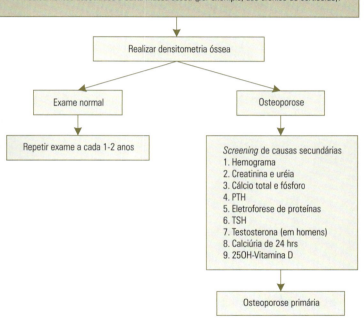

Leitura Recomendada

Guias de Medicina Ambulatorial e Hospitalar da UNIFESP-EPM- Endocrinologia Editora Manole 1ª Edição 2009/ Aleteração do Metabolismo Ósseo e Mineral.

Posições Oficiais da Sociedade Brasileira de Densitometria Clinica (SBDens) 2008. http://www.sbdens.org.br

Clinician'sGuide to prevention and treatment of Osteoporosis. http://www.nof.org

Capítulo **30**

Hematúria

Larissa Guedes da Fonte Andrade

Tópicos

▶ A avaliação inicial da urina vermelha consiste na confirmação de hematúria. Para isso, a urina deve ser centrifugada. Após centrifugação, se o sedimento continuar vermelho, é caso de hematúria. Se o sobrenadante ficar vermelho deve-se usar a fita reagente (*dipstick*) para grupo heme na urina. Se for negativo deve-se pensar em porfiria ou uso de medicações que tornam escura a urina, como a rifampicina, ibuprofeno, fenazopiridina, entre outros. Se a fita for positiva para grupo heme, trata-se de hemoglobinúria ou mioglobinúria, que podem ser diferenciadas pela avaliação do plasma: se vermelho, hemoglobinúria; se claro, mioglobinúria.

▶ Hematúria é definida pela presença de quantidade anormal de hemácias na urina. Não há uma padronização universal e a maioria dos autores considera hematúria acima de 5 a 10 eritrócitos por campo microscópico com aumento de 400 vezes ou acima de 5 mil a 10 mil por mililitro de urina centrifugada.

Causas de hematúria transitória	
• Exercícios intensos	• Pequenos traumas
• Febre	• Curso de infecção urinária
• Atividade sexual	• Litíase renal
• Contaminação com a menstruação	

▶ A hematúria transitória é um achado comum nos adultos. O exame de urina deve ser repetido para confirmação de hematúria persistente.

Avaliação da hematúria	
Hematúria glomerular	**Hematúria não glomerular**
• Dismorfsmo eritrocitário + • Cilindros hemáticos • Proteinúria >500mg/dia • Ausência de coágulos	• Hemácias normais • Ausência de cilindros • Proteinúria <500mg/dia • Presença de coágulos

▶ Após exclusão de hematúria glomerular deve-se pesquisar alterações renais, nas vias urinárias/excretoras, ureteres e bexiga. Se no exame de urina houver leucocitúria, solicitar urocultura para exclusão de infecção do trato urinário. Se urocultura negativa, lembrar do diagnóstico diferencial com tuberculose renal. O paciente deve ser submetido a um exame de imagem para esclarecimento diagnóstico. O exame de imagem a ser escolhido varia conforme a idade do paciente, as comorbidades e fatores de risco para a presença de neoplasia. A ultrassonografia pode mostrar cálculos ou cistos renais que justifiquem o quadro clínico. A tomografia computadorizada possui maior sensibilidade e especificidade para diagnóstico de massas renais, litíase de trato urinário e carcinoma de células transicionais de ureteres e sistema pielocalicial.

Exames para investigação de hematúria não glomerular
• Urocultura; • Cultura para BK na urina; • USG de rins e vias urinárias; • TC de abdome; • Cistoscopia.

▶ Se os exames de imagem não mostrarem alterações, o paciente deve ser avaliado com cistoscopia. São fatores de risco para câncer de bexiga: tabagismo, idade maior que 65 anos, exposição ocupacional em indústria de couro, borracha, uso de ciclofosfamida. Paciente que fez uso de ciclofosfamida e desenvolve hematúria sem dismorfismo deve sempre realizar cistoscopia para avaliação de neoplasia de bexiga.

Fatores de risco para neoplasia de bexiga, rim e próstata

- Idade maior de 50 anos;
- Histórico prévio de tabagismo;
- Abuso de analgésicos;
- Hematúria macroscópica.

◗ O carcinoma de células renais se apresenta com hematúria, massa abdominal e dor em flanco. É uma neoplasia que pode ter várias manifestações paraneoplásicas como eritrocitose, hipercalcemia e alteração da função hepática na ausência de doença metastática (síndrome de Stauffer). As principais neoplasias relacionadas são de bexiga, rim e próstata.

Causas de hematúria não glomerular

- Infecção urinária bacteriana	- Telangiectasia hemorrágica hereditária
- Litíase renal	- Cistite actínica
- Neoplasia de vias urinárias, bexiga, próstata	- Malformação arteriovenosa
- Cisto renal	- Fístulas
- Hipercalciúria	- Esquistossomose *(Schistossoma haematobium)*
- Hiperuricosúria	

◗ A nefropatia por IgA é a causa mais comum de hematúria glomerular e pode ser secundária à cirrose hepática, doença celíaca, infecções como HIV e CMV. Normalmente ocorre hematúria macroscópica e ausência de histórico familiar. Na doença da membrana fina glomerular há persistência de hematúria microscópica sem perda de função renal e vários familiares acometidos. Na doença de Alport, os pacientes podem ter hematúria macroscópica, têm histórico familiar de perda de função renal e algumas vezes surdez.

◗ Não é indicada biópsia em pacientes com hematúria glomerular isolada sem alterações na função renal ou proteinúria, pois normalmente o diagnóstico não tem implicações terapêuticas para esses pacientes.

◗ Pacientes com doença glomerular e alteração do exame físico, da função renal ou proteinúria, devem ser investigados quanto às formas de glomerulonefrite. O reconhecimento da glomerulonefrite rapidamente progressiva deve ser considerado como emergência médica, pois o paciente apresenta perda progressiva da função renal e dentro de semanas pode evoluir para esclerose glomerular e perda definitiva da função renal.

Exames laboratoriais para diagnóstico diferencial de glomerulonefrite secundária
• Dosagem de ANCA.
• Dosagem de complemento e IgA.
• Anticorpo ant-membrana basal glomerular.
• Biópsia renal.
• Sorologias virais para HIV, hepatites B e C, VDRL.
• Triagem reumatológica com FAN.
• Parasitológico de fezes em áreas endêmicas para esquistossomose.

▶ A dosagem de complemento permite separar as síndromes nefríticas em complemento normal e baixo. As glomerulonefrites que diminuem os níveis séricos de complemento estão relacionadas à presença de imunocomplexos com ativação do complemento. Pacientes com C3 baixo podem ter glomerulonefrite difusa aguda secundária à infecção estreptocóccica (história de faringite/piodermite uma a três semanas antes do surgimento dos sintomas), glomerulonefrite membranoproliferativa e formas relacionadas ao lúpus eritematoso sistêmico (a mais comum é a proliferativa difusa – classe IV). A glomerulonefrite crioglobulinêmica normalmente apresenta queda do C4. A crioglobulinemia mista pode ser encontrada em processos infecciosos como hepatites B e C, outras infecções virais, fúngicas e bacterianas.
▶ O paciente com sorologia positiva para hepatite C e glomerulonefrite crioglobulinêmica tem indicação para o tratamento da hepatite.

Glomerulonefrites	
Hipocomplementêmicas	Normocomplementêmicas
• GNDA.	• Nefropatia por IgA, PHS
• LES.	• Pauci-imunes: Wegner; Churg-Strauss e PAN;
• GNMP.	• Anti- membrana basal, goodpasture;
• Crioglobulinêmica	

- O ANCA positivo sugere doença pauci-imune. O cANCA (anticorpo anti-proteinase3) é encontrado em 90% dos pacientes com doença de Wegner. Nestes casos os pacientes apresentam glomerulonefrite, doenças de vias aéreas superiores (sinusite de repetição), hemorragia pulmonar e podem ter neuropatias. O pANCA (anticorpo anti-mieloperoxidase) é encontrado em Churg-Strauss e poliarterite microscópica. A vasculite de churg-strauss está relacionada a quadro clínico de asma, eosinofilia e aumento da IgE. A poliarterite microscópica é a causa mais comum de doença pulmão-rim.
- A presença do anticorpo anti-membrana basal pode ocorrer na doença do anticorpo anti-membrana basal glomerular (manifestação exclusiva renal) ou na síndrome de goodpasture (hemorragia pulmonar e glomerulonefrite).
- A doença por imunocomplexos com depósitos de IgA tem uma forma limitada ao rim: nefropatia por IgA (quadro de hematúria normalmente concomitante a um processo infeccioso) e forma sistêmica que é a púrpura de Henoch-Schonlein. Esta é caracterizada por púrpura palpável (principalmente em membros inferiores), artralgia, dor abdominal(náuseas, cólicas, melena) e hematúria(nefrite);

Causas de Hematúria Glomerular

- Nefropatia de IGA
- Alport
- Membrana Fina
- Glomerulonefrites por imunocomplexo (LES, PHS,GNDA, crioglobulinemia, Berger, GNMP)
- Glomerulonefrites pauciimunes (Wegner, GN anca associada, PAN, Churg-Strauss)
- Glomerulonefrites anti-membrana basal e Goodpasture;
- Glomerulonefrites secundárias

- Condições raras de hematúria incluem telangiectasia hemorrágica hereditária, cistite actínica, mal formação arterio-venosa, fístulas, esquistossomose (*Schistossoma haematobium*), hipercalciúria e hiperuricosúria.

Leitura Recomenda

1. Bosch X., Poch E., Grau J. M. Rhabdomyolisis and Acute Kidney Injury. N Engl J Med 2009; 361: 62-72
2. Abreu, PF; Requião-Moura LF; Sesso R. Avaliação diagnóstica de hematúria. Jornal Brasileiro de nefrologia 2007; 29: 158-163
3. Cohen RA; Brown RS. Microscopic hematuria. N Engl J Méd 2003; 348(23): 1330-8.
4. Rose B.D; Fletcher R.H. Evaluation of hematuria in adults. UpTodate: Software 16.2

208 Guia de Bolso de Clínica Médica

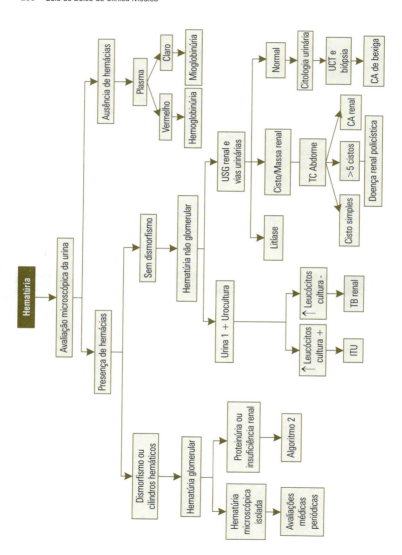

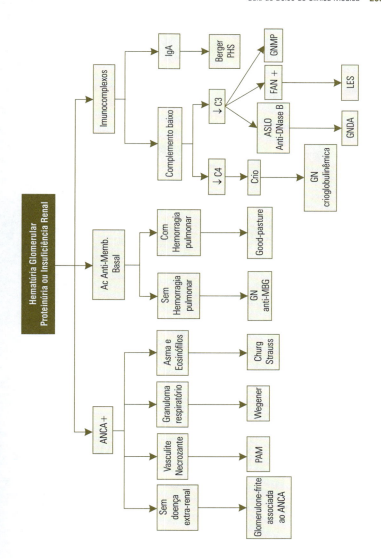

Capítulo **31**

Proteinúria

Larissa Guedes da Fonte Andrade

Tópicos

- A excreção normal de proteína na urina é até 150mg/dL em 24 horas, sendo a albumina excretada até 30mg em 24 horas. Níveis de proteína superiores a 150mg/dL definem proteinúria. Excreção de albumina maior que 30mg/dL define microalbuminúria e acima de 300mg/dL macroalbuminúria, sendo esta detectada no exame de fita da urina;

- A fita reagente só detecta proteinúria decorrente de perda de albumina seguindo a correspondência: traços (15–30mg/dL), 1 + (30–100mg/dL), 2 + (100–300mg/dL), 3 + (300–1000mg/dL), 4 + (> 1000mg/dL). A quantificação da proteína é realizada em amostra de coleta de 24 horas. A aferição de proteína e creatinina, em amostra de urina isolada, tem sido proposta como alternativa à coleta de 24 horas sendo a relação (proteinúria/creatininúria) usada como estimativa da proteinúria de 24 horas;

- Proteinúria intermitente pode ocorrer com atividade física intensa, febre, insuficiência cardíaca persistente e pela posição ortostática (proteinúria postural);

- Proteinúria pode ser dividida em três grupos: glomerular, tubular e por hiperfluxo.

Proteinúria		
Glomerular	Tubular	Hiperfluxo
Aumento da filtração glomerular de macromoléculas por mudança na carga da membrana gerando proteinúria seletiva (albuminúria). Perda da barreira de filtração, gerando proteinúria não seletiva	Lesão tubular e consequente não reabsorção de proteínas de menor peso molecular que normalmente são filtradas pelo glomérulo.	Aumento da produção de determinada proteína de baixo peso molecular que tem sua filtração aumentada pelo glomérulo e esgota a capacidade do túbulo de sua reabsorção aumentado a excreção.

Guia de Bolso de Clínica Médica

- Algumas proteínas tubulares têm sido utilizadas como marcadores de disfunção tubular e prognóstico de disfunção renal: beta2 microglobulina, proteína carreadora de retinol (RBP) e alfa1 microglobulina;
- A proteinúria por hiperfluxo pode ocorrer pelas cadeias leves no mieloma múltiplo, mioglobina na rabdomiólise e hemoglobina na hemoglobinúria;
- Na síndrome nefrótica há pouca quantidade de células inflamatórias no glomérulo e pouco depósito de imunocomplexo sendo o exame de urina característico apenas de proteinúria.

Síndrome Nefrótica
• Proteinúria maciça (> 3,0 – 3,5g/1,73m² de superfície corporal em coleta de 24 horas)   • Hipoalbuminemia (< 3g/dL)   • Edema periférico

- Há duas terorias para a formação do edema nefrótico e esses mecanismos contribuem de forma aditiva.

Mecanismos de formação do edema	
Underfill	Overflow
• Baixa pressão oncótica pela proteinúria que gera um quadro de hipovolemia que ativa o sistema renina-angiotensina-aldosterona e sistema simpático aumentando a retenção de sódio e água	• Há retenção primária de sódio aumentando o volume plasmático, a pressão hidrostática e formação consequente do edema

- Hipercolesterolemia ocorre secundariamente à queda da pressão oncótica que estimula a produção de lipoproteínas pelo fígado e hipertrigliceridemia que decorre, principalmente, pela diminuição de seu metabolismo;
- Fenômenos trombóticos arteriais e venosos têm frequência aumentada na síndrome nefrótica, particularmente trombose de veia renal na glomerulopatia membranosa. São decorrentes do estado pró-coagulante e diminuição da fibrinólise em razão de níveis plasmáticos elevados de fatores de coagulação (V, VIII e VII), hiperfibrinogenemia, deficiência de antitrombina III e proteína S que são perdidas na urina, hiperatividade plaquetária e trombocitose.

Exames laboratoriais para investigação da síndrome nefrótica

- FAN e complemento;
- Eletroforese de proteínas séricas e urinárias;
- Sorologia para sífilis, hepatites B e C e HIV;
- Dosagem de crioglobulinas.
- Investigar doenças infecciosas de acordo com a epidemiologia clínica como malária e esquistossomose em pacientes procedentes de áreas endêmicas.

▶ Na ausência de causas secundárias, a biópsia renal é indicada em todos os pacientes adultos com síndrome nefrótica. Na presença de proteinúria não nefrótica sem outras alterações urinárias e sem alteração da função renal, a biópsia não está indicada. Nestes casos, as doenças glomerulares mais encontradas são glomeruloesclerose segmentar e focal e glomerulopatia membranosa que quando assintomáticas são apenas acompanhadas clinicamente.

▶ A abordagem inicial para todos os pacientes visa a renoproteção e tratamento dos sintomas associados.

Abordagem inicial da síndrome nefrótica

- Restringir sódio para 2 – 3g/dia, dieta hipoproteica;
- Uso de drogas antiproteinúricas que bloqueiem o sistema renina-angiotensina-aldosterona como inibidores da enzima conversora de angiotensina, bloqueador do receptor de angiotensina II, inibidor da renina (alisquireno) e antagonista da aldosterona. Essas drogas podem ser usadas de forma associadas entre si;
- Diuréticos de alça podem ser associados aos tiazídicos no tratamento do edema;
- Nos quadros trombóticos há indicação de anticoagulação plena;
- O manejo da dislipidemia deve ser feito com uso de estatinas e fibratos conforme níveis de colesterol e triglicerídeos.

▶ Proteinúria nefrótica pode ocorrer em uma variedade de doenças sistêmicas. Nos adultos, as principais etiologias secundárias são: nefropatia diabética, amiloidose e o lúpus eritematoso sistêmico. Causas primárias são vistas como lesão mínima (forma mais comum de apresentação na infância), nefropatia membranosa e glomeruloesclerose focal.

Guia de Bolso de Clínica Médica

Lesões mínimas

- Fusão podocitária sem alterações na microscopia óptica ou imunofluorescência;
- Pode ocorrer como forma idiopática ou associada ao uso de analgésicos ou como forma paraneoplásica (linfoma de *hodgkin*).

Glomeruloesclerose focal e segmentar (GESF)

- É uma das causas mais comuns de síndrome nefrótica primária, principalmente em negros;
- Pode está associada à infecção pelo HIV, nefropatia por refluxo, obesidade etc.;
- Na GESF a hematúria, hipertensão e perda de função renal são mais proeminentes do que na lesão mínima.

Nefropatia membranosa

- É a causa mais comum de síndrome nefrótica em adultos;
- Há aumento da espessura da membrana glomerular por depósitos de imunocomplexos sem infiltrado celular proeminente;
- Pode estar associada à hepatite B, doenças autoimunes, uso de certas drogas como ouro, penicilamida, captopril e AINES e como síndrome paraneoplásica de tumores sólidos.

> Amiloidose é uma causa pouco frequente, mais incidente em idosos. Existem duas apresentações: AL – forma primária e AA – forma secundária, proteína de fase aguda que se acumula em estados inflamatórios crônicos como artrite reumatoide, osteomielite, doença de Crohn, entre outros.

Exemplo de prescrição

> **CASO 1:** Paciente de 54 anos, com edema de membros inferiores intermitente há seis meses, apresenta os seguintes exames ao seu médico assistente: albumina = 2,5mg/dL; proteinúria 24 horas = 6,0g; creatinina = 2,0mg/dL; colesterol total 250mg/dl; colesterol HDL 32mg/dl; colesterol LDL 167mg/dl; triglicerídeos 254mg/dl; glicemia de jejum = 86mg/dL e PA = 154 X 86mmHg.

Exemplo de prescrição padrão – Síndrome Nefrótica
• Paciente deve ser investigado com exames laboratoriais para síndrome nefrótica e submetido à biópsia renal para tratamento da causa específica; • Restringir sódio para 2 – 3g/dia, dieta hipoproteica; • Enalapril 20mg via oral 12/12 horas (associar losartam 100mg uma vez ao dia se persistir hipertenso ou com proteinúria) monitorizar potássio sérico; • Furosemida 40mg via oral cedo e à tarde (16 horas); • Atorvastatina 40mg via oral à noite.

Referências Bibliográficas

1. Burton DR, Fletcher SW. Evaluation of isolated proteinuria in adults. "In": UpTodate Software 16.2.
2. Kelepouris E, Agus ZS. Overview of heavy proteinuria and the nephritic syndrome. "In": UpTodate Software 16.2.

216 Guia de Bolso de Clínica Médica

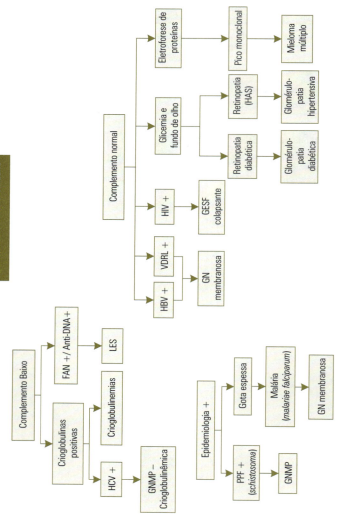

Capítulo **32**

Doença renal crônica

Larissa Guedes da Fonte Andrade

Quadro clínico

▶ Muitos pacientes são assintomáticos até o estágio terminal quando aparece quadro de uremia: anorexia, perda de peso, náuseas, vômitos, fadiga, astenia, dispneia, edema podendo chegar ao coma. Creatinina e urina 1 devem ser exames de *Screening* anuais para o diagnóstico precoce.

Diagnóstico

▶ Todo paciente deve ter sua função renal aferida por meio da creatinina sérica e seu clearance calculado pela fórmula de Cockcroft-Gault (C.G.):

Clearance de creatinina calculado (C.G.)	
$ClCr = \dfrac{(140 - \text{idade}) \times \text{peso(kg)}}{72 \times \text{cr sérica (mg/dL)}}$	No caso da mulher multiplicar por 0,85.

▶ Após o cálculo, classifica-se a DRC em cinco estágios:

Estágios da DRC				
DRC I	DRC II	DRC III	DRC IV	DRC V
Cl Cr > 90mL/min com proteinúria persistente	Cl Cr entre 60 – 90mL/min	Cl Cr entre 30 – 60 mL/min	Cl Cr entre 15 – 30mL/min	Cl Cr < 15mL/min

▶ Os pacientes devem ser encaminhados ao nefrologista quando o clearance de creatinina estiver menor que 60mL/min ou a creatinina sérica for maior que 1,2mg/dL em mulheres e 1,5mg/dL em homens;

Guia de Bolso de Clínica Médica

- Há quatro passos que devem ser seguidos em um paciente com perda de função renal: retirar o componente reversível da insuficiência renal, prevenir ou diminuir a progressão para estágio terminal, tratar as complicações decorrentes da perda de função e identificar e preparar o paciente para terapia renal substitutiva;
- A IRA pré-renal ocorre por diminuição da perfusão renal decorrente de hipovolemia (vômitos, diarreia, uso de diuréticos, sangramentos), hipotensão (doença miocárdica), infecção (sepse) e uso de drogas que reduzem o ritmo de filtração glomerular (anti-inflamatório não hormonal – AINE ou inibidor da enzima de conversão da angiotensina – iECA);
- Deve-se ater ao uso de drogas nefrotóxicas em doses não corrigidas como uso de aminoglicosídeos, uso de AINES e contraste que contribuem para a perda de função;
- Todo paciente deve ter ultrassonografia de rins e vias urinárias para exclusão de componente pós-renal que possa estar contribuindo para a perda de função.

Tratamento e acompanhamento

Avaliação ambulatorial periódica do paciente com DRC	
6/6 meses DRC III 3/3 meses DRC IV 1/1 mês DRC V	Consulta integrada: Avaliação médica + Nutricional
Toda consulta	Creatinina (estimar função renal CG ou MDRD), Hb/Ht, Na, K, Ca, P, gasometria venosa;
Anualmente, no mínimo	PTH, Colesterol total e frações, triglicerídeos, ácido úrico, albumina, urina 1, proteinúria de 24 horas, clearance de creatinina medido de 24 horas, sorologias virais (HBV, HCV e HIV).

- A redução de perda de função renal envolve o controle da hipertensão e hipertrofia glomerular que levam a glomeruloesclerose secundária com consequente perda de função renal. As drogas: iECA e BRA são benéficas em reduzir a perda de função renal, principalmente em pacientes com proteinúria;
- O objetivo é a redução da proteinúria para menos que $500-1000$mg/dia ou queda de 60% dos níveis basais;

- Níveis pressóricos devem ser menores que 125 X 75mmHg em pacientes com proteinúria maior que 1g/dia. Para isto, deve-se iniciar com iECA ou BRA, acrescentar diurético, bloqueador de canal de cálcio e beta-bloqueador na sequência;
- O duplo bloqueio (iECA + BRA) mostrou-se mais efetivo em diminuir a proteinúria do que cada droga isoladamente;
- Pode-se esperar um aumento da creatinina basal em até 30% após o uso de iECA ou BRA. Níveis maiores que este devem levar à suspensão da droga;
- Outras medidas para diminuir a progressão para doença renal terminal envolve: restrição proteica para 0,8 – 1g/kg/dia, tratar dislipidemia, acidose metabólica e cessar tabagismo;
- O manejo do paciente com DRC envolve correção de distúrbios hidroeletrolíticos, hipercalemia, acidose metabólica, hipervolemia, hiperfosfatemia, hipertensão, anemia, dislipidemia, desnutrição e doença óssea, entre outros;
- Hipervolemia ocorre quando a função renal encontra-se menor que 10 – 15ml/min. Para seu manejo, indica-se dieta hipossódica e uso de diurético de alça como furosemida;

Hipercalemia

- Mais frequentemente em pacientes oligúricos, com dieta rica em potássio, com destruição tecidual ou hipoaldosteronismo;
- Usar diuréticos como furosemida que aumenta a excreção do potássio, quelantes por via oral como o sorcal, dieta com restrição de 40 – 70mEq/dia de potássio e evitar drogas como inibidor da enzima de conversão da angiotensina, bloqueador do receptor de angiotensina, AINES, beta-bloqueadores, diurético poupador de potássio.

- Acidose metabólica: o alvo do bicarbonato sérico deve ser maior que 22mEq/L. Os pacientes devem receber álcalis por via oral de preferência bicarbonato de sódio 0,5 – 1mEq/Kg/dia (uma colher de chá 3 vezes ao dia) para atingir o alvo;

Balanço de fósforo e cálcio

- É mantido até um clearance de 30mL/min;
- A medida inicial para tratar a hiperfosfatemia consiste na redução da ingesta para 0,8g/kg/dia;

(Continuação)

Balanço de fósforo e cálcio

- Quando o clearance cai para 25ml/min é necessário quelante nas refeições que pode ser o carbonato de cálcio ou acetato de cálcio quando o cálcio encontra-se em níveis normais ou baixos;
- Pacientes que desenvolvem hipercalcemia ou não toleram constipação induzida pelos quelantes podem ser tratados com sevelamer que não leva a hipercalcemia;
- O fósforo deve estar entre 2,7–4,6mg/dL em pacientes DRC estágio III e IV e entre 3,5–5,5mg/dL em estágio V. O duplo produto cálcio X fósforo deve ser mantido menor que 55.

PTH

- Os níveis de PTH na DRC devem ser ajustados de acordo com seu estágio: III: 35–70pg/mL, IV: 70–110pg/mL, V: 150–300pg/mL;
- A queda do clearance de creatinina para 40–70ml/min leva à retenção de fósforo que estimula a produção de PTH;
- Hiperparatireoidismo secundário se desenvolve nestes pacientes e suas consequentes complicações. Nestes casos, deve-se usar o calcitriol para diminuir os níveis de PTH;
- Se o paciente tem hiperparatireoidismo e hipercalcemia ou hiperfosfatemia o calcitriol encontra-se contraindicado. Nestes casos, deve-se usar o cinacalcet (calcimimético que reduz a produção do PTH);
- Os níveis de calcitriol começam a cair em pacientes com clearance de creatinina menor que 30ml/min.

- Tratamento da hipertensão na DRC reduz proteinúria e doença cardiovascular. A retenção de volume, mesmo sem edema evidente, é a principal causa de hipertensão no renal crônico. O diurético deve ser otimizado até o paciente atingir seu "peso seco". Diurético tiazídico torna-se ineficiente com clearance de creatinina menor que 20mL/min;
- O alvo pressórico do paciente com DRC sem proteinúria > 1g/dia deve ser menor que 130 X 80mmHg;

Anemia

- A anemia no renal crônico começa a ser observada quando o clearance de creatinina cai abaixo de 60mL/min, decorrente da diminuição da produção de eritropoeitina e menor sobrevida das hemácias;

(Continuação)

Anemia

- O alvo de hemoglobina na DRC deve ser 11−12g/dL;
- Inicialmente, os estoques de ferro devem ser repostos com o alvo de saturação de transferrina maior que 20% e ferritina maior que 100ng/mL, administrando ferro parenteral;
- A dose de eritropoeitina inicial é de 50−100U/kg por semana e ajustada conforme alvo da hemoglobina. Darbepoeitina alfa é uma alternativa de agente eritropoético com melhor comodidade posológica podendo ser aplicada mensalmente em alguns pacientes. A dose inicial é de 0,45mcg/kg por semana.

❱ A dislipidemia deve ser agressivamente tratada em paciente renal crônico. Estes pacientes são considerados como alto risco de doença coronariana e seus níveis de LDL devem ser menores que 100mg/dL, idealmente menor que 70mg/dL;

❱ As estatinas que não precisam de ajuste de dose para função renal são atorvastatina e pravastatina e dentre os fibratos, o genfibrozil;

Alvos Terapêuticos no paciente com DRC							
Hb/Ht	Ferritina/ Sat. Transferrina	Ca XP	Fósforo	PTH	PA	LDL	Bicarbonato
11−12g/dL 33%	>100 e >20%	<55	2,7−4,6 se DRC III/IV	70−110 se DRC III	< 130 X 80mmHg	<100	>22
			4,6−5,5 se DRC V	70−110 se DRC IV	< 125 X 75 mmHg se proteinúria > 1g/24h	<70 ideal	

❱ Quando o clearance de creatinina atinge valores de 15mL/min, os sintomas de uremia começam a se manifestar. Há indicação de diálise nesses casos.

222 Guia de Bolso de Clínica Médica

Sinais e sintomas de uremia
• Desnutrição, anorexia, náuseas, vômitos, fadiga, disfunção sexual, disfunção plaquetária, pericardite e neuropatia;
• Sangramento urêmico ocorre por alteração da função plaquetária. Sua correção pode ser feita com o uso de desmopressina, correção da anemia, crioprecipitado e início de diálise;
• A neuropatia urêmica pode levar a encefalopatia (confusão mental, convulsões, coma), polineuropatia ou mononeuropatia.

▶ Pacientes com indicação de terapia renal substitutiva (clearance de creatinina menor que 10mL/min ou 15mL/min nos diabéticos) devem conhecer os métodos disponíveis: hemodiálise, diálise peritoneal e transplante renal;

▶ Ressonância magnética com contraste (gadolíneo) deve ser evitada em pacientes com clearance de creatinina menor que 30mL/min, pois há risco de fibrose nefrogênica sistêmica;

▶ Tomografia computadorizada com contraste é permitida em paciente renal crônico com os seguintes cuidados: usar o contraste mais isosmótico possível e com preparo pré-exame: hidratação e administração de N-acetil-cisteína.

Exemplo de prescrição

▶ Paciente de 56 anos, DRC estádio IV por doença renal policística, em consulta ambulatorial apresenta os seguintes exames: Hb = 9,7g/dL; Ht = 29%; ferritina = 50; saturação de transferrina 15%; Ca = 9,2; P = 5,6; K = 5,8; PTHi = 223; CT = 230; HDL = 35; LDL = 163; Tg = 160; pH = 7,30; Bic 17; ácido úrico = 13. Exame físico com PA = 170 X 90mmHg e edema 2+/4+ em membros inferiores.

Exemplo de prescrição padrão – DRC
1. Dieta hipoproteica (0,8g/kg) com restrição de potássio, restrição salina 2g/dia e restrição hídrica (quantificar diurese e acrescentar 500mL no consumo diário);
2. Ácido fólico 5mg via oral uma vez ao dia;
3. Complexo B 1 comprimido via oral 2 vezes ao dia;
4. Sulfato ferroso 300mg, um comprimido via oral 2 horas antes das refeições até ferritina >100 e Sat. Transferrina > 20%. Se persistir com Hb < 11g/dL iniciar alfa eritropoeitina recombinante humana 4000 unidades no subcutâneo, uma vez por semana;

(Continuação)

Exemplo de prescrição padrão – DRC
5. Carbonato de cálcio 500mg, um comprimido nas refeições, aumentar até fósforo menor que 4,6; no caso de refratariedade ou calcificação vascular, trocar por sevelamer 800mg nas refeições;
6. Bicarbonato de sódio, uma colher de chá uma vez ao dia, aumentar até três vezes ao dia com objetivo de bicarbonato maior que 22;
7. Após controle do fósforo, iniciar calcitriol 0,25mcg via oral, uma vez ao dia. Aumentar a dose até que o PTH seja menor que 110;
8. Alopurinol 100mg, via oral, uma vez ao dia com alvo de ácido úrico menor que 10;
9. Iniciar estatina, atorvastatina 40mg via oral à noite;
10. Iniciar furosemida 40mg via oral, pela manhã e à tarde para controle da volemia;
11. Iniciar enalapril 10mg via oral, duas vezes ao dia com objetivo de que o PA < 130 X 80mmHg;
12. Vacina anti-influenza anual, antipneumocócica a cada cinco anos e vacina para hepatite B dose dobrada. (Se após esquema vacinal Anti-HBsAg negativo, repetir esquema);
13. Explicar para o paciente: não usar AINES, corrigir medicações para a função renal.

Referências Bibliográficas

1. National Kidney Foundation. K/DOQI Clinical Practice Guidelines for Chronic Kidney Disease: Executive Summary (Diretrizes de Prática Clínica para Doença Renal Crônica: Resumo Executivo). Nova York, 2002.
2. Post, TW, Rose, BD. Overview of the management of chronic kidney disease in adults. UpTodate Software 16.2.

224 Guia de Bolso de Clínica Médica

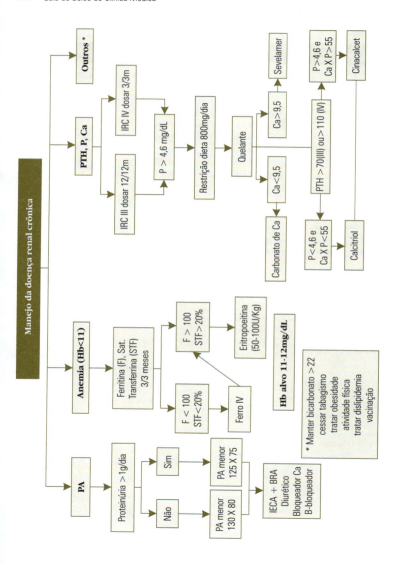

Capítulo **33**

Profilaxia de nefropatia por contraste

Larissa Guedes da Fonte Andrade

Tópicos

Nefropatia por contraste
• Caracterizada pelo aumento sérico da creatinina em 0,5mg/dL acima do valor basal, 48 a 72 horas após a realização de exame de imagem com administração de contraste; • A lesão renal é na maioria dos casos não oligúrica, a queda da função renal é leve e transitória, ocorrendo recuperação na primeira semana após o uso do contraste.

- A necessidade de hemodiálise varia de 1%−12% dos pacientes sendo mais frequentes naqueles com creatinina basal maior que 4mg/dL;
- Diagnóstico diferencial deve ser feito com ateroembolismo renal que pode ocorrer nos pacientes com aterosclerose difusa e que realizam procedimentos areteriais, principalmente o cateterismo cardíaco. No ateroembolismo, há lesão embólica em outros sítios (síndrome do dedo azul e *livedo reticularis*), eosinofilia transitória e hipocompletenemia, início da disfunção renal mais tardio quando comparado com a lesão por contraste (algumas semanas) e curso pior com não recuperação da função renal;

Tipos de Contraste		
Iônicos Hiperosmolares	Não iônico Hiposmolar	Não iônico Isosmolar
1ª geração	2ª geração	3ª geração
1400 to 1800 mOsmol/kg	500−850 mOsmol/kg	290 mOsmol/kg

- Quanto maior a osmolaridade e maior o volume utilizado (> 200mL) maior o risco de nefropatia induzida por contraste;

226 Guia de Bolso de Clínica Médica

▶ Não há tratamento específico quando a lesão renal induzida pelo contraste se instala sendo apenas suporte clínico e manutenção do equilíbrio hidroeletrolítico do paciente. Por essa razão, a melhor estratégia é a prevenção da lesão;

Métodos preventivos para redução do risco de nefropatia por contraste
• Realização de exames de imagem sem contraste;
• Usar o menor volume de contraste possível;
• Evitar repetir exames contrastados em curto intervalo de tempo (48–72 horas);
• Evitar uso prévio de AINES ou desidratação;
• Devem-se usar agentes hipo ou isoosmolares não iônicos;
• Administrar antioxidante (N-acetilcisteína);
• Hidratar o paciente.

Fatores de riscos para nefropatia por contraste
• DRC (clearance de creatinina menor que 60mL/min/1,73m^2 ou creatinina maior que 1,5mg/dL);
• Nefropatia diabética com insuficiência renal;
• Insuficiência cardíaca grave;
• Causas de redução de perfusão renal (como hipovolemia);
• Mieloma múltiplo.

▶ O uso de contrastes não iônicos hipo e isosmolares foram menos nefrotóxicos nos pacientes com diabetes e doença renal crônica prévia;

▶ N-acetilcisteína deve ser administrado nos pacientes de alto risco na dose de 600–1200mg por via oral, duas vezes ao dia 24 horas antes e após o procedimento;

▶ Os pacientes devem ser orientados a suspender as medicações que possam interferir no manejo de perfusão renal como os inibidores de enzima conversora de angiotensina, diuréticos e anti-inflamatórios não hormonais, 24 horas antes e após o procedimento. A metformina deve ser suspensa previamente ao exame (48 horas antes) pelo risco de acidose metabólica grave;

▶ Hemodiálise ou hemofiltração não são indicadas na profilaxia da lesão renal induzida pelo contraste em pacientes com DRC estágios 3 e 4 (Clearance de Creatinina 30 – 60mL/min e 15 – 30mL/min, respectivamente). O uso profilático de hemodiálise nos pacientes estágio 5 (Clearance de Creatinina < 15mL/min) necessita de maiores avaliações podendo ser utilizado naqueles pacientes que já possuírem acesso definitivo para hemodiálise, não sendo indicado acesso provisório com esta finalidade;

▶ Não há indicação de diálise profilática para hipervolemia nos pacientes já dialíticos;

▶ Naqueles pacientes de alto risco que necessitarem ser internados, devem receber solução fisiológica 0,9% 1mL/kg por hora; 12 horas antes e após o procedimento;

Uso do gadolíneo na ressonância nuclear magnética

- Evitada em pacientes com doença renal crônica com clearance de creatinina menor que 30mL/min pelo potencial risco de fibrose sistêmica nefrogênica;
- O gadolíneo linerar iônico induz mais lesão fibrogênica do que o gadolíneo cíclico;
- O gadolíneo também pode levar à insuficiência renal aguda por lesão direta em pacientes com doença renal crônica estádio IV/V.

Exemplo de prescrição padrão – Profilaxia da nefropatia por contraste

1. Suspender Metformina, diurético, AINE e iECA;
2. Iniciar N-acetilcisteína 600 – 1200mg VO 12/12h, um dia antes e um dia depois do procedimento;
3. Hidratação oral;
4. Se necessária hidratação IV, internar o paciente 24 horas do procedimento e iniciar hidratação com soro fisiológico 1mL/Kg 12 horas antes e repetir 12 horas após o procedimento;
5. Monitorizar creatinina 48 – 72 horas após o procedimento.

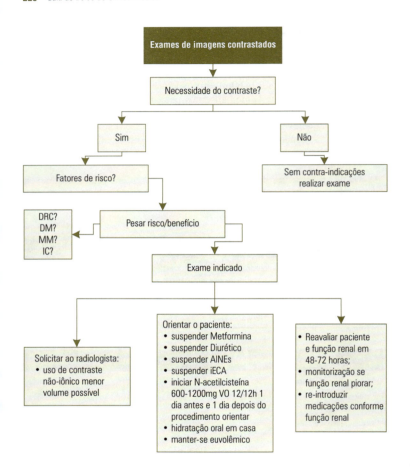

Referências Bibliográficas

Rudincki MR, Tumilin JA. Prevention of radiocontrast media-induced acute renal failure. "In": UpTodate Software 16.2.

Barret, BJ, Parfrey PS. Preventing nephropathy induced by contrast medium. N Engl J Med. 2006;345;4:379-86.

Capítulo **34**

Litíase renal

Larissa Guedes da Fonte Andrade

Tópicos

- Nefrolitíase é um diagnóstico comum na prática clínica ocorrendo em 5%–15% da população, sendo mais frequente em homens e brancos, aumentando sua incidência nas faixas etárias mais avançadas;
- Os cálculos mais comuns na prática clínica são de oxalato de cálcio, fosfato de cálcio, estruvita, urato e cistina; 80% dos cálculos têm cálcio na sua composição;
- Os sintomas mais comuns relacionados a cálculos são cólica nefrética, hematúria, infecção do trato urinário e disfunção renal;
- A probabilidade de formação de um segundo cálculo após o diagnóstico do primeiro é de 15% no primeiro ano, 35%–40% em cinco anos e 50% em 10 anos.

Avaliação Laboratorial:

- Urina 1;
- Urocultura;
- Dosagem de pH urinário (deve ser medido em jejum e com técnica adequada);
- Eletrólitos (sódio, potássio, cloreto e bicarbonato);
- Creatinina, cálcio, ácido úrico e fósforo;
- PTH em casos selecionados;
- Urina de 24 horas.

- A urina básica está relacionada à formação de cálculos de estruvita e fosfato de cálcio e urina ácida à de ácido úrico e oxalato de cálcio;
- A alta densidade na urina indica uma baixa ingestão de água e predispõe a precipitação de cálculos;
- Caso haja aumento de cálcio e baixo fósforo dosar o PTH que elevado sugere o diagnóstico de hiperparatireoidismo. Casos de hipocalemia e

acidose (baixo bicarbonato) podem ocorrer na hipocitratúria e acidose tubular renal;

Exames de imagem
• Radiografia simples de abdome; • Ultrassonografia; • Tomografia computadorizada sem contraste; • Urografia excretora.

▶ Cálculos radiopacos (cálcio, cistina e estruvita) podem ser visualizados na radiografia simples. Os cálculos que são radiotransparentes se constituem de ácido úrico e xantina;

▶ A ultrassonografia não detecta bem cálculos ureterais;

▶ A urografia excretora deve ser solicitada quando há suspeita de anormalidades anatômicas relacionada a cálculos como duplicidade pielocalicial, estenose de junção uretero-piélica, rim em esponja medular, rim em ferradura, ureterocele etc.;

▶ A urina de 24 horas colhida adequadamente (desprezando a primeira urina do dia e, a partir de então, coletando todas as diureses até a primeira urina do dia seguinte) deve ser solicitada para todos os adultos que apresentem cálculos que aumentam em tamanho ou em número ao passar do tempo. O exame deve ser sempre repetido para confirmações dos resultados prévios, o paciente deve colher sem restrição alimentar. Deve ser solicitado o sódio, creatinina, cálcio, ácido úrico, citrato e oxalato;

▶ Os valores de referência estão na tabela a seguir:

Valores de referência da excreção urinária na amostra de 24 horas					
Sódio	Creatinina	Cálcio	Ácido úrico	Citrato	Oxalato
40–220	M >15mg/kg F >10mg/kg	4mg/kg/dia M <300mg/dia F <250mg/dia	M <800mg/dia F <750mg/dia	>320mg/dia	<40mg/dia

H = Sexo masculino; F = Sexo feminino.

▶ Quanto maior a excreção de sódio, maior é a excreção de cálcio ajudando à formação de cálculo, por isso a restrição salina ajuda a diminuir sua formação. É possível avaliar a quantidade de sódio ingerida por dia pela quantificação na urina de 24 horas;

▶ A creatinina é solicitada para avaliar se a coleta ocorreu de forma adequada. Valores baixos significam perda de amostra durante a coleta;

▶ Os demais eletrólitos têm função específica no diagnóstico de doenças relacionadas à litíase renal;

Tratamento geral

- Ingesta hídrica de 2–3 litros por dia para o paciente apresentar diurese de 2–2,5 litros/dia o que ajuda a solubilizar os íons excretados na urina e aumenta o fluxo urinário;
- Restrição salina de 2g/dia;
- Ingesta proteica de 0,8–1g/kg/dia. O metabolismo proteico gera acidose e íons sulfato, este último torna o meio menos solúvel para o cálcio, facilitando sua precipitação. A acidose retira o cálcio do osso, aumentando o cálcio filtrado, diminui a reabsorção do cálcio nos túbulos, diminui a excreção de citrato levando a hipocitratúria facilitando a formação de cálculos e precipita cálculos de ácido úrico;
- É recomendada ingestão adequada de cálcio para idade e gênero. Deve-se evitar suplementos de cálcio, dieta excessiva ou mesmo restrição deste eletrólito (risco de desmineralização óssea).

Alimentos ricos em sal

- Alimentos industrializados (ketchup, mostarda, shoyu, caldos concentrados) e temperos prontos;
- Embutidos (salsicha, mortadela, linguiça, presunto, salame, paio);
- Conservas (picles, azeitona, aspargo, palmito);
- Enlatados (extrato de tomate, milho, ervilha);
- Bacalhau, charque, carne seca, defumados;
- Aditivos (glutamato monossódico) utilizados em alguns condimentos e sopas de pacote;
- Queijos em geral.

Hipercalciúria

- Solicitar o cálcio sérico.
  - Caso esteja alto: hiperparatireoidismo primário, malignidade, doenças granulomatosas (como tuberculose e sarcoidose), imobilização prolongada e hipertireoidismo;

Hipercalciúria

- Caso o cálcio esteja normal: hipercalciúria idiopática em razão do aumento da absorção intestinal do cálcio, diminuição da reabsorção tubular do cálcio e redução da mineralização óssea, estando relacionada ao número excessivo de receptores para vitamina D;
- Tratamento da hipercalciúria idiopática: tiazídicos como clortalidona/hidroclorotiazida na dose de 25−50mg/dia e indapamida 2,5−5mg/dia;
- Monitorar os níveis de potássio sérico que podem ser reduzidos e avaliar necessidade de reposição com cloreto ou citrato de potássio;
- Se não houver resposta, associar o amiloride 5mg/dia (diurético poupador de potássio);
- Solicitar densitometria óssea nos casos de hipercalciúria em razão da possibilidade de osteopenia associada.

Hiperoxalúria

- Dieta rica em oxalato;
- Desordens do trato gastrointestinal como doença celíaca, crohn, pancreatite crônica e síndrome do intestino curto. Nestes casos, há uma redução da absorção de ácidos graxos que se ligam ao cálcio deixando o oxalato livre para a absorção intestinal, aumentando seus níveis séricos e excreção renal;
- Hiperoxalúria primária por deficiência da enzima hepática que levam a depósitos difusos de oxalato de cálcio;
- O tratamento da hiperoxalúria inclui restringir oxalato da dieta, usar carbonato de cálcio 500mg nas refeições (o cálcio se liga ao oxalato diminuindo sua absorção intestinal), tratar o distúrbio intestinal:
  - se esteatorreia dieta restrita em gorduras, uso de colestiramina e triglicerídeos de cadeia média;
  - se diarreia persistente com hipocalemia, hipomagnesemia e hipocitratúria suplementar com magnésio e citrato de potássio;
- Nos casos de hiperoxalúria primária, o tratamento é o transplante hepático. Pode-se utilizar piridoxina 2,5−15mg/kg para reduzir a produção do oxalato e usar citrato para manter o pH urinário alcalino e diminuir precipitação do oxalato.

▶ A seguir os alimentos que contém oxalato:

Teor de oxalato nos alimentos	
Moderado	Alto
• Café; suco de abacaxi, pêssego, pera, ameixa e laranja; • Sardinhas;	• Cerveja; chá; achocolatados; cacau e colas; • Sucos de morangos, uvas, tangerinas, framboesas • Tofu e molho de tomate

(Continuação)

Teor de oxalato nos alimentos	
Moderado	**Alto**
• Aspargo, brócoli, couve de bruxelas, cenoura, milho, ervilha, alface, tomate e nabo; • Cereja.	• Feijão, acelga, pepino, escarola, berinjela, alho-poró, espinafre, mostarda, agrião, quiabo e salsa; • Amora; • Amendoim, nozes e amêndoa.

▶ A hipocitratúria está relacionada à dieta proteica excessiva, hipocalemia, acidose metabólica, exercícios, hipomagnesemia, infecções, andrógenos e acetazolamida. O citrato inibe a formação de cálculos e, em condições de baixa excreção de citrato, deve ser prescrito o citrato de potássio;

▶ A acidose tubular renal distal favorece a formação de cálculos pelas alterações já explicadas anteriormente decorrente da acidemia. Nestes casos, como a urina formada é alcalina há maior propensão de formação de cálculos de fosfato de cálcio. Para a avaliação laboratorial deve ser solicitado o pH urinário colhido de forma adequada (jejum de 12 horas, primeira micção desprezada, coleta de urina por três horas em recipiente com vaselina), amostra sérica de gasometria venosa para avaliar o bicarbonato. Nesta condição, o pH urinário é maior que 5,5 e o bicarbonato sérico menor que 22–24. Nos casos incompletos, quando o paciente não apresenta acidemia, deve-se fazer sobrecarga de ácido com cloreto de amônio e tem-se o diagnóstico a partir do pH urinário que não cai abaixo de 5,5. Confirmado o diagnóstico de acidose tubular renal, o tratamento deve ser feito com uso de bases como o citrato de sódio e de potássio.

Hiperuricosúria

• Relacionada à dieta rica em purinas/proteínas, lesão celular importante (lise tumoral, síndrome mielodisplásica e anemia hemolítica), gota, medicações uricosúricas e erros do metabolismo.
• O tratamento deve ser feito com aumento da ingesta hídrica (mínimo de três litros/dia), alcalinização urinária pH urinário alvo de 6,5 a 7,0 com citrato de potássio e acetazolamida;
• Dieta restrita em purinas e proteína animal e uso alopurinol 100–300mg por dia.

234 Guia de Bolso de Clínica Médica

A seguir, tabela com alimentos ricos em purina:

Teor de purinas nos alimentos:	
Alto	**Muito Alto**
• Aspargo; • couve-flor; • leguminosas; • espinafre; • germe e farelo de trigo; • carne; • peixe.	• Anchova; • rim; • arenque; • fígado; • sardinha; • pão doce; • molhos em geral.

Cálculo de estruvita

- Presença de bactéria produtora de urease *(Proteus, Haemophilus, Yersinia, Staphylococcus epidermidis, Pseudomonas, Klebsiella, Serratia, Citrobacter e Ureoplasma)* levando a alcalinização do pH urinário e favorecendo a precipitação de fosfato, amônio e magnésio;
- O tratamento deve ser com:
  - intervenção urológica (cálculos menores que 2cm podem ser abordados com litotripsia extra-corpórea e os maiores de 2cm por abordagem percutânea);
  - antibioticoterapia por duas semanas e após urocultura estéril manter antibioticoprofilaxia por três meses.
- Deve-se solicitar urocultura mensal por um ano durante acompanhamento.

- O cálculo de cistina decorre de desordem autossômica que leva a defeito tubular e aumenta a excreção de cistina levando a formação de cálculos na 2ª e 3ª décadas de vida. O tratamento inclui ingesta hídrica adequada maior que quatro litros por dia, restrição salina e alcalinização urinária (alvo pH urinário > 7,5);
- A nefrocalcinose é o depósito de cálcio no parênquima renal. Quando ocorre na medula renal está relacionado ao hiperparatireoidismo, acidose tubular renal, rim esponja e hiperoxalúria. Depósito cortical está relacionado à rejeição em caso de transplante, necrose cortical, tuberculose, glomerulonefrite crônica e toxicidade por etilenoglicol.

Exemplo de prescrição

Paciente do sexo masculino com história de litíase renal de repetição. Várias crises de cólica renal com eliminação espontânea de cálculos. Traz exames na consulta: Cr = 0,8mg/dL; Ca = 10,2; Ácido úrico = 4,5; PA = 150 X 80mmHg.

Exemplo de prescrição padrão – litíase renal

1. Aumentar ingesta hídrica para ter volume urinário maior que dois litros por dia;
2. Restrição salina 2g/dia;
3. Tratamento da hipertensão arterial preferencialmente com hidroclotiazida 25mg/dia;
4. Avaliar uso de citrato de potássio (litocid) 10mg, via oral, três vezes ao dia.

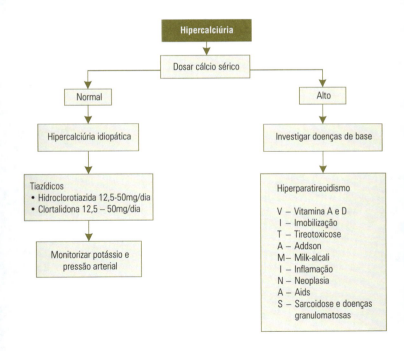

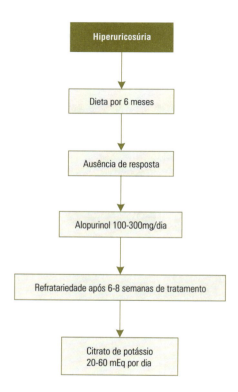

Guia de Bolso de Clínica Médica 237

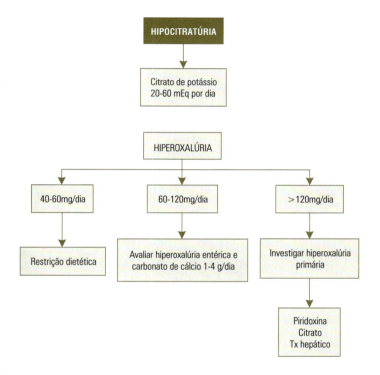

Referências Bibliográficas

Preminger, GM, Curhan, GC. The first kidney stone and asymptomatic nephrolithiasis in adults. "In": UpTodate Software 16.2.

Heiberg IP, Schor N. Renal stone disease: causes, evaluation and medical treatment. Arq. Bras. Endocrinol Metabol2006;50:823-31.

Capítulo **35**

Infecção urinária de repetição

Larissa Guedes da Fonte Andrade

Sintomas

Disúria, dor suprapúbica, polaciúria, hematúria, urgência miccional, incontinência urinária. Casos mais graves podem cursar com febre, hipotensão, calafrios e dor lombar.

Diagnóstico

- Infecção urinária inclui tanto acometimento do trato urinário inferior (cistite) quanto superior (pielonefrite);
- Infecção urinária de repetição é comum em mulheres jovens, saudáveis e sem alterações anatomofisiológicas no trato urinário. Recorrência de pielonefrite é incomum neste grupo de pacientes;
- No homem, a menor incidência está relacionada à menor colonização e maior comprimento da uretra e às substâncias antibacterianas do líquido prostático. Por esse motivo, toda infecção urinária em homem é considerada complicada. Entretanto, homens entre 15 – 50 anos podem ter infecção urinária não complicada relacionada à relação homossexual, intercurso sexual com parceira com infecção urinária ou falta de circuncisão;
- A patogênese é a mesma para infecção esporádica. Os patógenos da flora fecal colonizam a região periuretral e uretra e ascendem à bexiga;
- Os agentes isolados mais comuns são bactérias entéricas e o *Staphylococcus saprophyticus*, este último, encontrado predominantemente em mulheres. Uropatógenos gram positivos e agentes resistentes podem ser encontrados em homens com infecção urinária complicada;

240 Guia de Bolso de Clínica Médica

Conceitos Clínicos				
Bacteriúria Assintomática	**ITU**	**ITU de repetição**	**Reinfecção**	**Recaída**
Isolamento de patógeno na urocultura em paciente assintomático	Infecção comprovada com sintomas e agente patogênico isolado em urocultura	Mais de 2 ITUs em seis meses ou 3 ITUs em um ano	Nova ITU com agente diferente da anterior ou mesmo agente se houver URC negativa entre os dois episódios ou se ocorrer após duas semanas do TTO	Persistência do mesmo agente em URC isolado em duas semanas ou menos após o tratamento

Fatores de risco para ITU em mulheres
• Frequência do intercurso sexual;

- Frequência do intercurso sexual;
- Uso de diafragma;
- Uso de espermicida;
- ITU antes dos 15 anos;
- História familiar de ITU;
- Uso recente de antibióticos;
- Fator anatômico: menor distância da uretra para o ânus;
- Mulheres menopausadas:
  - incontinência urinária;
  - cistocele;
  - volume urinário residual alto.

▶ Prostatite deve ser considerada em homens com cistite, principalmente se infecção de repetição. Uretrite deve ser considerada em homens sexualmente ativos devendo ser investigadas úlceras penianas, descarga uretral, coleta de *swab* para isolamento de *Neisseria gonorrhoeae* e *Chlamydia trachomatis*;

Estratégias de prevenção de ITU

- Troca do método anticoncepcional nas mulheres (evitar espermicida ou diafragma);
- Micção após coito;
- Aumento do aporte hídrico;
- Tomar sucos de cranberrys.

Todo homem com cistite deve ser avaliado para fatores desencadeantes. Se não houver fator de risco identificável como presença de sonda vesical, por exemplo, deve ter avaliação urológica, exceto em caso de infecção isolada, não complicada, em homens jovens que respondem prontamente ao tratamento. Homens com infecções recorrentes, complicadas ou não devem ser avaliados para prostatite;

Indicação de profilaxia antibiótica
• duas ou mais infecções urinárias sintomáticas em seis meses; • três ou mais em um ano.

- O esquema profilático pode ser realizado com antibiótico contínuo ou dose após coito;
- Profilaxia contínua reduz a chance em 95% de novo episódio de infecção. As drogas usadas para este propósito incluem sulfametoxazol-trimetoprim e nitrofurantoína;
- Profilaxia pós-coito tem sido mais utilizada em pacientes cujas infecções de repetição estão relacionadas com o intercurso sexual. As drogas utilizadas podem ser sulfametoxazol-trimetoprim, nitrofurantoína, cefalexina ou ciprofloxacina;
- Os efeitos colaterais da antibioticoprofilaxia incluem candidíase oral e vaginal e sintomas do trato gastrointestinal. A emergência de uropatógenos resistentes é menos frequente;
- O tempo de antibioticoprofilaxia é variável. Inicialmente, recomenda-se seis meses. Naquelas pacientes que persistem com infecção sintomática pode-se estender este período por dois até cinco anos;
- A tabela a seguir relaciona as doses utilizadas para profilaxia de ITU:

Antibiótico	Dose
• Sulfametoxazol-trimetoprim	• 200mg/40mg 1X/dia ou 3X/semana
• Nitrofurantoína	• 100mg/dia
• Cefalexina	• 250mg/dia
• Norfloxacina	• 200mg/dia

- Em pacientes menopausadas a aplicação de creme vaginal estrogênico diminuiu ITU de repetição por restaurar a flora vaginal (aumentar lactobacilos e reduzir colonização vaginal por *E. coli*);

242 Guia de Bolso de Clínica Médica

- A avaliação urológica em mulheres com ITU de repetição deve ser restrita tendo em vista a baixa frequência de anormalidades do trato urinário. O isolamento de *proteus* na urocultura (relacionado à nefrolitíase) e recaídas podem necessitar de investigação complementar;
- Os exames de imagem iniciais incluem USG de rins e vias e TC de abdome para detecção de doença obstrutiva ou nefrolitíase. A cistoscopia e urografia excretora devem ser consideradas nos pacientes que persistem com hematúria após resolução do processo infeccioso;
- Bacteriúria assintomática é definida por isolamento de agente infeccioso em urocultura (> 10^5UFC/mL) em paciente assintomático;

Indicação de tratamento de bacteriúria assintomática
• Gestantes; • Transplantados nos primeiros seis meses; • Pacientes que serão submetidos a intervenções urológicas.

- Não se recomenda tratar bacteriúria assintomática em diabéticos, idosos, moradores de casa de repouso, mulheres não gestantes, pacientes com doença da medula espinhal;
- Uso de sonda vesical é comum em algumas situações clínicas. Os dois fatores mais relacionados à infecção nestes pacientes incluem: tempo de sondagem e uso de sonda vesical de demora.
- Deve-se evitar sondagem desnecessária, retirar a sonda assim que possível e utilizar sistema fechado de drenagem para evitar infecções;
- Não se recomenda em usuários crônicos: antibioticoprofilaxia para evitar ITU ou uroculturas seriadas para detecção de bacteriúria assintomática, nem seu tratamento;
- Normalmente, pacientes sondados não apresentam sintomas típicos de infecção e a urocultura deve ser solicitada em casos restritos;

Indicação para solicitar urocultura em pacientes com SVD
• Febre; • Alteração nas características físicas da urina (turvação, piúria); • Sintomas clínicos inexplicáveis como hipotensão, alteração do comportamento etc.

Para coleta de urocultura, nestes pacientes, deve-se retirar a sonda e colher amostra de urina com nova cateterização vesical;

O tratamento pode ser iniciado com amplo espectro e depois de direcionado para urocultura e, neste período, se possível sugere-se cateterização intermitente até término do tratamento.

Exemplo de prescrição

Paciente de 27 anos, sexo feminino com quatro infecções urinárias nos últimos seis meses, comprovadas por urocultura chega a consulta ambulatorial com seguintes exames: U1 – 100 mil leucócitos; 20 mil hemácias; 0,6g/L de proteína; creatinina 0,7mg/dL e urocultura com *E. coli* > 100.000UI formadoras de colônia.

Exemplo de prescrição padrão – ITU de repetição
1. Aumento do aporte hídrico;
2. Suco de cramberrys uma vez ao dia, se possível;
3. Norfloxacino 200mg à noite por seis meses. Caso a ITU esteja relacionada à relação sexual, dose profilática nos dias de coito.

Referências Bibliográficas

1. Hooton, TM, Stamm, WE. Recurrent urinary tract infeccion in women. "In": UpTodate Software 16.2.
2. Hooton TM, Stamm, WE. Acute cystitis and asymptomatic bacteriuria in men. "In": UpTodate Software 16.2.
3. Fekete T. Urinary tract infection associates with indwelling bladder catheters. "In"; UpTodate Software 16.2.

244 Guia de Bolso de Clínica Médica

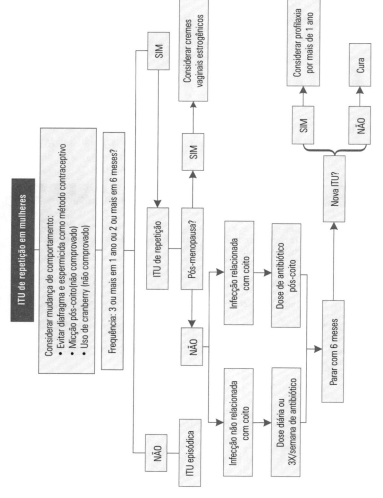

Capítulo **36**

Avaliação inicial do paciente com anemia

Luis Alberto Lage

Diagnóstico

) A anemia se caracteriza por uma síndrome clínica que apresenta sinais e sintomas decorrentes de um estado de diminuição da oferta de oxigênio aos órgãos e tecidos e um quadro laboratorial onde predomina a diminuição da hemoglobina, do hematócrito ou da concentração de hemoglobina por unidade de volume sanguíneo;

) A Organização Mundial de Saúde (OMS) define anemia em adultos como valores de hemoglobina inferiores a 13g/dL em indivíduos do sexo masculino e 12g/dL em indivíduos do sexo feminino, porém vale ressaltar que os níveis de hemoglobina sofrem interferência de variáveis como idade, sexo, estímulo hormonal e nível de altitude;

) A anemia não é uma entidade nosológica propriamente dita ou definida, mas sim um indício de que existe uma doença responsável pelo seu desenvolvimento;

) Pacientes com anemia podem se mostrar completamente assintomáticos, especialmente quando esta se instala de maneira insidiosa, podendo-se encontrar pacientes com taxas de hemoglobina extremamente baixas sem qualquer manifestação clínica, o que decorre de mecanismos adaptativos e compensatórios dos estados anêmicos crônicos;

Sinais e sintomas da anemia

- Fadiga, adinamia, dispneia, precordialgia aos esforços físicos, sonolência e diminuição da capacidade de concentração;
- Casos mais graves: dispneia intensa, congestão pulmonar, taquicardia, taquisfigmia e edema de membros inferiores podem ocorrer em decorrência de um estado caracterizado por insuficiência cardíaca de alto débito denominada *"cor anêmica"*.

246 Guia de Bolso de Clínica Médica

Exame físico do paciente anêmico

- Palidez cutânea mucosa, frêmito palpável durante a sístole e hemorragias retinianas (manchas de Roth) à fundoscopia. Achados específicos de determinadas entidades incluem o aparecimento de língua despapilada e dolorosa, queilite angular e coiloníqua nas anemias carenciais; sinais de liberação piramidal como hiperreflexia, sinal de Babinski e ataxia de marcha na anemia megaloblástica por deficiência de vitamina B12; icterícia e esplenomegalia nos estados hemolíticos; turrecefalia, hipertelorismo e fácies em esquilo na anemia de Cooley e sinais anêmicos acrescidos de manifestações hemorrágicas como petéquias ou equimoses na anemia aplástica são apenas alguns exemplos.

Fisiopatologia da anemia

Perda sanguínea

- Aguda ou crônica: anemia da hemorragia aguda, anemia ferropriva por parasitismo intestinal

Deficiência de elementos essenciais à hematopoiese

- Anemia ferropriva carencial, anemia megaloblástica

Atividade de citosinas e outros produtos inflamatórios

- Anemia de doença crônica e estados inflamatórios.

Destruição periférica precoce dos eritrócitos

- Anemia hemolítica autoimune, eritroenzimopatias, anemias por defeito de membrana eritrocitária e hemoglobinopatias

Insuficiência de produção medular ou ocupação da medula óssea

- Anemia aplástica, anemia da insuficiência renal e anemia mieloftísica

> Quanto ao aspecto morfológico podemos dividir as anemias de acordo com o tamanho dos eritrócitos e quanto à coloração dos mesmos. Para isso, utilizamos os chamados índices hematimétricos, sendo que os de destaque incluem o volume corpuscular médio (VCM ou VGM), a hemoglobina corpuscular média (HCM), a concentração de hemoglobina corpuscular média (CHCM) e o índice de anisocitose (RDW ou *red cell distribuition width*).

Classificação da anemia quanto ao tamanho do eritrócito

Microcítica	Normocítica	Macrocítica
VCM menor que 80fl	VCM entre 80 e 100fl	VCM maior que 100fl
Anemia ferropriva, anemia da doença crônica, talassemias, esferocitose hereditária	Anemia ferropriva, anemia da doença crônica/estados inflamatórios, AHAI, hemólise não imune mediada	Anemia megaloblástica, anemia da hepatopatia e do hipotireoidismo, mielodisplasia

Classificação da anemia quanto à coloração do eritrócito

Hipocrômicas	Nomocrômica	Hipercrômica
CHCM menor que 32%	CHCM entre 32% e 36%	CHCM maior que 36%
		Condição exclusiva da esferocitose hereditária

▶ O esfregaço de sangue periférico é outra arma de grande utilidade na investigação das anemias, pois existem alterações da forma dos eritrócitos (poiquilócitos) que ocorrem corriqueiramente em determinadas entidades patológicas;

Esfregaço do sangue periférico

Formas dos eritrócitos	Patologias associadas
• Microesferócito	• Esferocitose hereditária e AHAI
• Estomatócito	• Estomatocitose hereditária
• Acantócito	• Insuficiência hepática
• Dacriócito	• Mielofibrose primária e na mieloftise;
• Leptócito ou hemácea em alvo	• Hemoglobinopatias
• Drepanócito ou hemácia em foice	• Anemia falciforme
• Esquizócito	• Anemia hemolítica microangiopática

248 Guia de Bolso de Clínica Médica

◗ O esfregaço de sangue periférico pode ainda revelar a presença de algumas inclusões citoplasmáticas eritrocitárias específicas de algumas situações;

Esfregaço do sangue periférico	
Inclusões citoplasmáticas eritrocitárias	Patologias associadas
Corpúsculos de Howell-Jolly (fragmento de DNA)	Hipoesplenismo
Corpúsculos de Pappenheimer (depósitos de ferro)	Anemia sideroblástica e após esplenectomia
Corpúsculos de Heinz (hemoglobina desnaturada)	Hemoglobinopatias e na deficiência de glicose-6-fosfato desidrogenase (G6PD).

Exames laboratoriais para investigação de anemia
• Contagem de reticulócitos;
• Dosagem de bilirrubina indireta, desidrogenase láctica (DHL), haptoglobina e o teste de Coombs;
• Perfil de ferro (ferro, ferritina, transferrina e saturação de transferrina);
• Dosagem de ácido fólico e vitamina B12;
• Eletroforese de hemoglobina;
• Curva de fragilidade osmótica;
• Testes de Ham e da sacarose;
• Teste de afoiçamento;
• Medulograma.

◗ O diagnóstico de determinadas entidades que cursam com anemia, como por exemplo, as síndromes mielodisplásicas, as leucemias agudas, aplasia medular, mieloftise e anemia sideroblástica, são possíveis por meio da análise do mielograma;

◗ Pacientes com padrão hematimétrico compatível com anemia microcítica deverão ser inicialmente submetidos à análise do perfil do ferro (dosagem de ferro sérico, ferritina, TIBC e saturação da transferrina). Ferro sérico diminuído, ferritina diminuída (particularmente menor que 10), TIBC normal ou aumentada e saturação da transferrina diminuída (especialmente quando menor que 16%) são compatíveis com diagnóstico de anemia ferropriva; já ferro sérico diminuído, ferritina normal ou aumentada, TIBC diminuída e saturação da transferrina normal ou diminuída (porém, geralmente, em valores superiores a 16%) são compatíveis com diagnóstico de anemia das doenças crônicas/inflamatórias caracterizadas por um estado de bloqueio da liberação do ferro depositado em regiões de estoque;

▶ Pode-se estimar a saturação de transferrina pela seguinte fórmula: Sat. Transferrina = Ferro/Transferrina X 77,1;

▶ Pacientes com anemia microcítica e perfil de ferro inalterado deverão ter seu estudo diagnóstico complementado com eletroforese de hemoglobina para o diagnóstico de hemoglobinopatias (particularmente talassemias que podem cursar com microcitose importante e RDW normal, ao contrário da anemia ferropriva que revela microcitose com VCM, geralmente maior que 70fl e RDW alargado maior que 16%) e provas hemolíticas para diagnóstico de outras anemias hemolíticas, como, por exemplo, a esferocitose hereditária, que poderá ser confirmada pelo teste de fragilidade osmótica em meio contendo NaCl;

▶ Pacientes com anemia normocítica deverão ser inicialmente submetidos à contagem de reticulócitos; caso exista reticulocitopenia o perfil de ferro poderá ser o próximo passo e revelar a existência de anemia ferropriva. No caso de contagem reticulocitária aumentada, outras provas hemolíticas (bilirrubina indireta, haptoglobina e DHL) poderão revelar tratar-se de distúrbio hemolítico adquirido ou hereditário. Quando os reticulócitos estão dentro dos valores de normalidade devemos pensar em anemias de doenças crônicas e inflamatórias e, neste caso, devemos complementar o estudo com solicitação de provas de atividade inflamatória (VHS e PCR), avaliação de função renal, hepática e endócrina; avaliar história de uso de medicamentos e história pessoal conhecida de doença crônica ou neoplasia;

▶ Pacientes com anemia macrocítica deverão ser submetidos à dosagem de ácido fólico e vitamina B12 ou, então, dos metabólitos homocisteína e ácido metil malônico para confirmação de anemia megaloblástica, o estudo poderá ainda ser complementado com realização de mielograma que revelará precursores eritroides megaloblastoides, e a partir deste diagnóstico, exames para investigação etiológica de anemia megaloblástica deverão ser solicitados (por exemplo, anticorpos anticélula parietal e antifator intrínseco, EDA (endoscopia digestiva alta), teste de Schilling etc.). Frente à macrocitose, após descartar-se o diagnóstico de anemia megaloblástica, a solicitação de perfil hepático e tireiodiano poderá ser útil na avaliação diagnóstica (hipotireiodismo e hepatopatia poderão explicar o quadro de anemia macrocítica). Descartando-se todas estas causas, particularmente em pacientes idosos e com histórico prévio de realização de tratamento quimioterápico um mielograma deverá ser realizado para avaliação de mielodisplasia, que na verdade é um diagnóstico de exclusão e requer o encontro de pelo menos uma citopenia no sangue periférico (muitas vezes, somente anemia com macrocitose), displasia de pelo menos duas séries hematopoiéticas em mais de 10% das células medulares e citogenética compatível com padrão clonal ou exclusão de outras causas responsáveis por alterações displásicas de precursores medulares (perfil de ferro, dosagem de B12 e folato normais, funções hepática, tireoidiana e renal inalteradas, além de sorologias para hepatites B, C e HIV negativas).

Exemplo de prescrição

- **Caso 1:** Paciente de 32 anos, sexo feminino vem em consulta de *check-up* com os seguintes exames: Hb = 9,2g/dL; Ht = 26%; VCM = 75; RDW = 16. Análise periférica: anisocitose, microcitose e hipocromia.
- **Caso 2:** Paciente de 54 anos, consulta de rotina com Hb = 7,3g/dL; Ht = 21%; VCM = 110; RDW 16. Análise periférica: macrocitose, hipersegmentação neutrofília.

Exemplo de prescrição padrão – Anemia Ferropriva

1. Dieta rica em ferro (carne vermelha, frango e peixe, folhas verde escuro – espinafre, agrião e rúcula, leguminosas – feijão, grão de bico e soja) – alimentos animais têm maior disponibilidade do ferro que alimentos vegetais;
2. Sulfato ferroso, 300mg via oral três vezes ao dia (duas horas antes ou quatro horas após a refeição. Uso concomitante com vitamina C aumenta sua absorção. Não administrar com antiácidos);
3. Investigar causa da anemia (Desnutrição? Parasitose intestinal? Ciclos menstruais curtos ou de alto fluxo?).

Objetivo: Hb > 12g/dL.

Exemplo de prescrição padrão – Anemia Megaloblástica

1. Deficiência de ácido fólico:
   Ácido fólico 1, 5mg/dia via oral por quatro meses ou até resolução da anemia;
2. Deficiência de vitamina B12:
   Cobalamina 1mg via intramuscular sete dias seguidos, após 1mg por semana por um mês. Caso haja persistência da deficiência (anemia perniciosa, cirurgia bariátrica, 1mg intramuscular uma vez por mês).

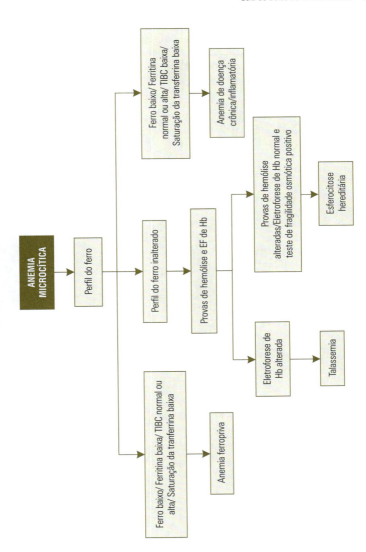

252 Guia de Bolso de Clínica Médica

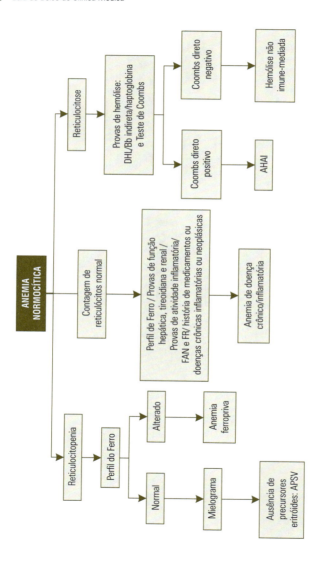

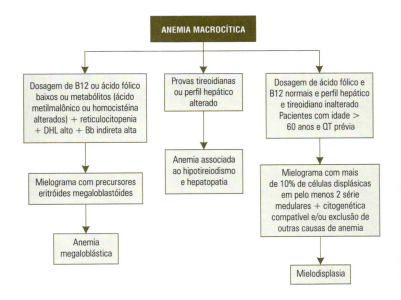

Referências Bibliográficas
1. Provan D. Weatherall D. Red cells II: acquired anaemias and polycythaemia. Lancet. 2000;355:1260-8.
2. Tkachuk D. Hirschmann J. Wintrobe's atlas of clinical hematology. Anemia. 2007;1-47.

Capítulo **37**

Avaliação inicial do paciente com plaquetopenia

Luis Alberto Lage

Tópicos

- ◗ O termo plaquetopenia ou trombocitopenia é utilizado para designar uma contagem plaquetária inferior a 150 mil plaquetas por mm^3 observada no hemograma. Este valor é utilizado como referência universal, não discriminando sexo, raça ou faixa etária;
- ◗ Pacientes com trombocitopenia significativa (habitualmente com plaquetometria inferior a 50 mil plaquetas por mm^3) comumente apresentam-se aos serviços de emergência médica com história clínica compatível com sangramento de natureza cutânea mucosa, ao contrário daqueles portadores de coagulopatias, onde a expressão clínica decorrente de alterações quantitativas ou qualitativas dos fatores de coagulação se expressa por sangramentos profundos, como grandes hematomas musculares, hemartroses e sangramentos intracavitários;

Tipos de sangramento	
Plaquetopenia	Coagulopatia
Sangramento cutâneo e mucosa	Sangramentos profundos

- ◗ O principal espectro clínico da trombocitopenia é a púrpura, que decorre de defeito nos mecanismos de hemostasia primária (adesão, agregação e ativação plaquetária);
- ◗ Existem três tipos distintos de púrpura: a vascular, a trombocitopênica e a decorrente dos distúrbios funcionais das plaquetas;

256 Guia de Bolso de Clínica Médica

Púrpura vascular

- Decorrente de alterações constitucionais da parede dos vasos sanguíneos;
- Alterações são decorrentes de processos inflamatórios (vasculites) ou malformações telean-gectásicas;
- Principal característica é o aspecto sobrelevado das lesões purpúricas (dito púrpura palpável);
- Principais exemplos: púrpura de Henoch-Schonlein e a doença de Rendu Osler Weber (telean-gectasia hereditária hemorrágica).

Púrpura trombocitopênica

- Alteração quantitativa (numérica) da contagem plaquetária;
- Principais características: manifestações hemorrágicas de natureza cutânea mucosa expressa por petéquias, equimoses, epistaxe, gengivorragia, hematúria, sangramento de trato gastrointestinal, menometrorragia e nos casos mais graves sangramento do sistema nervoso central;
- Principais exemplos: púrpura trombocitopênica imunológica (PTI), púrpura trombocitopênica trombótica (PTT) e púrpura amegacariocítica.

Púpura decorrente de distúrbios funcionais das plaquetas

- Defeito do funcionamento plaquetário básico por falha nos mecanismos de adesão, agregação e ativação das plaquetas;
- Principais características: sangramentos de caráter cutâneo-mucoso, porém a contagem plaquetária habitualmente encontra-se dentro dos valores de normalidade;
- Principais exemplos são a púrpura de Bernard Soulier (prejuízo da adesão plaquetária por ausência ou alteração na expressão do complexo glicoproteico Ib-IX-V) e a tromboastenia de Glanzmann (prejuízo da agregação plaquetária resultante de defeito da glicoproteína IIb-IIIa).

▶ Na prática clínica existem cinco grandes causas de trombocitopenia: a pseudotrombocitopenia, decorrente de destruição periférica de plaquetas, as decorrentes de insuficiência medular, as causadas por trombopoiese ineficaz e as resultantes de sequestro esplênico;

Pseudotrombocitopenia ou trombocitopenia artefactual

- Contagem plaquetária falsamente baixa realizada pelo aparelho de automação decorrente de artefatos técnicos como, por exemplo, a formação de agregados plaquetários induzidos pelo anticoagulante EDTA dos tubos de coleta de hemograma;

(Continuação)

Pseudotrombocitopenia ou trombocitopenia artefactual
• Todo paciente com trombocitopenia ao hemograma deve ser inicialmente submetido a uma nova coleta de sangue em meios que contenham EDTA e citrato, para que então seja realizada uma contagem manual de plaquetas. nestes diferentes meios. a fim de que possamos excluir a pseudotrombocitopenia como causa de baixa contagem plaquetária.

Destruição periférica de plaquetas
• Decorre principalmente de mecanismos imunológicos; • Constitui a principal causa de trombocitopenia.

» A PTI é uma doença hematológica comum, fisiopatologicamente sustentada pela produção de autoanticorpos contra proteínas da superfície plaquetária, particularmente contra o complexo glicoprotéico IIb-IIIa. As plaquetas opsonizadas por tais autoanticorpos são fagocitadas e destruídas pelo sistema macrofágico dos órgãos retículo-endoteliais (especialmente o baço) justificando-se então a queda da plaquetometria.

» Existem três tipos distintos de PTI: aguda, crônica e relacionada a outros distúrbios;

PTI		
Aguda	**Crônica**	**Secundária**
• Típica da faixa etária infantil; • Acomete igualmente ambos os sexos; • Precedida por um pródromo infeccioso de natureza viral; • Tendência a ser doença autolimitada; • Recuperação completa dos níveis plaquetométricos.	• Típica do indivíduo adulto (jovem); • Mais prevalente no sexo feminino; • Não é precedida por processos infecciosos; • Tendência à cronificação; • Não recuperação dos níveis plaquetários.	• Uso de medicamentos; • Doenças autoimunes (LES); • Distúrbios tireoidianos; • Doenças linfoproliferativas (LNH e LLC); • Síndrome de anticorpo antifosfolípide; • Infecções virais (HIV HBV e HCV); • Secundária a radio ou quimioterapia.

258 Guia de Bolso de Clínica Médica

- O diagnóstico de púrpura trombocitopênica idiopática é de exclusão, e, portanto, na investigação inicial destes pacientes deveremos interrogar sobre medicamentos de uso rotineiro, solicitar perfil reumatológico e tireoidiano, além de sorologias virais, dosagem de anticorpos anticardiolipina e anticoagulante lúpico, interrogar sobre a morbidade obstétrica e histórico de tromboses prévias, além de atentar à contagem absoluta de linfócitos e aumento de gânglios ao exame físico;
- A ocorrência de esplenomegalia deve fazer o médico pensar em outro diagnóstico distinto de PTI;
- Quanto à investigação laboratorial da PTI habitualmente encontramos: hemograma mostrando plaquetopenia isolada ou, então, plaquetopenia associada à anemia (por hemorragia ou por fenômenos autoimunes como é o caso da síndrome de Evans), prolongamento do tempo de sangramento e provas laboratoriais para exclusão de causas secundárias;
- A dosagem de autoanticorpos antiplaquetários não é obrigatória para o diagnóstico e não se constitui em teste laboratorial de utilidade feito de maneira rotineira;
- O mielograma é um exame dispensável para corroborar o diagnóstico de PTI;

Indicação de mielograma na PTI
• Idosos (com possibilidade de apresentar plaquetopenia como espectro laboratorial de mielodisplasia); • Crianças (com objetivo de afastarmos a possibilidade de LLA); • Quando são observadas outras citopenias associadas (leucopenia e/ou anemia).

- Pacientes portadores de PTI com plaquetometria acima de 50.000/mm³ não apresentam risco para manifestações hemorrágicas e, portanto, não necessitam qualquer tipo de tratamento;

Indicação de tratamento na PTI
• Plaquetometria inferior a 20.000/mm³ independentemente da presença de manifestações hemorrágicas pelo alto risco de hemorragia espontânea; • Plaquetometria entre 20.000 e 50.000/mm³ somente quando manifestações hemorrágicas estiverem presentes.

Guia de Bolso de Clínica Médica **259**

- O tratamento de primeira linha na PTI resume-se ao emprego de corticosteroides por via oral, preferencialmente a prednisona na dose de 1 a 2mg/kg/dia durante quatro a seis semanas. Após este período de tratamento, considera-se como resposta terapêutica adequada uma contagem plaquetária > 20.000/ mm^3 na ausência de manifestações hemorrágicas. Caso estes objetivos não sejam alcançados, após este período de observação, não devemos insistir no tratamento com corticosteroides e devemos considerar tais indivíduos como cortico-resistentes;

- O tratamento de segunda linha consiste na realização de esplenectomia. Para que este procedimento seja realizado com segurança devemos alcançar uma contagem plaquetária de pelo menos 50.000/mm^3 e para atingir-se tal objetivo podemos lançar mão da imunoglobulina hiperimune humana como elemento incrementador da contagem plaquetária;

- Pacientes esplenectomizados sempre devem ser vacinados contra pneumococos e haemophilus, em no mínimo oito semanas antes do procedimento, a fim de evitar o desenvolvimento de septicemia por germes encapsulados;

- O tratamento com imunoglobulina é útil apenas no manejo do sangramento grave ou no preparo do paciente para procedimentos cirúrgicos, pois causa elevação da contagem plaquetária de maneira extremamente rápida, porém com duração efêmera;

- Pacientes refratários à esplenectomia (contagem plaquetária inferior a 20.000/mm^3 com sangramento após três meses de realização da cirurgia) devem ser manejados com terapêutica de imunossupressão, por meio do emprego de fármacos como azatioprina, ciclofosfamida, vincristina, danazol ou colchicina, porém a resposta terapêutica, nestes casos, costuma variar entre 30% e 70%;

Resumo de tratamento na PTI
• Primeira linha: corticoide via oral;
• Córtico-resistentes: esplenectomia;
• Refratários: imunossupressão;
• Imunoglobulina se procedimento cirúrgico.

Guia de Bolso de Clínica Médica

▶ Tratamento emergencial deve ser considerado para indivíduos com plaquetometria inferior a 10.000mm^3 com sangramento grave (sangramento vultoso de TGI ou SNC) e, nesta situação, pode-se lançar mão do emprego de pulsoterapia com metilprednisolona, imunoglobulina endovenosa, plasmaférese e até mesmo transfusão de plaquetas (única indicação para transfusão de plaquetas no tratamento da PTI).

Exemplo de prescrição

Paciente do sexo feminino, 32 anos, 60kg, vem com queixa de hematomas em partes do corpo sem história de trauma associado. Nega outras queixas. Exames laboratoriais iniciais mostram: 20 mil plaquetas/mm^3.

Exemplo de prescrição padrão – Plaquetopenia – PTI
1. Internar o paciente, repouso ao leito para evitar traumas;
2. Investigação clínica;
3. Se diagnóstico PTI, iniciar prednisona 60mg/dia;
4. Alta para seguimento ambulatorial quando plaquetometria maior que 50.000/mm3.

Guia de Bolso de Clínica Médica **261**

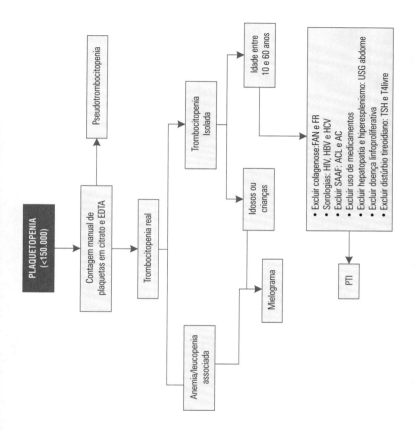

Referências Bibliográficas

1. Diagnosis and treatment of idiopathic thrombocytopenic purpura: recommendations of the American Society of Hematology. The American Society os Hematology ITP Practice Guideline Panel. Ann Intern Med. 1997;126:319-26.
2. George JN. Treatment options for chronic idiopathic (immune) thrombocytopenic purpura. Semin Hematol. 2000;37(1 suppl 1):31-4.
3. Review. Fifty years of idiopathic thrombocytopenic purpura (ITP): management of refractory ITP in adults. Brit J Hemat. 2003;118:933-44.

Capítulo **38**

Avaliação inicial do paciente com adenomegalia

Luis Alberto Lage

Tópicos

- ❱ Este capítulo objetiva ser um guia prático para avaliação dos pacientes portadores de adenomegalia, situação muito frequente na prática clínica ambulatorial;
- ❱ Adenomegalia é o termo utilizado para traduzir o aumento do tamanho dos gânglios linfáticos, sendo uma manifestação clínica comum a várias entidades patológicas de caráter benigno ou maligno;
- ❱ Quando se surpreende um paciente com adenomegalia, o médico precisará decidir se a linfadenopatia representa um achado normal ou se exige investigação por meio de exames adicionais, podendo incluir até mesmo uma biópsia ganglionar;
- ❱ Linfonodos submandibulares planos, moles e de diâmetro reduzido (< 2cm) são comumente palpáveis em crianças e adultos jovens sadios, e os adultos sadios podem também apresentar linfonodos inguinais palpáveis, os quais são considerados normais e não necessitam de investigação adicional;
- ❱ De maneira geral, nos pacientes jovens, com menos de 30 anos, a linfadenopatia em mais de 80% dos casos é reacional, sendo que esta taxa reduz-se para 40% dos casos nos pacientes que se encontram acima desta faixa etária;
- ❱ História clínica detalhada e exame físico minucioso, incluindo avaliação de todas as cadeias ganglionares superficiais e verificação de visceromegalias durante a propedêutica abdominal constituem elementos-chaves para avaliação da etiologia da adenomegalia. Em casos não reveladores por intermédio dos métodos referidos, exames laboratoriais específicos e até mesmo uma biópsia excisional do linfonodo auxiliarão no diagnóstico;

Anamnese	Exame clínico
• Idade, sexo, ocupação; • Dor de garganta; • Tosse; • Febre; • Sudorese noturna; • Fadiga; • Perda ponderal; • Dor nos linfonodos; • Exposição a animais domésticos; • Comportamento sexual; • Uso de fármacos como fenitoína.	• Localização; • Tamanho ou volume; • Consistência; • Mobilidade; • Sensibilidade; • Alterações de pele associadas.

❱ Sintomas sistêmicos como perda ponderal, febre e sudorese noturna (ditos sintomas B) sugerem o diagnóstico de linfoma, embora diante da nossa realidade epidemiológica, devemos sempre pensar, também, em tuberculose ganglionar;

❱ Adenopatia localizada implica comprometimento de uma única região anatômica, já a adenopatia generalizada é definida como comprometimento de três ou mais áreas de linfonodos não contíguas;

Principais causas de adenopatia regional
• Lesões orais e dentárias; • Infecções de vias respiratórias; • Infecções cutâneas com comprometimento de área de drenagem ganglionar (por exemplo, piodermites, dermatofitoses e doença da arranhadura do gato); • Mononucleose infecciosa; • Câncer metastático (por exemplo, câncer de cabeça e pescoço, mama, pulmão, tireoide, órgãos pélvicos e testículo).

❱ O nódulo de Virchow é um linfonodo supraclavicular esquerdo aumentado, infiltrado por câncer metastático, proveniente de uma neoplasia gastrointestinal primária. Neste caso, sempre devemos investigar o órgão do trato gastrointestinal alto como estômago, pâncreas e vias biliares;

❱ Linfadenopatia inguinal costuma ser secundária a infecções ou traumatismos dos membros inferiores, doenças sexualmente transmissíveis (por

Guia de Bolso de Clínica Médica **265**

exemplo, linfogranuloma venéreo, lues, cancroide etc.) ou comprometimento metastático proveniente de lesões no reto ou genitália externa;

▶ Linfadenopatia hilar ocorre frequentemente em pacientes com sintomas respiratórios e pode ser surpreendida por meio de imagem compatível com alargamento mediastinal na radiografia simples de tórax. As principais condições associadas incluem linfoma, sarcoidose e tuberculose pulmonar;

▶ Linfadenopatia epitroclear pode ser observada em condições como ferimentos em mãos e dedos, doença da arranhadura do gato, secundarismo luético e esporotricose cutâneo-linfática;

Principais causas de adenopatia generalizada
• Leucemias agudas (particularmente linfocítica aguda);
• Leucemias linfoides crônicas;
• Linfomas não Hodgkin;
• Sarcoidose;
• Reações a drogas (como o pseudolinfoma associado ao uso de difenilhidantoína);
• Infecções (como, por exemplo, toxoplasmose, sífilis secundária e síndrome retroviral aguda).

▶ Quanto à consistência, observa-se que gânglios duros, indolores, aderentes a planos profundos ou formando plastrão são encontrados nas metástases carcinomatosas; gânglios fibroelásticos e indolores são encontrados em leucemias e linfomas, já gânglios fibroelásticos dolorosos e com sinais flogísticos francos são encontrados em áreas de drenagens de infecções bacterianas;

▶ Linfadenopatia dolorosa, após ingestão de bebidas alcoólicas, é característica peculiar da doença de Hodgkin;

▶ As principais etiologias associadas à tendência de fistulização ganglionar incluem a tuberculose ganglionar (escrofuloderma), paracoccidioidomicose e adenite bacteriana. Doenças sexualmente transmissíveis, esporotricose e tularemia são causas mais raras;

▶ Quanto ao tamanho, linfonodos com área < que $1,0cm^2$ são quase sempre secundários a causas reativas ou inespecíficas. Estudos retrospectivos de pacientes submetidos à biópsia excisional de linfonodos têm demonstrado que o diâmetro que serviu como discriminante para predizer que a biópsia poderia revelar a existência de doença maligna foi de 2cm;

Guia de Bolso de Clínica Médica

Investigação laboratorial de adenomegalias
• Hemograma completo; • Cultura de material de orofaringe; • Radiografia de tórax; • Exames sorológicos com pesquisa de anticorpos específicos contra vírus *Epstein barr*, citomegalovírus, vírus da imunodeficiência humana adquirida (HIV), *Toxoplasma gondii*, *Brucella* etc.; • Na suspeita de LES justifica-se o pedido de FAN (fator antinúcleo) e anti dsDNA (anti-DNA dupla hélice); • Pacientes com linfadenopatia cervical e história de tabagismo devem ter exame otorrinolaringológico completo; • Caso toda investigação anterior resulte negativa, podemos considerar a realização de mielograma, biópsia óssea e biópsia linfonodal, conforme cada caso.

 ❯ A decisão de biopsiar um linfonodo pode ser tomada no início da avaliação do paciente ou adiada até depois de duas semanas a depender das características do caso;

Indicações de Bx ganglionar
• Adenomegalia com duração prolongada (superior a duas a quatro semanas); • Adenomegalias de curso progressivo; • Grande volume linfonodal (diâmetro > 2cm); • Consistência pétrea; • Localização supraclavicular.

 ❯ Estudos epidemiológicos têm identificado variáveis de predileção com positividade para neoplasia em linfonodos com as seguintes características: pacientes com idade > 40 anos, localização supraclavicular, linfonodo com tamanho > 2,25cm², consistência dura e ausência de dor ou hipersensibilidade à palpação;

 ❯ Aspiração com agulha fina (PAAF) não deve ser feita como primeiro procedimento diagnóstico, pois na maioria dos casos o diagnóstico exige mais material do que a aspiração pode fornecer e, com frequência, retarda o diagnóstico definitivo;

 ❯ Caso anamnese e exame físico do paciente indicar uma causa benigna, poderá ser efetuado um cuidadoso seguimento clínico por um intervalo de duas à quatro semanas, com posterior observação da evolução da linfonodomegalia;

- Glicocorticoides não devem ser usados no tratamento de adenomegalias, pois em decorrência do seu efeito linfolítico podem obscurecer alguns diagnósticos hematológicos, como é o caso de leucemias e linfomas.

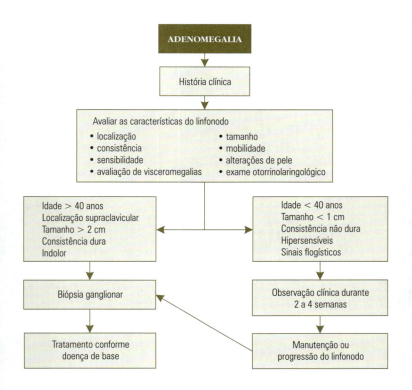

Referências Bibliográficas

1. Pangalis GA, et al. Clinical approach to lymphadenopathy. Semin Oncol. 1993;20:570.
2. Baris D, Zahm SH. Epidemiology of lymphomas. Curr Opin Oncol. 2000;12:383-94.

Capítulo **39**

Anticorpos antinucleares

Vinícius Lira da Câmara

- ▶ Apesar de consagrado com o nome de FAN ou ANA, o teste detecta a presença de autoanticorpos dirigidos não só contra vários componentes celulares nucleares, mas também contra estruturas do nucléolo, membrana celular, citoplasma e aparelho mitótico;

- ▶ A determinação dos anticorpos antinucleares (ANA) costuma ser por imunofluorescência indireta (IFI);

- ▶ As amostras de soro ou de outro líquido biológico são incubadas com células HEp2 isoladas (ANA-HEp2), uma linhagem de células tumorais derivadas de carcinoma de laringe humana, ou com *imprint* de fígado de camundongo fixados em lâminas de microscopia (IFI-ANA);

- ▶ O exame envolve três aspectos de suma relevância: a presença ou não de anticorpos, a concentração dos mesmos, traduzidas pelos níveis de titulação e padrão de imunofluorescência;

- ▶ Em geral, os pacientes com doenças autoimunes tendem a apresentar títulos moderados (1/320 e 1/640) e elevados (≥ 1/640), enquanto os indivíduos sadios com ANA-HEp-2 positivo tendem a apresentar baixos títulos (1/80 e 1/160);

- ▶ A identificação apropriada dos padrões de IFI no teste ANA-HEp-2 fornece indícios razoáveis da possível especificidade do(s) autoanticorpo(s) detectado(s), ou seja, é possível inferir o tipo mais provável de anticorpo específico ou não e, consequentemente, a doença reumática diante dos achados de anamnese;

- ▶ É importante frisar que a informação preliminar do padrão de fluorescência do teste ANA-HEp-2, em relação à possível especificidade do autoanticorpo, deve ser confirmada mediante testes complementares. De fato, isoladamente, o teste de ANA-HEp-2 não permite pontuar precisamente o antígeno reconhecido e vincular o resultado encontrado a uma dada doença;

- ▶ Preferencialmente, lança-se mão da imunodifusão dupla de Outcherlony (para identificação de anticorpos contra SS-A/Ro, SS-B/La, Sm, U1-RNP, Scl-70, Jo-1) e da imunofluorescência indireta em *Crithidia luciliae*, que são testes muito específicos;

270 Guia de Bolso de Clínica Médica

> Os padrões nucleares homogêneos e pontilhado grosso estão quase sempre presentes em pacientes com doenças autoimunes;
> Os padrões nucleares pontilhado fino denso e pontilhado grosso reticulado são observados preferencialmente em indivíduos hígidos ou em pacientes não autoimunes;
> O padrão nuclear pontilhado fino em baixo título é frequentemente encontrado em indivíduos não autoimunes, mas, em títulos altos, está mais comumente associado a condições de autoimunidade;

Causas de FAN positivo

- Doenças reumatológicas (LES, síndrome de Sjögren; esclerose sistêmica; polimiosite/dermatomiosite, artrite reumatoide, granulomatose de Wegener);
- Processos infecciosos crônicos (malária, hanseníase, doença de Chagas);
- Doenças neoplásicas (melanoma);
- Uso de medicações (procainamida, hidralazina, fenitoína, isoniazida, metildopa);
- Parcela da população saudável.

Autoanticorpos específicos do LES

- Anti-DNA nativo;
- Anti-Sm;
- Anti-P ribossomal;
- Anti-PCNA (Proliferating Cell Nuclear Antigen).

> Apesar da baixa especificidade, é o teste mais sensível para o diagnóstico de LES, estando presente em 95% dos casos, tornando improvável esse diagnóstico quando negativo;
> Boa parte dos pacientes lúpicos, com FAN negativo, são portadores de deficiências congênitas do complemento (C2 e C4, mais comumente). Esse subgrupo de doentes tende a ter mais manifestações cutâneas graves e menores frequência de lesões renais e do SNC;
> A presença de anti-Ro/SSA isolado está fortemente associado a pacientes lúpicos com FAN negativo;
> Como o antígeno Ro não é encontrado em tecidos de rato, substrato comumente usado por vários laboratórios para a realização do FAN, leva a FAN negativos, tornando-se positivo apenas quando se utilizam células humanas HEp-2;

Guia de Bolso de Clínica Médica **271**

◗ O FAN tem fraca correlação com atividade de doença, sendo pouco útil no seguimento e monitorização do tratamento;

Auto-anticorpos usados para monitorar atividade do LES
• Anticorpo anti-DNA nativo (especialmente com o grau de nefrite); • Anticorpos antinucleossomos.

◗ A relação com o anti-DNA nativo torna-se particularmente confiável se, no passado, determinado paciente apresentou coincidência entre a elevação dos níveis de anti-DNA e o surto da doença;
◗ Os anticorpos antinucleossomos tornam-se particularmente úteis na monitoração da atividade do lúpus nos pacientes negativos para anticorpos anti-DNA nativo;
◗ Os anticorpos antinucleossomos representam o sistema de autoanticorpos responsável pela formação das células LE;
◗ Anticorpos anti-histonas podem ser encontrados em pacientes com LES idiopático e, principalmente, na síndrome do lúpus induzido por drogas. O resultado positivo associado à ausência de outros anticorpos (anti-DNA nativo, anti-Sm e anti-RNP) sugere fortemente o diagnóstico de lúpus induzido por drogas, quando aparecem em altos títulos em 95% dos pacientes;
◗ Anticorpos anti-ENA (antígenos nucleares extraíveis) compreende quatro anticorpos dirigidos a proteínas ribonucleares (RNA): anti-Ro/SSA, anti-La/SSB, anti-Sm e anti-U1 RNP;

Anticorpo anti-Ro/SSA positivo
• Lúpus eritematoso cutâneo subagudo; • Síndrome do lúpus neonatal (crianças com bloqueio atrioventricular congênito); • Deficiência homozigótica de C2 e C4 com doença lúpus-símile; • Síndrome de Sjögren primária; • Pacientes com lúpus FAN negativo; • LES com pneumonite intersticial.

Anticorpo anti-La/SSB positivo
• Síndrome de Sjögren; • LES (parece associado a baixo risco para nefrite lúpica); • Lúpus eritematoso cutâneo subagudo.

Guia de Bolso de Clínica Médica

- Anticorpos anti-Sm, embora presentes somente em 30% dos pacientes com LES são altamente específicos dessa doença e sua detecção é muito útil para o diagnóstico;
- A Doença Mista do Tecido Conjuntivo (DMTC) caracteriza-se sorologicamente por altos títulos – >1:600 – de anti-U1 RNP (em mais de 95% dos pacientes) e ausência de outros autoanticorpos, ou seja, esse anticorpo está presente isoladamente e faz parte dos critérios diagnósticos da doença;
- O anticorpo antiproteína P ribossomal (antineuronal) em pacientes lúpicos está relacionado a distúrbios neuropsiquiátricos, tais como psicose, depressão, convulsões generalizadas e síndrome cerebral orgânica. Podendo, assim, contribuir para um diagnóstico diferencial com quadros semelhantes relacionados à corticoterapia.

Referências Bibliográficas

Leitão, CCS. Avaliação laboratorial de doenças reumáticas. "In": Condutas em clínica médica. 4ª ed. Rio de Janeiro: Guanabara Koogan, 2007:66-76.

Dellavance, A, Gabriel Júnior A, Cintra A. F. U, Ximenes A. C, Nuccitelli B, Taliberti B. H, et al. II Consenso brasileiro de FAN HEp-2. Rev Bras Reumatol. 2003;43(3):129-40.

Padrões	Relevância clínica por autoanticorpos
Nuclear pontilhado centromérico	**Anticorpo anticentrômero (proteínas A, B e C).** Esclerose sistêmica forma CREST (calcinose, fenômeno de Raynaud, disfunção motora do esôfago, esclerodactilia e telangiectasia). Cirrose Biliar Primária.
Nuclear homogêneo	**Anticorpo anti-DNA nativo.** Marcador de lúpus eritematoso sistêmico. **Anticorpo anti-histona.** Marcador de lúpus eritematoso sistêmico induzido por drogas. Lúpus eritematoso sistêmico idiopático. **Anticorpo anti-cromatina (DNA/Histona, nucleossomo).** Artrite reumatoide. Artrite idiopática juvenil, importante associação com uveíte na forma oligoarticular. Síndrome de Felty. Cirrose biliar primária.
Nuclear tipo membrana nuclear contínua	**Anticorpo antilâmina** e contra componentes antigênicos do envelope nuclear – lâminas. Hepatites autoimunes. Raramente associado a doenças reumáticas – algumas formas de LES e esclerodermia linear. Raramente associado à síndrome dos anticorpos antifosfolípides.

Guia de Bolso de Clínica Médica **273**

(Continuação)

Padrões	Relevância clínica por autoanticorpos
Nuclear pontilhado pleomórfico/PCNA	**Anticorpo contra núcleo de células em proliferação** Encontrado especificamente em pacientes com lúpus eritematoso sistêmico.
Nuclear pontilhado fino denso	**Anticorpo antiproteína p 75kDa (cofator de transcrição)** É um dos padrões mais frequentemente encontrados na rotina, cuja correlação clínica ainda não está bem estabelecida, podendo ser encontrado em indivíduos saudáveis. Anticorpo com especificidade para proteína de 75kDa, encontrado em doenças reumáticas autoimunes, mas com maior frequência em processos inflamatórios específicos e inespecíficos. Existem relatos na literatura do encontro deste padrão em pacientes com cistite intersticial, dermatite atópica, psoríase e asma.
Nuclear pontilhado tipo pontos isolados com menos de dez pontos	**Anticorpo anti-p80 coilina** É um padrão que não tem associação clínica definida.
Nuclear pontilhado tipo pontos isolados com mais de dez pontos	**Anticorpo anti-Sp100 (anti-p95)** É descrito principalmente na cirrose biliar primária, mas pode ser observado em diversas outras condições clínicas.
Nuclear pontilhado grosso	**Anticorpo anti-Sm. Marcador para LES** Anticorpo anti-RNP. Critério obrigatório no diagnóstico da doença mista do tecido conjuntivo. Também presente no lúpus eritematoso sistêmico, e menos frequentemente esclerose sistêmica e artrite Reumatoide.
Nuclear pontilhado fino	**Anticorpo anti SS-A/Ro** Síndrome de Sjögren Primária, lúpus eritematoso sistêmico, lúpus neonatal (bloqueio átrio ventricular e outras manifestações do lúpus neonatal) e lúpus cutâneo subagudo. **Anticorpo anti SS-B/La** Síndrome de Sjögren Primária, lúpus eritematoso sistêmico, lúpus neonatal (bloqueio átrio ventricular e outras manifestações do lúpus neonatal).
Nucleolar aglomerado	**Anticorpo anti-Fibrilarina (U3-nRNP)** Associado à esclerose sistêmica, especialmente com comprometimento visceral grave, entre elas a hipertensão pulmonar.

274 Guia de Bolso de Clínica Médica

(Continuação)

Padrões	Relevância clínica por autoanticorpos
Nucleolar pontilhado	**Anticorpo anti-NOR-90** Inicialmente descrito na esclerose sistêmica. Atualmente descrito em outras doenças do tecido conjuntivo, porém sem relevância clínica definida. **Anticorpo anti-RNA polimerase I** Esclerose sistêmica de forma difusa com tendência para comprometimento visceral mais frequente e grave.
Nucleolar homogêneo	**Anticorpo anti-PM/Scl** Ocorre na Síndrome de Superposição da Polimiosite com esclerose sistêmica. Raramente encontrado em casos de polimiosite ou esclerose sistêmica sem superposição clínica. Outros autoanticorpos mais raros podem apresentar esse padrão.
Citoplasmático fibrilar linear	**Anticorpo antiactina** Encontrado em hepatopatias (hepatite autoimune, cirrose). **Anticorpo anti-miosina** Hepatite C, hepatocarcinoma, miastenia gravis. Quando em títulos baixos ou moderados podem não ter relevância clínica definida.
Citoplasmático fibrilar segmentar	**Anti-α-actinina, antivinculina e antitropomiosina** Anticorpos encontrados na miastenia gravis, doença de Crohn e colite ulcerativa. Quando em títulos baixos ou moderados podem não ter relevância clínica definida.
Citoplasmático pontilhado polar	**Anticorpo antigolginas (cisternas do aparelho de Golgi)** Raro no lúpus eritematoso sistêmico, Síndrome de Sjögren Primária e outras doenças autoimunes sistêmicas. Relatado em ataxia cerebelar idiopática, degeneração cerebelar paraneoplásica e infecções virais pelo vírus Epstein Barr (EBV) e pelo vírus da imunodeficiência Humana (HIV). Quando em títulos baixos ou moderados podem não ter relevância clínica definida.
Citoplasmático pontilhado fino	**Anticorpo anti-histidil t RNA sintetase (Jo1)** Anticorpo marcador de polimiosite no adulto. Descrito raramente na dermatomiosite. Outros anticorpos anti-tRNA sintetases podem gerar o mesmo padrão.

Guia de Bolso de Clínica Médica **275**

(Continuação)

Padrões	Relevância clínica por autoanticorpos
Citoplasmático pontilhado com pontos isolados	**Anticorpo Anti-EEA1 e anti-fosfatidilserina** Não há associações clínicas bem definidas. **Anticorpo anti-GWB** Associado à Síndrome Sjögren Primária, embora observado também em diversas outras condições clínicas.
Citoplasmático pontilhado reticulado	**Anticorpo antimitocôndria** Marcador da cirrose biliar primária (M2), também visto na esclerose sistêmica. É relativamente comum o encontro deste padrão na ausência de anticorpos antimitocôndria.
Citoplasmático pontilhado fino denso	**Anti PL7/PL12.** Este padrão de fluorescência pode raramente estar associado a anticorpos encontrados na polimiosite, como no caso do. Antiproteína P-ribossomal. Este padrão ocorre no lúpus eritematoso sistêmico se a associação é com antiproteína P ribossomal.
Citoplasmático fibrilar filamentar	**Anticorpo anti-Vimentina e anti-Queratina** Antiqueratina é o anticorpo mais importante em doença hepática alcoólica. Descritos em várias doenças inflamatórias e infecciosas. Quando em títulos baixos ou moderados podem não ter relevância clínica definida.
Aparelho mitótico tipo centríolo	**Anticorpo anti-α-enolase** Em baixos títulos não tem associação clínica definida. Em altos títulos é sugestivo de esclerose sistêmica.
Aparelho mitótico tipo ponte intercelular	**Anticorpo anti-β-tubulina** Podem ser encontrados no lúpus eritematoso sistêmico e na doença mista do tecido conjuntivo. Outros anticorpos ainda não bem definidos podem gerar o mesmo padrão.
Aparelho mitótico tipo NuMa$_1$	**Anticorpo anticentrofilina ou NuMa1** Mais frequentemente associado à Síndrome de Sjögren. Descrito também em diversas outras doenças autoimunes.
Aparelho mitótico tipo NuMa$_2$	**Anticorpo anti-HsEg5** Associado a diversas condições autoimunes com baixa especificidade.

(Continuação)

Padrões	Relevância clínica por autoanticorpos
Padrão Negativo	Ocorre FAN negativo em 1% de pacientes com lúpus eritematoso sistêmico (HEp-2). Nesta situação, os pacientes devem ser avaliados de acordo com a suspeita clínica, quanto à presença de anti-SS-A/Ro, anticardiolipina e anti-P ribossomal que, algumas vezes, pode resultar em FAN negativo.

Capítulo **40**

Lombalgia

Vinícius Lira da Câmara

Tópicos

- A região lombar é limitada superiormente pela décima segunda coste-la, mais externamente, pelos ligamentos arqueados laterais; lateralmente, limita-se pela borda do quadrado lombar, inferiormente, pela crista ilíaca e medialmente, pelos corpos vertebrais;

Classificação da lombalgia quanto à duração da dor		
Aguda	Subaguda	Crônica
Até sete dias	De sete dias até três meses	Mais de três meses

- A maioria dos casos de lombalgia aguda é autolimitada, ou seja, 90% dos pacientes terão recuperação espontânea dentro de quatro semanas. Os pacientes com dor lombar, portanto, deverão ser submetidos à história clínica e exame físico direcionados, já que a prioridade será determinar os pacientes que poderão ser submetidos a tratamento conservador sem investigação e aqueles que precisarão de uma avaliação complementar;
- Quando do atendimento primário por médicos não especialistas, para apenas 15% das lombalgias e lombociatalgias, se encontra uma causa específica;
- As dificuldades do estudo e da abordagem das lombalgias e lombociatalgias decorrem de vários fatores, entre os quais, pode ser mencionada a inexistência de uma fidedigna correlação entre os achados clínicos e os de imagem;
- A atenção inicial deve concentrar-se na identificação dos fatores de risco associados a doenças graves subjacentes que exijam avaliação específica, ou seja, uma possível associação com queixas sistêmicas ou sinais de infecção, chamados "sinais de alerta" ou *red flags*;

278 Guia de Bolso de Clínica Médica

Reg flags/ Sinais de alerta da lombalgia

1. Idade maior que 50 anos;
2. Antecedente de câncer;
3. Perda de peso inexplicada;
4. Duração dos sintomas por mais de um mês;
5. Dor noturna;
6. Dor com piora em decúbito dorsal;
7. Ausência de resposta a terapias prévias.

▶ Infecção vertebral é sugerida por febre, história de uso de drogas intravenosas ou infecções urinárias ou cutâneas recentes;

▶ Envolvimento neurológico é determinado, principalmente, por irradiação radicular ou claudicação neurogênica;

▶ Dor radicular pode ser atribuída a qualquer processo patológico que causa irritação de raízes nervosas. Embora nem toda dor radicular seja causada por herniação discal, dor radicular é um achado sensível para a presença de herniação (sensibilidade de 95% e especificidade de 88%) e sua ausência torna improvável a presença de uma herniação lombar significativa;

▶ Dor que irradia até níveis abaixo dos joelhos é mais provavelmente uma radiculopatia verdadeira, ao contrário da que irradia para a região proximal da coxa, apenas;

▶ A tosse, o espirro ou a contração voluntária dos músculos abdominais (levantamento de objetos pesados ou esforço à defecação) podem provocar ou piorar a dor irradiada;

▶ A dor pode piorar com posturas que causam estiramento dos nervos e das raízes nervosas. O ato de sentar causa estiramento do nervo isquiático (raízes de L5 e S1), visto que ele passa posteriormente ao quadril. O nervo femoral (raízes L2, L3, e L4) passa anteriormente ao quadril e não sofre estiramento com a posição sentada;

▶ Quando a dor se irradia para a face anterior da coxa, não ultrapassando o joelho, deve-se pensar em neuralgia crural;

▶ Parestesias ou diminuição da força em membros inferiores aumenta a probabilidade de envolvimento neurológico;

Sinais de compressão da medula espinhal ou síndrome da cauda equina

- Anestesia em sela;
- Disfunção vesical ou intestinal (particularmente retenção urinária);
- Déficit neurológico progressivo;
- Déficit neurológico grave em membros inferiores.

Características de estenose do canal medular

- Doença tipicamente do idoso;
- Piora da dor com a marcha;
- Claudicação neurogênica (presença de dor irradiada para membros ao esforço físico, normalmente acompanhado de fraqueza muscular e necessidade de interrupção da caminhada com melhora dos sintomas após alguns minutos).

◗ Uma vez que o comprometimento neurológico tenha sido excluído, é importante localizar a estrutura geradora da dor;

Estruturas sensíveis à dor na coluna vertebral

- Periósteo do corpo vertebral;
- Dura-máter;
- Facetas articulares;
- Anel fibroso do disco intervertebral;
- Veias epidurais;
- Ligamento longitudinal posterior.

Dores em estruturas posteriores Piora com extensão da coluna	Dores em estruturas anteriores Piora com flexão da coluna
• Estenose do canal vertebral; • Doenças discais degenerativas; • Artropatias facetárias.	• Lesão ligamentar; • Hérnia discal.

◗ A dor nas costas em repouso ou não associada a posturas específicas deve aumentar o índice de suspeição de uma causa grave subjacente (por exemplo, tumor, fratura ou infecção da coluna vertebral ou dor referida a partir de estruturas viscerais);

280 Guia de Bolso de Clínica Médica

▶ A dor de origem extrarraquidiana não tem relação com os movimentos da coluna, aparecendo mesmo com o repouso. Nesta situação, devem ser lembradas a calculose renal, endometriose, aneurisma de aorta abdominal, processos expansivos abdominais, retroperitoniais e outros;

Exame físico do paciente com lombalgia

- Inspeção do dorso e da postura (inspeção estática):
  - Identificar anormalidades anatômicas tais como escoliose e cifose;
  - Deve-se desnudar o paciente e observar, em seguida, as curvaturas fisiológicas, os desvios posturais e as atitudes antálgicas;
- Amplitude dos movimentos da coluna vertebral (inspeção dinâmica):
  - Solicitar ao paciente que deambule sobre os calcanhares, testa-se a raiz L5;
  - Solicitar ao paciente que deambule na ponta dos pés, testa-se a raiz S1 (prova das pontas de Sèze).

▶ À palpação, devem-se pesquisar pontos gatilhos miofasciais e palpar as apófises espinhosas e transversas, as proeminências ósseas e as articulações sacroilíacas;
▶ Os pontos gatilhos miofasciais são áreas de contratura muscular capazes de reproduzir a dor do paciente. Esta dor poderá ser referida, normalmente produzindo irradiações atípicas;
▶ A dor no dorso que se origina na coluna óssea é frequentemente reproduzida por palpação ou percussão dos processos espinhosos das vértebras acometidas. Apesar da baixa especificidade, têm uma grande sensibilidade para alterações infecciosas e neoplásicas;
▶ A dor de uma doença do quadril pode simular a de uma doença da coluna lombar. O teste que avalia as articulações do quadril e das sacroilíacas é o de Patrick-Fabere;

Teste de Patrick-Fabere

- Paciente em decúbito dorsal;
- Solicita-se ao indivíduo que flexione, abduza e rode externamente a articulação do quadril e apoie o pé na perna em repouso, formando assim a figura de um "4";
- Depois, sobre a maca, a crista ilíaca contralateral à articulação avaliada e o joelho que está fletido são pressionados em direção à maca, forçando assim a abertura da articulação sacroilíaca contralateral à articulação do quadril fletida.

Guia de Bolso de Clínica Médica **281**

- Se houver sacroileíte, durante o teste de Patrick-Fabere há dor contra-lateral à articulação fletida. Se houver doença do quadril, haverá dor na região inguinal do quadril fletido;
- O exame neurológico inclui uma pesquisa de fraqueza, atrofia muscular, sensibilidade diminuída nas pernas e alterações reflexas focais;
- De especial importância é a avaliação das raízes L5 e S1;

Avaliação das raízes nervosas	
L5	Extensão do hálux
S1	Flexão plantar
L3/L4	Reflexo patelar
S1	Reflexo tricipital (Aquileu)

- Todos os grupos musculares dos membros inferiores devem ser testados;
- Adicionalmente, pulsos periféricos deverão ser palpados em pacientes idosos com dor em panturrilhas induzidas pelo exercício para excluir claudicação vascular;
- O teste da elevação do membro inferior ou Lasègue é uma manobra útil para confirmar radiculopatia;

Teste de Lasègue

- Paciente em decúbito dorsal;
- Eleva-se cuidadosamente o membro inferior estendido com o pé em dorsiflexão, no qual ele refere à dor irradiada;
- A dor acima de 35º e até 70º é característica de estiramento de raízes nervosas;
- Dor em outras angulações sugere doenças articulares, psicogênicas ou de partes moles.

- Outra evidência de radiculopatia, ao exame físico, é o sinal do arco da corda (manobra de Bragard);

Manobra de Bragard

- Procede a manobra de Lasègue;
- Quando o paciente iniciar a dor, dobra-se o joelho (flexão);
- Se a dor diminuir ou desaparecer significa que o teste é positivo.

- Exames laboratoriais de rotina, como hemograma, VHS, painel bioquímico e exame de urina, raramente são necessários para a avaliação inicial de lombalgia aguda inespecífica. Na presença de fatores de risco associados a uma doença grave subjacente, indica-se a realização de exames laboratoriais (orientados pela anamnese e pelo exame físico);
- Durante as primeiras quatro à seis semanas, não há necessidade de exames de imagem. A indicação de um método de imagem no diagnóstico da lombalgia deve-se muito mais a excluir causas secundárias (principalmente malignas) do que evidenciar a origem da dor;

Indicações para exame de imagem

- Achados neurológicos progressivos;
- Elevada suspeita de etiologia sistêmica;
- Presença de sinais de alerta (*red flags*);
- Lombalgia crônica.

- Para lombalgias com duração maior que quatro à seis semanas, a melhor abordagem inicial consiste em radiografias simples nas incidências anteroposterior, perfil e oblíqua da coluna lombossacra;
- TC e RM são mais sensíveis que radiografias simples para diagnóstico de infecção, neoplasia, discopatias e estenose de canal; portanto, está indicada em déficits neurológicos progressivos, elevada suspeita de câncer ou infecção, ou após 12 semanas de lombalgia persistente;
- A sensibilidade da TC e da RM também é maior para detectar alterações degenerativas, estreitamento de canal e herniações discais; contudo, essas alterações são comuns em adultos assintomáticos, podendo ser apenas achados incidentais desses exames;

Indicações para avaliação da neurocirurgia

- Suspeita de síndrome da cauda equina;
- Suspeita de compressão medular;
- Déficits neurológicos graves ou progressivos;
- Déficits neuromotores persistentes após quatro a seis semanas de tratamento conservador.

Fatores relacionados a desencadeamento e cronificação das síndromes dolorosas lombares

- Psicossociais;
- Insatisfação laboral;
- Obesidade;
- Hábito de fumar;
- Grau de escolaridade;
- Realização de trabalhos pesados;
- Sedentarismo;
- Litígios trabalhistas;
- Fatores genéticos e antropológicos;
- Hábitos posturais;
- Alterações climáticas;
- Modificações de pressão atmosférica e temperatura;
- Síndromes depressivas.

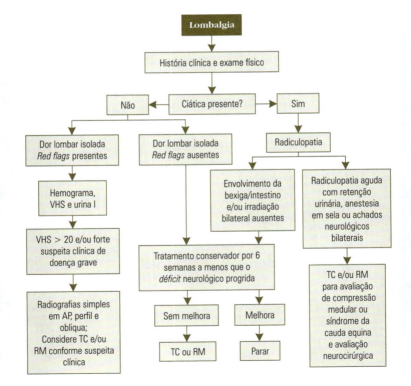

Referências Bibliográficas

Devereaux MW. Neck and low back pain. Med Clin N Am. 2003;87:643-662.

Harwood MI, Smith BJ. Low back pain: A primary carew approach. Clin Fam Pract. 2005;7:279-303.

Freire M. Lombalgia e Lombociatalgia. "In": Coluna Vertebral. 2ª ed. São Paulo: etCetera; 2004, p. 77-94.

Wheeler SG, Wipf JE, Staiger TO, Deyo RA. Approach to the diagnosis and evaluation of low back pain in adults. UpToDate®: http://www.uptodate.com. Software. 2009;17.1.

Capítulo **41**

Hiperuricemia

Vinícius Lira da Câmara

Tópicos

- A hiperuricemia pode ser definida como uma concentração sérica de urato maior que 6,0mg/dL em mulheres e maior que 7,0mg/dL em homens;
- A hiperuricemia mantida predispõe alguns indivíduos ao desenvolvimento de manifestações clínicas, incluindo artrite gotosa e disfunção renal;
- Durante uma crise aguda de gota, as concentrações séricas de ácido úrico diminuem, podendo ser até normais, portanto, este não constitui o momento para o diagnóstico de hiperuricemia nem o parâmetro adequado para o diagnóstico de artrite gotosa;
- A hiperuricemia pode ser convenientemente classificada em relação à fisiopatologia subjacente: aumento da produção de urato, diminuição da excreção de urato ou uma combinação dos dois mecanismos;

Causas para hiperuricemia	
Hipoexcreção de urato	Hiperprodução de ácido úrico
• Insuficiência renal de qualquer causa; • Doença renal policística; • Intoxicação pelo chumbo; • Acidose (lática, cetoacidose diabética); • Hiperparatireoidismo; • Hipotireoidismo; • Drogas (diuréticos – tiazídico e de alça), salicilatos, pirazinamida, etambutol, niacina, levodopa, ciclosporina e tacrolimus;	• Idiopática; • Obesidade; • Doenças mieloproliferativas; • Doenças linfoproliferativas; • Processos hemolíticos; • Rabdomiólise; • Psoríase; • Doença de Paget; • Doença de depósito glicogênico;
Consumo de álcool, hipoxemia e hipoperfusão tecidual (choque) – mecanismo duplo.	

- O achado de hiperuricemia é, antes de tudo, uma indicação para determinar a sua causa;

- A quantificação da excreção de ácido úrico em amostra urinária de 24 horas pode ser usada para determinar se a hiperuricemia é causada pela produção excessiva ou pela diminuição da excreção;
- Em dieta regular, o nível de 800mg/dia poderá ser usado como valor de referência para classificação dos indivíduos;

Hiperprodução de ácido úrico	Nomoprodução de ácido úrico	Hipoprodução de ácido úrico
Uricosúria > 800mg/24h	Uricosúria 300 – 800mg/24h	Uricosúria < 300mg/24h

- A determinação da proporção de ácido úrico em relação à creatinina (ou da proporção da depuração de ácido úrico para a depuração de creatinina) em amostras de urina isoladas ou aleatórias é uma ferramenta útil apenas para avaliar indivíduos com insuficiência renal aguda com suspeita de nefropatia aguda por ácido úrico, não sendo, portanto, útil em pacientes ambulatoriais;
- Taxa de excreção urinária de ácido úrico em função da creatinina maior que 1 em uma amostra isolada de urina aponta para uma excreção aumentada de ácido úrico – nefropatia aguda por ácido úrico, enquanto valores inferiores a 0,75 sugerem outras formas de insuficiência renal aguda;

Complicações da hiperuricemia

- Artrite gotosa;
- Nefrolitíase;
- Nefropatia por urato (causa rara de insuficiência renal atribuída ao depósito de cristais de urato monossódico no interstício renal);
- Nefropatia aguda por ácido úrico (causa reversível de insuficiência renal aguda resultante do depósito de grandes quantidades de cristais de ácido úrico nos ductos coletores renais, pelve e ureteres).

- A nefropatia aguda, por ácido úrico, é comumente vista com níveis séricos de ácido úrico de 20mg/dL, mas pode ocorrer mais precocemente na concomitância de hipovolemia e distúrbios metabólicos ou hemodinâmicos;

- A hiperuricemia constitui um achado constante quando a TFG diminui para 20% do normal. Apenas raramente, contudo, é que a concentração sérica de ácido úrico aumenta acima de 10mg/dL, a não ser que haja desidratação superposta;
- Embora hiperuricemia desproporcional ao grau de disfunção renal possa ser indicativo de nefropatia por urato, estes pacientes podem ter intoxicação pelo chumbo;
- Elevação desproporcional das concentrações de ácido úrico com relação ao grau de insuficiência renal pode ser definida da seguinte maneira:
  - Maior que 9mg/dL, se a concentração de creatinina plasmática é ≤1,5mg/dL;
  - Maior que 10mg/dL, se concentração de creatinina plasmática encontra-se entre 1,5 e 2,0mg/dL;
  - Maior que 12mg/dL, se creatinina plasmática > 2,0mg/dL.
- O dado que sela o diagnóstico de gota é a presença de cristais em forma de agulha com birrefrigência negativa à luz polarizada. Essa mesma análise pode ser feita na punção de um tofo;

Indicações para tratamento de hiperuricemia assintomática

- Hiperuricemia persistente com concentrações séricas maiores que 13mg/dL em homens e maior que 10mg/dL em mulheres;
- Excreção urinária de ácido úrico maior que 1100mg/dia;
- Pacientes sob risco de desenvolver nefropatia por ácido úrico (síndrome de lise tumoral).

- É importante ressaltar a retirada de medicações que geram a hiperuricemia, exceto nos casos em que esses fármacos sejam essenciais;
- Deve-se combater o etilismo e controlar outras condições associadas: obesidade, hipertensão arterial, hiperlipidemia;
- É importante evitar o uso de diuréticos (tiazídicos e de alça) no tratamento de hipertensão arterial em pacientes com hiperuricemia, uma vez que aumentam os níveis de ácido úrico plasmáticos. Existem dados a respeito de efeitos uricosúricos indiretos de alguns medicamentos utilizados na terapia da hipertensão arterial. Um exemplo desse fato é o losartan;
- A redução de peso na obesidade reduz por si só os níveis de ácido úrico;
- A restrição de purina consegue reduzir moderadamente o nível sérico de ácido úrico em 0,6 a 1,8mg/dL, porém a variação na absorção não é fortemente implicada como causa da hiperuricemia;

Alimentos ricos em purina	
• Carnes;	• Ervilha;
• Frutos do mar;	• Lentilhas;
• Cogumelos;	• Aveia;
• Feijão;	• Espinafre;
• Couve-flor;	• Aspargos.

▶ Caso exista algum tipo de alimento que individualmente desencadeia crises de gota, o indivíduo deverá evitá-lo;

Medicações usadas para normalizar o urato sérico	
• Uricosúricos (aumentando a excreção do ácido úrico via túbulo renal):	• Inibidor de síntese (diminuindo a formação de ácido úrico pela inibição da xantina oxidase):
• Benzobromarona (Narcaricina);	• Alopurinol.
• Probenecide;	
• Sulfinpirazona.	

▶ Reduzir os níveis de ácido úrico para valores < ou igual a seis está indicado em todos os pacientes com tofos visíveis ou com evidências radiológicas de depósitos de uratos;
▶ O tratamento da hiperuricemia leva em consideração que em 90% dos casos a hipoexcreção é a justificativa fisiopatológica, sendo racional o uso de uricosúricos como base do tratamento;
▶ Os uricosúricos são preferencialmente utilizados em pacientes normo ou hipoexcretores, na ausência de tofos, sem história de cálculos renais e com função renal normal (eficácia reduzida se a depuração da creatinina for < 80mL/min; ineficaz se < 30mL/min);

Benzobromarona (Narcaricina®)

• Dose: 25 – 200mg/dia;
• Apresentação: comprimidos 100mg;
• Vantagem: medicação barata, eficiente e disponível no Brasil; tomada em dose única;
• Desvantagem: crises de nefrolitíase e mais raramente alterações hepáticas; monitorar o ácido úrico sérico e urinário;
• Evitar uso se insuficiência renal.

Guia de Bolso de Clínica Médica **289**

- O probenecide e a sulfinpirazona também agem como uricosúricos;
- Os inibidores de síntese deverão ser utilizados quando o paciente apresenta hiperuricemia e excreção urinária de 800 – 1000mg/dia de ácido úrico ou, ainda, quando apresenta tofos, cálculos renais ou taxa de filtração glomerular (TFG) inferior a 30mL/min;

Alopurinol
• Dose: 100 – 600mg/dia;
• Apresentação: comprimidos 100mg e 300mg;
• Vantagem: medicação barata, eficiente e disponível no Brasil; tomada em dose única;
• Desvantagem: irritação gástrica, diarreia ou erupção cutânea em cerca de 3% dos pacientes. Em cerca de 0,4% dos casos, o alopurinol causa uma síndrome grave de hipersensibilidade, com piora da função renal, hepatite e lesão dermatológica grave, frequentemente com febre, leucocitose e eosinofilia;
• Evitar naqueles pacientes em uso de 6-mercaptopurina, azatioprina ou varfarina, pois prolonga a meia-vida desses fármacos.

- Durante o período de crise da gota, as medicações que atuam reduzindo os níveis séricos de ácido úrico não devem ser suspensas ou introduzidas, pois podem agravar a crise;
- Na gota intercrítica, a colchicina deve ser iniciada duas semanas antes do hipouricemiante. Esta droga não previne e nem modifica a uricemia;
- A colchicina é utilizada na dosagem de 1 a 2mg/dia (0,5mg, duas a quatro vezes ao dia) durante seis meses desde o último episódio crítico, como profilaxia das crises;
- O risco de efeitos tóxicos sistêmicos relacionados à colchicina (supressão da medula óssea, injúria renal ou hepática, alterações do SNC) é muito maior na administração endovenosa, usada na crise aguda de gota. A forma oral limita-se geralmente aos problemas gastrointestinais;
- Para aqueles que apresentarem crise aguda de gota durante o curso da terapêutica com alopurinol ou com um dos fármacos uricosúricos, a dose deverá ser mantida até a resolução da crise.

Exemplo de prescrição

- Paciente do sexo feminino, com 52 anos vem em consulta médica para avaliação. É hipertensa em uso de hidroclorotiazida 25mg/dia. Glicemia de jejum 80mg/dl; Cr 1,02mg/dl; Na 137mEq/L; K 3,8mEq/L; colesterol total 225mg/dl; colesterol HDL 32mg/dl; colesterol LDL 142mg/dl; triglicerídeos 254mg/dl; ácido úrico = 12mg/dL. Ao exame IMC 28,2kg/m^2; PA 152 × 94mmHg.

Exemplo de prescrição padrão – Hiperuricemia

1. Dieta hipocalórica, hipossódica com objetivo de perda de peso. Dieta com menos de 7% de gorduras saturadas, sendo menos que 200mg de colesterol. Evitar alimentos ricos em ácido úrico.
2. Suspender hidroclorotiazida – droga que aumenta a hiperuricemia;
3. Losartan 50mg, uma vez por dia para controle pressórico;
4. Solicitar dosagem de ácido úrico na urina de 24 horas:

   - Se < 800mg/dia: Narcaricina 100mg, uma vez por dia;
   - Se > 800mg/dia: Alopurinol, 100mg uma vez por dia;

   Aumentar a dose de acordo com exames posteriores.

Referências Bibliográficas

Becker MA. Asymptomatic hyperuricemia. UpToDate®: http://www.uptodate.com Software. 2009;17.1.

Ferrari AJ. Doenças Microcristalinas. "In": Atualização Terapêutica. 23ª ed. São Paulo: Artes Médicas, 2007, p. 1834-38.

Carvalho JF. Gota. "In": Clínica Médica: dos sinais e sintomas ao diagnóstico e tratamento. 1ª ed. Barueri: Manole, 2007, p. 1181-84.

Guia de Bolso de Clínica Médica **291**

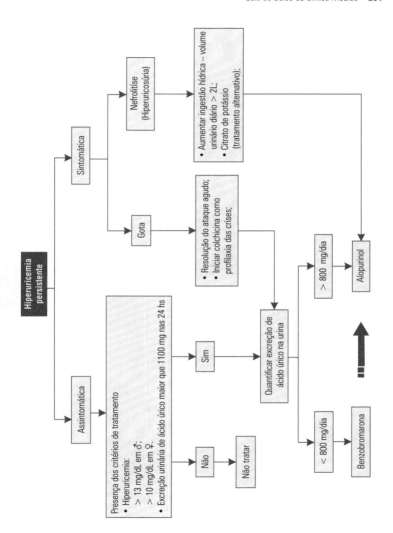

Capítulo **42**

Demências

André Kioshi Priante Kayano
Ianna Lacerda Sampaio Braga

Tópicos

- Caracterizada por uma alteração progressiva crônica da memória associada a comprometimento de pelo menos outra função cognitiva (afasia, apraxia, agnosia, função executiva) suficiente para afetar a funcionalidade ou as atividades do dia a dia, geralmente apresentando alterações do comportamento;
- A causa mais comum é a Doença de Alzheimer (DA) (60% a 70% dos casos);
- As causas de demência podem ser separadas em crônicas e progressivas e reversíveis;

Causas de depressão	
Crônicas e progressivas	Reversíveis
• Doença de Alzheimer; • Demência vascular; • Corpos de Lewy; • Frontitemporal (15% a 30%).	• Efeito colateral de medicações (benzodiazepínicos, neurolépticos, opioides, drogas anticolinérgicas, bloqueadores H_2 e corticosteroides); • Distúrbios metabólicos; • Doenças tireoidianas; • Hematoma subdural; • Hidrocefalia de pressão normal (2% a 5% dos casos).

- **DA:** distúrbio de memória, linguagem, distúrbio de orientação, delírios e agitação;
- **Frontitemporal (Doença de Pick):** mudança de personalidade, disfunção executiva, hiperoralidade, preservação de habilidades visuais e espaciais;
- **Demência por corpúsculos de Lewy:** alucinação visual, delírios, sintomas extrapiramidais, flutuação nível de consciência, sensibilidade a medicações antipsicóticas;

294 Guia de Bolso de Clínica Médica

▶ **Demência vascular:** início súbito, afasia proeminente, sinais de déficit motor e sensitivo;
▶ Doença de Alzheimer caracteriza-se por declínio cognitivo de início insidioso e gradual com comprometimento da memória inicialmente, seguida da linguagem. É um diagnóstico de exclusão. Devem ser excluídas outras doenças neurológicas, clínicas e psiquiátricas como causas dos sintomas, principalmente delirium e depressão;

Diagnóstico diferencial das demências	
Demência vascular	Déficit cognitivo associado a AVC em estudos de imagem, sinais de déficit motor e sensitivo
Demência por corpúsculos de Lewy	Sinais extrapiramidais, alucinações e distúrbios de sono
Demência Frontotemporal	Afasia ou alterações do comportamento e função executiva
Doença de Alzheimer	Início insidioso, excluindo-se outras causas

Fatores de risco para demências

- Idade (principal fator de risco);
- História familiar;
- Síndrome de Down;
- Traumatismo craniano;
- Hipercolesterolemia;
- Hipertensão arterial;
- Depressão;
- Terapia de reposição hormonal.

▶ A demência não faz parte do envelhecimento fisiológico. No envelhecimento normal a memória pode ficar mais lenta e pode ocorrer déficit de atenção, secundário a comprometimento visual e auditivo;

Fases evolutivas

Comprometimento cognitivo leve

Perda de memória observada pelos pacientes ou familiares, e alterações objetivas de memória, alteração de linguagem e apraxia leves, diferenciam-se da demência por não apresentar comprometimento da capacidade funcional. De 6% a 15%, destes pacientes, progridem para síndromes demenciais anualmente. No geral, é necessária avaliação por psicólogo especializado para elucidar o diagnóstico com realização de testes neuropsicológicos específicos.

(Continuação)

Fases evolutivas
Fase precoce, dependência leve
Desorientado quanto à data, nomeia com dificuldade, dificuldade leve em copiar figuras, afastamento social, irritabilidade e mudanças de humor, dificuldade em administrar finanças pessoais. Ocorre de um a três anos após o início dos sintomas.
Fase intermediária, dependência moderada
Desorientado no tempo e espaço, dificuldade de compreensão, aprendizado, dificuldade para cálculos, agitação, agressividade, não realiza as atividades em casa, dificuldade para se vestir e fazer higiene pessoal. Ocorre de dois a oito anos após o início dos sintomas.
Fase tardia, dependência grave
Dificuldade em expressar verbalmente, inexistência de memória remota, incapaz de copiar ou escrever, incontinência e agitação motora e verbal.

- Sintomas não cognitivos: delírios (paranoide) e alucinações (mais comuns visuais). Ocorrem em 20% de pacientes com DA;
- Depressão: ocorre em 40% de pacientes com DA, podendo acelerar o declínio. Suspeitar se o paciente deixar de se alimentar e de tomar as medicações. Muitas vezes, são difíceis de serem separadas como entidades. Na dúvida, realizar teste terapêutico para depressão e avaliar novamente as funções corticais;
- A depressão é um diagnóstico diferencial das demências, suspeitar quando as queixas do paciente são desproporcionais aos déficits objetivos observados. Na demência o paciente tende a subestimar seus déficits;
- Agitação: ocorrem em 80% dos pacientes com DA, sendo a maior causa de institucionalização. Deve-se considerar como fatores precipitantes o *delirium* e a dor;
- Na avaliação inicial, além da história e exame físico, deve-se avaliar a funcionalidade (atividades de vida diária e atividades instrumentais de vida diária), e testes de rastreamento como minimental, teste do relógio, teste de fluência verbal e escala de depressão geriátrica;

296 Guia de Bolso de Clínica Médica

Minimental – Mini Exame Estado Mental (Folstein & McHugh,1975 – Bertolucci e col., 1994 – Brucki e col., 2003)

Orientação no tempo
☐ Ano ☐ Semestre ☐ Mês ☐ Dia Mês ☐ Dia da semana
Orientação no espaço
☐ Estado ☐ Cidade ☐ Bairro ☐ Local ☐ Andar
Memória Imediata
☐ Caneca ☐ Tijolo ☐ Tapete
Atenção e Cálculo
☐ 100−7 ☐ 93−7 ☐ 86−7 ☐ 79−7 ☐ 72−7
Ou peça para soletrar "Mundo" de trás para frente
☐ O ☐ D ☐ N ☐ U ☐ M
Memória de Evocação
☐ Caneca ☐ Tijolo ☐ Tapete
Linguagem
Mostre um relógio de pulso e pergunte: O que é isso? Repita com uma caneta
☐ Relógio ☐ Caneta

Repita o seguinte:
☐ "Nem aqui, nem ali, nem lá"
Realize uma tarefa em três estágios:
☐ "Pegue este papel com sua mão direita..."
☐ "Com as duas mãos dobre ao meio..."
☐ "Em seguida ponha-o ao chão."
Leia e faça o que está escrito no papel:
☐ FECHE OS OLHOS
Escreva uma frase:
☐ Dar uma folha em branco
Copie este desenho
☐ Mostrar folha com os pentágonos que se cruzam.

Pontos de corte (Brucki et al., 2004)
Analfabetos: 20 pts
1 a 4 anos de escolaridade: 25pts
5 a 8 anos de escolaridade: 26 pts
9 a 11 anos de escolaridade: 28 pts
> 11 anos de escolaridade: 29 pts

Exames para investigação de demência

- Hemograma;
- TSH;
- Dosagem de vitamina B12;
- Folato;
- Cálcio;
- Testes de função renal e hepática;
- Eletrólitos;
- Sorologia para sífilis;
- Exame de imagem em alguns casos.

◗ Tomografia por emissão de pósitrons (PET-CT) pode ser utilizado em casos de DA com apresentação atípica quando há dúvida quanto ao diagnóstico diferencial com outras demências como a frontotemporal;

Indicações de Exames de Neuroimagem

- Início dos sintomas antes dos 60 anos;
- Sinal neurológico focal;
- Início abrupto;
- Declínio cognitivo rápido (semanas a alguns meses);
- Quadro clínico atípico.

◗ O tratamento visa melhorar a qualidade de vida e a capacidade funcional. Até o momento, não existem terapias farmacológicas e não farmacológicas que possam reverter a demência. No momento do diagnóstico, o médico deve escolher o melhor momento de conversar claramente com o paciente e a família para definir metas de tratamento realistas e abordar cuidados ao fim da vida como desejo de reanimação e procedimentos invasivos;

Abordagem multidisciplinar para o tratamento da demência

- Tratar comorbidades;
- Estimular a prática de atividades físicas;
- Dieta balanceada;
- Redução do estresse;
- Mudanças de comportamento;
- Assistência gradual para a realização de atividades de vida diária;
- Cuidado da família para evitar estresse do cuidador.

- Evitar medicações anticolinérgicas: benzatropina, difenidramina, hidroxizina, oxibutinina, antidepressivos tricíclicos, clozapina e tioridazina. Limitar o uso de drogas psicotrópicas;

Tratamento farmacológico da demência	
Drogas	**Efeitos esperados**
• Leve a moderada: utilizam-se os inibidores da colinesterase (rivastigmina, galantamina, donepezil e tacrina);	• Melhora cognitiva; • Lentificação do declínio cognitivo;
• Nas fases moderadas a avançadas pode ser associado antagonista NMDA (memantina).	• Melhora no comportamento.

- O tratamento facilita o cuidado da família e diminui o estresse do cuidador;

Inibidores da colinesterase

• Dose:
     • Rivastigmina: dose inicial 1,5mg duas vezes por dia; dose-alvo 6mg duas vezes por dia (aumentar a cada quatro semanas);
     • Donepezil dose inicial de 2,5 a 5mg por dia, dose-alvo 10mg por dia (aumentar a cada quatro semanas);
     • Galantamina dose inicial 4mg duas vezes por dia; dose-alvo de 8 a 12mg duas vezes por dia (aumentar a cada quatro semanas);
     • Tacrina dose inicial 10mg quatro vezes por dia; dose-alvo 20–40mg quatro vezes por dia (aumentar 10mg a cada quatro semanas);
 • Efeitos colaterais são efeitos gastrointestinais, que incluem náuseas, vômitos e diarreia. Estes efeitos podem melhorar pelo aumento lento das drogas a cada 8–12 semanas;
 • Principais contraindicações para uso são: asma não controlada, glaucoma de ângulo fechado, doença do nó sinusal, bloqueio de ramo esquerdo.

Principais drogas usadas na depressão

Droga	Dose inicial	Dose-alvo	Principais efeitos colaterais
Donepezil	2,5 a 5mg, uma vez por dia	10mg, uma vez por dia	Náusea, vômitos e diarreia
Rivastigmina	1,5mg, duas vezes por dia	6mg. duas vezes por dia	Náusea, vômitos e diarreia
Galantamina	4mg, duas vezes por dia	8 a 12mg, duas vezes por dia	Náusea, vômitos e diarreia
Tacrina	10mg, quatro vezes por dia	20 a 40mg, quatro vezes por dia	Hepatoxicidade
Memantina	5mg, uma vez por dia	10mg, duas vezes por dia	Tontura, cefaleia e constipação

- Memantina dose inicial de 5mg uma vez ao dia, dose-alvo 10mg duas vezes por dia (aumentar 5mg a cada duas semanas);
- Deve-se acompanhar a resposta do tratamento por intermédio da avaliação da funcionalidade e testes cognitivos periódicos. A melhora é esperada em apenas 40% a 50% dos pacientes. Caso a melhora esperada não ocorra ou se o paciente apresenta muitos efeitos colaterais pode-se trocar para outra classe de anticolinesterásicos;
- Entre os tratamentos alternativos a vitamina E reduz declínio funcional em DA. Cuidado com doses maiores que 400U em pacientes com doenças cardiovasculares. O Ginkgo biloba não mostrou benefícios conforme última meta-análise, e eleva o risco de sangramento quando usado em associação com ácido acetil salicílico;
- Sintomas comportamentais e psicológicos associados à demência (BPSD) são muito comuns e afetam 80% dos pacientes com demência. São associados com o prognóstico, institucionalização e estresse do cuidador;

300 Guia de Bolso de Clínica Médica

Agitação no paciente com demência
• Avaliar os riscos para pacientes e cuidadores;
• Procurar fatores desencadeantes (estimulação excessiva, ambiente não familiar);
• Excluir desconforto físico;
• Considerar estratégias não farmacológicas;
• Pode piorar ao interromper os anticolinesterásicos.
Medicações usadas para agitação
• Antipsicóticos: risperidona, olanzapina, quetiapina, haloperidol;
• Se associação com depressão: ISRS, principalmente sertralina e citalopram;
• No caso de ansiedade com irritabilidade leve a moderada: trazodona e buspirona;
• Drogas de segunda linha: divalproato de sódio, carbamazepina e gabapentina.

▶ Os antipsicóticos atípicos, assim como os típicos estão relacionados ao aumento de mortalidade e maior risco de AVC, provavelmente secundário a aumento de peso, aumento dos níveis de triglicérides e resistência à insulina;

▶ Para casos selecionados, os antipsicóticos atípicos são as melhores opções para controle dos sintomas comportamentais, devendo-se discutir com familiares sobre os riscos;

▶ Deve-se ter atenção com os cuidadores, há risco de desenvolver depressão, isolamento social e ansiedade. Educação da família e ampliação da rede de suporte pode reduzir necessidade de institucionalização.

Exemplo de prescrição

▶ Paciente do sexo masculino, com 78 anos vem em consulta com os familiares referindo que o mesmo há três anos vem apresentando déficit de memória, repetindo as mesmas histórias e, há alguns meses, com dificuldades para realizar contas, não reconhecendo alguns familiares. Em alguns momentos evolui com agressividade e agitação.

Exemplo de prescrição padrão – Demência

1. Este paciente deve realizar exames laboratoriais para exclusão de uma causa de demência reversível;
2. Deve haver uma conversa com os familiares para a escolha de um cuidador do paciente e explicar a evolução gradual da demência.
3. Iniciar rivastigmina, 1,5mg duas vezes por dia, aumentando a dose a cada um mês até atingir 6mg, duas vezes por dia;
4. Iniciar quetiapina, 25mg duas vezes por dia, aumentando a dose diariamente até melhora clínica.

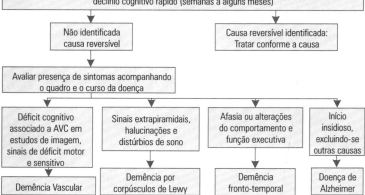

Referências Bibliográficas

Kaj Blennow MD, Mony J de Leon EdD, Henrik Zetterberg M. Alzheimer's disease The Lancet. 2006;368(9533):387-403.

Sink K, Yaffe K. Cognitive Impairment & Dementia. "In": Current Geriatrics diagnosis and treatment. McGraw-Hill Companies, 2004.

Voisin T, Vellas B. Diagnosis and treatment of patients with severe Alzheimer's disease. Drugs Aging. 2009;26(2):135-44.

Burns A, Iliffe S. Alzheimer's disease. BMJ. 2009 Feb 5;338:b158.

Schneider LS, Dagerman KS, Insel P. Risk of death with atypical antipsychotic drug treatment for dementia: meta-analysis of randomized placebo-controlled trials. JAMA. 2005;294:1934-43.

Capítulo **43**

Depressão

André Kioshi Priante Kayano
Ianna Lacerda Sampaio Braga

Tópicos

- Pacientes idosos frequentemente apresentam sintomas depressivos. Idosos hospitalizados apresentam taxas de cerca de 10% de depressão maior e aqueles permanentemente institucionalizados apresentam taxas de cerca de 40%;
- O diagnóstico de depressão em idosos é difícil pela frequente presença de outras doenças clínicas que podem simular sintomas de quadros depressivos;

Fatores de risco para depressão
• Mulheres;
• Episódios prévios de depressão;
• Antecedentes familiares;
• Falta de suporte familiar;
• Uso de álcool ou outras substâncias;
• Recente perda de um familiar;
• Doenças como doença de Parkinson, infarto do miocárdio e acidente vascular cerebral levam ao aumento da dependência, isolamento social, e, consequentemente, aumentam o risco de depressão.

- A depressão está associada com menor autocuidado, e dificuldade de recuperação após doença aguda;
- A depressão pode acelerar declínio físico e cognitivo, e está associado a aumento de mortalidade em alguns grupos de pacientes como os pacientes renais crônicos dialíticos;

Guia de Bolso de Clínica Médica

Diagnóstico – Critérios DSM IV

- Depressão maior (cinco ou mais dos sintomas abaixo devem estar presentes durante um período de duas semanas e representar uma mudança do padrão anterior. Pelo menos um dos sintomas deve ser humor deprimido ou perda de interesse ou prazer):
  - Humor deprimido;
  - Perda do interesse ou prazer nas atividades;
  - Significante perda de peso ou ganho ou alteração do apetite;
  - Insônia ou sonolência excessiva;
  - Agitação ou lentificação psicomotora;
  - Fadiga ou perda de energia;
  - Sentimentos de culpa e desvalia;
  - Redução da habilidade de pensar;
  - Pensamentos recorrentes de morte, ideação ou tentativas de suicídio.

Memônico para critérios diagnósticos DSM-IV para depressão

D	Depressão do humor
E	Energia diminuída
P	Peso aumentando ou diminuindo
R	Redução da psicomotricidade
E	Esvaziamento dos pensamentos, incapacidade de decidir
S	Sono aumentado ou diminuído
S	Suicídio (ideações)
Ã	Anedonia
O	O sentimento de culpa

▶ Existem várias ferramentas de rastreamento, sendo a mais comumente utilizada a escala de depressão geriátrica, a seguir.

Escala de Depressão Geriátrica (Abreviada de Yesavage) ESCORE > que cinco: Suspeita de depressão

Sim	Não	Satisfeito com a vida?
Sim	Não	Interrompeu muitas de suas atividades?

Guia de Bolso de Clínica Médica **305**

(Continuação)

		Escala de Depressão Geriátrica (Abreviada de Yesavage) ESCORE > que cinco: Suspeita de depressão
Sim	Não	Sente que sua vida está vazia?
Sim	Não	Aborrece-se com frequência?
Sim	Não	Sente-se de bem com a vida, de bom humor a maior parte do tempo?
Sim	Não	Tem medo que algo ruim lhe aconteça?
Sim	Não	Sente-se alegre a maior parte do tempo?
Sim	Não	Sente-se desamparado com frequência?
Sim	Não	Prefere ficar em casa a sair e fazer coisas novas?
Sim	Não	Acha que tem mais problemas de memória que as outras pessoas?
Sim	Não	Acha que é maravilhoso estar vivo?
Sim	Não	Vale à pena viver como vive agora?
Sim	Não	Sente-se cheio de energia?
Sim	Não	Acha que sua situação tem solução?
Sim	Não	Acha que a maioria das pessoas está em situação melhor que a sua?

- ◗ Diagnósticos diferenciais incluem: déficit cognitivo leve, luto (considerar depressão caso os sintomas persistam por mais de dois a três meses), *delirium*, transtorno afetivo bipolar, psicoses. A fadiga e a perda de peso podem estar relacionadas com diabetes, neoplasias malignas ou anemia;
- ◗ O tratamento deve ser individualizado a partir da história, resposta prévia a terapias prescritas, gravidade do quadro, assim como levar em consideração comorbidades;
- ◗ Terapia não farmacológica: terapia cognitiva-comportamental e terapia interpessoal podem ser usadas isoladamente nos casos leves, e em combinação com terapia farmacológica nos casos graves;

Terapia farmacológica
• Mínimo de 6 – 12 meses até remissão do quadro depressivo, naqueles pacientes que apresentam o primeiro episódio depressivo; • A maioria dos pacientes idosos necessita de terapia antidepressiva de manutenção; • Após atingir dose terapêutica avalie a resposta em quatro a seis semanas, no caso de resposta inadequada deve-se avaliar troca por outra droga; • Caso haja remissão dos sintomas deve ser mantida a mesma dose como manutenção.

306 Guia de Bolso de Clínica Médica

- Considere ISRS (Inibidor seletivo da recaptação de serotonina) para a maioria dos idosos, especialmente aqueles com: distúrbios de condução cardíaca, doença cardíaca isquêmica, hipertensão, hiperplasia prostática benigna, glaucoma não controlado;
- Em meta-análise publicada no Lancet, em 2009, as drogas de nova geração com maior efetividade são: mirtazapina, escitalopram, venlafaxina e sertralina;
- Para a escolha deve-se avaliar o perfil de efeitos colaterais e a presença de outras doenças:

Escolha do antidepressivo de acordo com seus efeitos secundários	
Drogas	Características para indicação da droga
Bupropiona	Intenção de parar de fumar
Citalopram	Uso de muitas medicações, especialmente metabolizadas pelo citocromo P450
ISRS	Distúrbios de condução cardíaca
Mirtazapina	Diminuição do apetite
Mirtazapina ou trazodona. Evitar ISRS no período noturno	Insônia

- Evitar em idosos:
    - **Amitriptilina:** efeitos anticolinérgicos, sedativo, hipotensor;
    - **Imipramina:** efeitos anticolinérgicos, sedativo, hipotensor.
    - Fluoxetina deve ser usada com cuidado em razão da meia-vida longa, inibição do citocromo P450 e consequente interação medicamentosa frequente;

Principais drogas antidepressivas		
Droga	Dose inicial	Dose-alvo
Inibidores da recaptação de serotonina:		
• Fluoxetina	10mg/dia	20 – 40mg/dia
• Paroxetina	10mg/dia	10 – 40mg/dia
• Sertralina	25mg/dia	50 – 200mg/dia

Guia de Bolso de Clínica Médica **307**

(Continuação)

Principais drogas antidepressivas		
Droga	**Dose inicial**	**Dose-alvo**
Inibidores da recaptação de serotonina e noradrenalina		
• Citalopram	10mg/dia	20 – 40mg/dia
• Escitalopram	5 – 10mg/dia	10 – 20mg/dia
Aminas secundárias Tricíclicos:		
• Desipramina	10mg/dia	20 – 150mg/dia
• Nortriptilina	10mg/dia	10 – 100mg/dia
Bicíclicos		
• Venlafaxina XR	37,5mg/dia	75 – 150mg/dia
Antagonista da serotonina:		
• Mirtazapina	7,5mg/dia	15 – 45mg/dia
Inibidores da recaptação de noradrenalina e dopamina:		
• Bupropiona SR	75mg/dia	150mg, duas vezes por dia
Inibidores de recaptação e antagonista de serotonina:		
• Nefazodona	50mg, duas vezes por dia	150mg, duas vezes por dia
• Trazodona	25 – 50mg/dia	50 – 200mg/dia

▶ Psicoestimulantes como dextroanfetamina ou metilfenidato são eventualmente indicados em pacientes sob cuidados paliativos com expectativa de vida entre quatro a seis semanas, nos quais o tempo para ação de drogas usualmente prescritas pode ser muito longo;

Eletroconvulsoterapia (ECT)
• Muito efetiva;
• Complicações do procedimento: confusão temporária, arritmia, aspiração e quedas;
• Indicações: depressão grave quando um rápido início de resposta é necessário, quando a depressão é resistente a terapia farmacológica, para pacientes que são incapazes de tolerar antidepressivos, tem resposta prévia a ECT, depressão psicótica, catatonia grave ou depressão com doença de Parkinson;
• Antes da ECT realizar um raio X de tórax, ECG, eletrólitos séricos, e exame cardiovascular. Outros testes como teste de esforço, TC, RNM de crânio e EEG são usados em casos selecionados;
• Contraindicações da ECT: aumento da pressão intracraniana, tumor intracraniano, e as contraindicações relativas são IAM nos últimos três meses, e AVC no último mês.

Exemplo de prescrição

▶ Paciente do sexo feminino, com 32 anos vem em consulta referindo que há três semanas não tem sentido vontade de fazer nada, chorando o tempo todo, sem prazer em suas atividades, perda de peso de 4kg no período. Houve relato de separação dos pais recentemente.

Exemplo de prescrição padrão – Depressão
1. Paciente deve ser orientada quanto às terapias cognitiva-comportamental e terapia interpessoal; 2. Iniciar citalopram 10mg/dia; aumentar a dose conforme necessário.

Referências Bibliográficas

Hybels CF, Blazer DG, Pieper CF, Landerman LR, Steffens DC. Profiles of depressive symptoms in older adults diagnosed with major depression: latent cluster analysis. Am J Geriatr Psychiatry. 2009 May;17(5):387-96.

Cipriani A, Furukawa TA, Salanti G, Geddes JR, Higgins JP, Churchill R, et al. Comparative efficacy and acceptability of 12 new-generation antidepressants: a multiple-treatments meta-analysis. Lancet. 2009 Feb 28;373(9665):746-58.

Tess AV, Smetana GW. Medical evaluation of patients undergoing electroconvulsive therapy. N Engl J Med. 2009 Apr 2;360(14):1437-44.

Capítulo **44**

Incontinência urinária

André Kioshi Priante Kayano
Ianna Lacerda Sampaio Braga

Tópicos

- A incontinência urinária (IU) divide-se em IU de esforço, urgeincontinência (bexiga hiperativa), mista e incontinência por transbordamento;

IU de esforço
• Falha do esfíncter em manter-se fechado durante o enchimento vesical; • Hipermobilidade do colo vesical; • Perda urinária ocorre com aumento da pressão abdominal.

Urgeincontinência – bexiga hiperativa
• Hiperatividade do músculo detrusor; • Perda de quantidade variável de urina; • As causas são: idiopática, associada a lesões do sistema nervoso central (SNC), irritação vesical secundária a cálculos, tumores ou infecção; • Urge-incontinência é o tipo mais comum no idoso.

Incontinência de esforço
• Segunda causa mais comum no idoso; • Mais comum em mulheres adultas em idade reprodutiva; • Rara em homens, sendo restrita basicamente aos pacientes que tiveram lesão da uretra durante prostatectomia.

310 Guia de Bolso de Clínica Médica

Incontinência por transbordamento
• Redução da contratilidade do detrusor ou obstrução infravesical;
• Causas de redução contratilidade: DM, deficiência de vitamina B12, *tabes dorsalis*, alcoolismo, doença medular, obstrução infravesical crônica;
• Causas de obstrução infravesical: em homens hiperplasia prostática benigna, câncer e, em mulheres, cirurgia para incontinência prévia ou grande cistocele.

▶ As causas reversíveis de IU que devem ser avaliadas são: delirium, restrição ao leito, infecção, uretrite, impactação de fezes, poliúria secundária a DM, uso de café e sobrecarga de volume;

Fatores de risco para IU	
• Hiperplasia prostática benigna;	• ICC;
• Uretrite atrófica;	• DPOC;
• Constipação;	• Tosse crônica;
• Demência;	• Obesidade
• Depressão;	• Multiparidade;
• AVC;	• Doença de Parkinson.

▶ Deve ser avaliado uso de drogas que podem levar a diferentes efeitos na continência: agonistas e bloqueadores alfa-adrenérgicos (relaxam o esfíncter uretral), álcool, anticolinérgicos, bloqueadores de canais de cálcio, diuréticos de alça, sedativos hipnóticos, analgésicos derivados da morfina, antidepressivos e antipsicóticos;

Exames recomendados para IU	
• Glicemia;	• Urina 1 e urocultura;
• Cálcio;	• Determinar volume residual pós-miccional por USG ou por cateterismo intermitente – se > 100mL sugere bexiga neurogênica.
• Ureia;	
• Creatinina;	

▶ O tratamento inicial baseia-se na classificação que pode ser obtida por intermédio da história do paciente;
▶ Diário miccional deve ser utilizado na abordagem inicial (mínimo de três dias);

Indicações para estudo urodinâmico

- Programação de tratamento cirúrgico;
- Suspeita de hiperatividade detrusora;
- Cirurgia prévia para prolapso de parede anterior;
- Cirurgia prévia para IU de esforço;
- Sintomas de disfunção miccional.

❚ Estudo urodinâmico detectando perda com valores de pressão vesical menor que 60cm H2O demonstra defeito esfincteriano. Perda com pressão maior que 90 demonstra esfíncter íntegro;

Tratamento não farmacológico

IU de esforço ou mista

- Treinamento da musculatura pélvica por pelo menos três meses;
- Eletroestimulação;
- Cones vaginais;
- Biofeedback.

Urge-incontinência ou mista

- Treinamento vesical por pelo menos seis semanas.

Incontinência e resísuo pós- miccional > 100mL

- Cateterismo vesical intermitente;
- Caso o volume retirado por vez seja maior do que 500mL deve-se aumentar a frequência da cateterização.

❚ Tratamento farmacológico: oxibutinina ou tolterodina devem ser utilizadas como terapia farmacológica inicial para bexiga hiperativa, principais efeitos colaterais são boca seca, sonolência, obstipação intestinal e borramento visual. Tolterodina causa menos efeitos colaterais;

❚ Tratamento cirúrgico: para bexiga hiperativa faz-se estimulação do nervo sacral. Para IU de esforço as principais cirurgias são as de "alça" (slings de aponeurose e faixas sintéticas), colpofixação retropúbica em caso de hipermobilidade do colo vesical. Opção é injeção uretral de material biológico ou sintético em tecidos periuretrais;

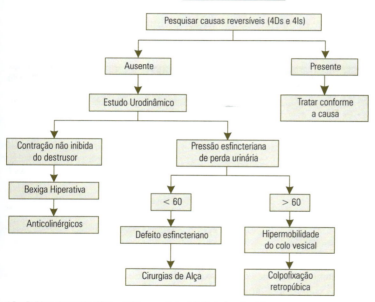

4 Ds: *Delirium*, depressão, débito urinário aumentado, deficiência de estrogênio.

4Is: Infecção, imobilidade, iatrogenia, impactação fecal

Referências Bibliográficas

DuBeau CE.Therapeutic/pharmacologic approaches to urinary incontinence in older adults. Clin Pharmacol Ther. 2009 Jan;85(1):98-102.

Marshall LL, Baliey W.Urinary incontinence management in geriatric patients. Consult Pharm. 2008 Sep;23(9):681-94.

Capítulo **45**

Quedas

André Kioshi Priante Kayano
Ianna Lacerda Sampaio Braga

Tópicos

- É um marcador de má saúde ou declínio funcional. O caidor crônico é definido como aquele que cai mais de duas vezes no ano. Têm relação com 12% das causas de óbito na população geriátrica;
- As quedas nos idosos são multifatoriais;
- Podem ser relacionadas com fatores intrínsecos, como alterações próprias do envelhecimento (controle postural e equilíbrio, doenças crônicas ou agudas, alterações visuais e déficit cognitivo) e com fatores extrínsecos, como ambientais, relacionados à iluminação ruim, ausência de equipamentos de segurança, carpetes, tapetes soltos e calçados inadequados;
- Na abordagem inicial devem-se excluir doenças agudas, responsável por 10% dos casos, além de distúrbios metabólicos e hidroeletrolíticos;

Fatores de risco para queda	
• Uso de drogas psicotrópicas; • Histórico de quedas; • Alterações na marcha e no equilíbrio; • Fraqueza muscular; • Neuropatia periférica; • Uso inadequado de bengala e andador; • Déficit visual; • Artrites de membros inferiores e doenças dos pés; • Alteração da funcionalidade;	• Internações recentes; • Hipotensão postural; • Doenças neurológicas (AVCs e doença de Parkinson); • Depressão; • Déficit cognitivo; • Drogas: antipsicóticos, sedativos (ansiolíticos e hipnóticos), antidepressivos, antiarrítmicos, anticonvulsivantes, diuréticos.

- Deve-se avaliar o número de quedas e suas circunstâncias, sintomas associados como vertigem, síncope, astenia, confusão mental e palpitações;
- É importante que a equipe multidisciplinar realize uma avaliação funcional da marcha, equilíbrio, mobilidade e fraqueza muscular;

- Podem ser realizados alguns testes para avaliar o risco de quedas, entre eles o *Time Up and Go* e *One Leg Balance Test*, caso os resultados sejam alterados predizem um risco maior de quedas;

Time Up and Go	One Leg Balance Test
• Medida do tempo necessário para o paciente levantar-se da cadeira, andar três metros na ida e na volta e retornar à posição sentada; • Considera-se alterado quando o tempo for superior a 13,5 segundos.	• Solicita-se ao paciente para ficar em pé sustentado por apenas um pé, durante um período mínimo de cinco segundos, com esse teste é possível avaliar o equilíbrio.

- Avaliar a acuidade visual e encaminhar ao oftalmologista para avaliação mais detalhada;
- Sempre aferir pressão arterial (PA) em três posições (decúbito dorsal, sentado e ortostático). Há hipotensão postural se queda da PA sistólica maior que 20mmHg ou da PA diastólica maior que 10mmHg ao passar da posição sentada para ortostática;
- Dos pacientes que caem, os principais fatores para injúria são indivíduos muito idosos, IMC baixo, fratura prévia, baixa densidade mineral óssea e perda da consciência;
- Objetivo principal da abordagem é a prevenção das quedas e evitar o comprometimento da mobilidade e da independência funcional;
- Deve ser realizado programa de exercícios que combine treino de resistência, marcha, equilíbrio e coordenação;

Principais medidas ambientais para evitar quedas
• Manter o piso limpo e livre de obstáculos; • Elevar a altura da cadeira e vaso sanitário; • Colocar apoio para as mãos nos banheiros; • Aumentar a iluminação; • Colocar corrimão nas escadas; • Marcar os degraus com fitas que destacam as extremidades; • Mover itens do armário para a altura do ombro; • Evitar realizar mais de uma tarefa simultaneamente.

Dados importantes para abordagem multifatorial do risco de quedas	Intervenções multifatoriais
• História de quedas; • Avaliar marcha, equilíbrio, mobilidade e fraqueza muscular; • Risco de osteoporose; • Funcionalidade; • Medo de queda; • Déficit visual; • Déficit cognitivo; • Exame neurológico; • Continência; • Riscos domésticos; • Exame cardiovascular; • Revisão das medicações.	• Treinamento de força e equilíbrio; • Avaliação de riscos domiciliares e intervenções; • Avaliação da visão e encaminhamento para oftalmologista; • Revisão das medicações e retirada.

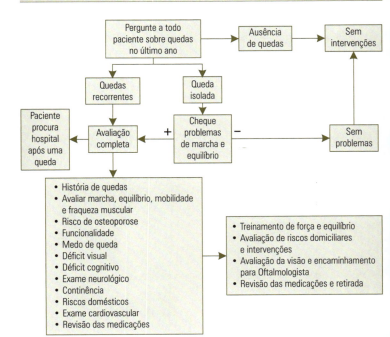

Referências Bibliográficas

Mahoney, J. Falls and mobility disorders. In Current Geriatrics Diagnosis and Treatment. McGraw-Hill Companies, 2004.

Gillespie LD, Gillespie WJ, Robertson MC, Lamb SE, Cumming RG, Rowe BH. Interventions for preventing falls in elderly people. Cochrane Database Syst Rev. 2009 Apr 15;(2):CD000340.

Costello E, Edelstein JE. Update on falls prevention for community-dwelling older adults: review of single and multifactorial intervention programs. J Rehabil Res Dev. 2008;45(8):1135-52.

Donaldson MG, Sobolev B, Cook WL, Janssen PA, Khan KM. Analysis of recurrent events: a systematic review of randomised controlled trials of interventions to prevent falls. Age Ageing. 2009 Mar;38(2):151-5. Epub 2008 Dec 23.

Sherrington C, Whitney JC, Lord SR, Herbert RD, Cumming RG, Close JC. Effective exercise for the prevention of falls: a systematic review and meta-analysis. J Am Geriatr Soc. 2008 Dec;56(12):2234-43.

Capítulo **46**

Cefaleia

Denis Bichuetti
José Luiz Pedroso

Introdução

- A cefaleia é o sintoma mais prevalente na medicina, afetando 95% da população mundial durante a vida;
- Há vários tipos de cefaleia descritos na Classificação Internacional de Cefaleias (*The International Headache Classification of the International Headache Society*), e o conhecimento de cada uma e de seus critérios diagnósticos é fundamental para a adequada identificação de cada síndrome álgica, assim como seu tratamento;
- A enxaqueca é o tipo de cefaleia primária mais comum, afetando até 30% da população;
- Adequada história clínica e o exame físico são fundamentais para o diagnóstico das cefaleias primárias;
- Perguntas importantes a serem feitas na anamnese:

  - localização da dor;
  - característica (pulsátil, em peso/aperto, pontada, choque);
  - duração da dor;
  - frequência (quantos dias por mês ou semana a pessoa apresenta dor);
  - intensidade: em cefaleia não se usa a escala analógica de dor, prefere-se a seguinte nomenclatura;
    - **leve:** não atrapalha atividades e não necessita uso de medicação analgésica;
    - **moderada:** incomoda e atrapalha, mas não força a interrupção de atividades; necessita de medicação analgésica;
    - **forte:** força interrupção de atividades e interrompe/impede o sono; demanda uso de medicação.
  - fatores acompanhantes: fotofobia, fonofobia, osmofobia, náuseas/vômitos, alterações visuais ou motoras, alterações de fala ou linguagem;
  - fatores de alívio: medicação, isolamento acústico, luz, repouso etc.;

Guia de Bolso de Clínica Médica

- fatores desencadeantes, exemplos: jejum prolongado, algum alimento (cafeína, chocolate, etílicos, queijos amarelos, molhos enlatados, embutidos), modificação do padrão e qualidade de sono (para mais ou menos), estresse físico ou emocional, consumo de cafeína, consumo/ frequência de uso de medicações analgésicas, tabagismo.

Investigação

- Provavelmente o ponto mais importante da história é a identificação dos chamados *red flags* que são os sinais de alarme para se pensar em uma causa secundária para a cefaleia;

Sinais de alarme em paciente com cefaleia
• Agravo da dor: piora ao longo de dias a semanas com piora ao decúbito pode significar hipertensão intracraniana;
• Febre e rigidez nucal;
• Início após os 50 anos de idade;
• Cefaleia exclusivamente unilateral, sem alternar lados ("cefaleia fixa");
• Sinais ou história de sinusopatia/alergias;
• História com perda de força, sensibilidade, alterações visuais persistentes, declínio cognitivo ou crises epiléptica;
• Refratária ao tratamento habitual;
• Imunossupressão ou neoplasias sistêmicas;
• Cefaleia súbita (ápice de intensidade em até cinco minutos do início): hemorragia subaracnoide.

- A realização de um bom exame neurológico e fundo de olho é fundamental na caracterização de uma cefaleia secundária, pois todas as cefaleias primárias apresentam exame neurológico normal;
- Caso identifique-se um dos fatores anteriores ou alteração no exame neurológico, é recomendável a investigação para causas secundárias de dor de cabeça, como malformações arteriovenosas, hidrocefalia, tumores primários ou secundários, hematomas intracranianos, infecções do sistema nervoso central, cefaleia pós-traumática, doenças inflamatórias, para citar algumas causas;
- A investigação deve incluir exame de imagem, ressonância ou tomografia, sempre com contraste, para adequada caracterização de lesões expansivas ou vasculares, e em casos selecionados, líquido cefaloraquiano, eletroencefalograma, ultrassonografia Doppler transcraniano e exames laboratoriais conforme a indicação.

Critérios diagnósticos

▶ A seguir encontram-se os critérios diagnósticos para cefaleias primárias. Pacientes que preencham estes critérios apresentem exame neurológico normal e ausência dos sinais de alerta anteriormente descritos, não necessitam de exame de imagem para iniciar tratamento;

Critérios diagnósticos para migrânea	
A	Pelo menos duas crises com aura ou cinco sem aura preenchendo critérios B a D;
B	Duração 4 a 72 horas;
C	Pelo menos dois dos seguintes: dor pulsátil ou latejante, unilateral, piora com exercício, intensidade moderada a forte;
D	Presença de fotofobia e fonofobia + náusea e/ou vômitos;
E	Outra causa não justifica a dor.

Critérios diagnósticos para cefaleia tensional	
A	Pelo menos 10 crises preenchendo critérios B a D;
B	Duração de 30 minutos a sete dias;
C	Pelo menos dois dos seguintes: dor aperto ou pressão, bilateral, não piora com exercício, intensidade leve a moderada;
D	Presença de fotofobia ou fonofobia. Ausência de náusea e vômitos e pode apresentar anorexia;
E	Outra causa não justifica a dor.

Critérios diagnósticos para neuralgia trigeminal	
A	Crises paroxísticas de dor que duram de uma fração de segundo a dois minutos, afetando uma ou mais divisões do nervo trigêmio e preenchendo os critérios B e C;
B	A dor tem pelo menos uma das seguintes características: 1. intensa, aguda, superficial ou em pontadas; 2. desencadeada por fatores ou áreas de gatilho.
C	Crises estereotipadas para cada paciente;
D	Sem evidência clínica de déficit neurológico;
E	Outra causa não justifica a dor.

Critérios diagnósticos para cefaleia em salvas	
A	Pelo menos cinco crises preenchendo os critérios de B a D;
B	Dor forte e muito forte unilateral, orbitária, supraorbitária e/ou temporal, durando de 15 a 180 minutos, se não tratada;
C	A cefaleia acompanha-se de pelo menos um dos seguintes: 1. hiperemia conjuntival e/ou lacrimejamento ipsilaterais; 2. congestão nasal e/ou rinorreia ipsilateral; 3. edema palpebral ipsilateral; 4. sudorese frontal e facial ipsilateral; 5. miose e/ou ptose ipsilateral; 6. sensação de inquietude ou agitação.
D	As crises têm uma frequência de uma a cada dois dias a oito por dia;
E	Outra causa não justifica a dor.

Critérios diagnósticos para hemicrania paroxística	
A	Pelo menos 20 crises preenchendo os critérios de B a D;
B	Dor forte e unilateral, orbitária, supraorbitária e/ou temporal, durando de 2 a 30 minutos;
C	A cefaleia acompanha-se de pelo menos um dos seguintes: 1. hiperemia conjuntival e/ou lacrimejamento ipsilaterais; 2. congestão nasal e/ou rinorreia ipsilateral; 3. edema palpebral ipsilateral; 4. sudorese frontal e facial ipsilateral; 5. miose e/ou ptose ipsilateral.
D	As crises têm uma frequência > 5 por dia em mais da metade do tempo, ainda que períodos de menor frequência possam ocorrer;
E	As crises são completamente evitadas com doses terapêuticas de indometacina;
F	Outra causa não justifica a dor.

- Todas as situações anteriores podem apresentar-se de forma episódica ou crônica, definida por frequência maior que 15 dias no mês, por três meses;
- Fatores associados à cronificação de cefaleias primárias: idade (pacientes mais jovens), sexo feminino, obesidade, depressão, ansiedade, presença de alodínia;
- Deve-se também identificar o abuso de analgésicos, definido pelo consumo de mais de 10 doses de triptano ou ergotamínico/mês, ou mais do que 15 doses analgésicos comum/mês, no caso de dores muito frequentes;

Guia de Bolso de Clínica Médica **321**

⬥ Alguns pacientes podem apresentar duas ou mais formas distintas de cefaleia, e cada uma delas devem ter sua história e tratamento individualizados.

Tratamento

⬥ Após a adequada identificação do tipo de cefaleia, faz-se necessário orientar o tratamento abortivo da crise (Tabela 46.1);

Medicação	Dose	Particularidade	Efeitos adversos	Uso
Dipirona	1000mg, com cafeína	Repetir após 2 a 4 h SN	Sedação, hipotensão	E, CTT
Ácido acetil salicílico	1000mg, com cafeína	Repetir após 2 a 4 h SN	Epigastralgia	E, CTT
Paracetamol (tylenol DC®, paracetamol DC®, excedrin®)	1000mg, com cafeína	Repetir após 2 a 4 h SN		E, CTT
Ibuprofeno	600 – 800mg	Repetir após 2 a 4 h SN, máximo 1600mg	Epigastralgia	E, CTT
Naproxeno	775mg	Repetir + 550mg em 2 a 4 h SN	Epigstralgia	E, CTT
Isomeptno/cafeína/dipirona (neosaldina®)	2cp	Repetir após 2 a 4 h SN	Epigstralgia, náuseas	E, CTT
Indometacina	25 a 50mg		Epigastralgia, náuseas, vômitos, hemorragia digestiva	E, CTT, HP
Ergotamínicos				
Cefalium®, cefaliv®, ormigrein®, tonopan®	1mg	2 cp a cada 30 minutos até um total de 6 cp	Epigstralgia, náuseas, hipertensão, cautela em hipertensão coronariana	E

322 Guia de Bolso de Clínica Médica

(Continuação)

Medicação	Dose	Particularidade	Efeitos adversos	Uso
Triptanos				
Sumatriptano	25 a 100mg	Repetir após 2 a 4 h SN	Pressão toráxica, hipertensão arterial, cautela em insuficiência coronariana	E
Naratriptano	2,5mg	Repetir após 2 a 4 h SN		E
Zolmitriptano	2,5mg	Repetir após 2 a 4 h SN. Possui formulação sublingual		E
Risatriptano	10mg	Repetir após 2 a 4 h SN. Possui formulação sublingual		E
Sumatriptano	10mg, uso nasal	Repetir após 15 minutos SN		E, CS
Sumatriptano	6mg, subcutâneo	Dose única		E, CS
Fenitoína	250 – 750mg endovenosa	Ambiente hospitalar	Sedação, ataxia, arritmias	NT
Oxigênio	10L/min em máscara	Pode ter uso domiciliar		CS

E: enxaqueca; CTT: cefaleia tipo tensional; NT: neuralgia trigeminal; CS: cefaleia em salvas; HP: hemicrania paroxística; SN: se necessário.

*Associar antiemético aos anti-inflamatórios (metoclopramida, domperidona, dimenidrato).

- Crises de cefaleia mais moderadas podem ser tratadas com analgésicos ou anti-inflamatórios. Pacientes com crises fortes podem ser recomendados a usar triptanos ou ergotamínicos como primeira escolha;
- Pacientes que usem ergotamínicos ou triptanos como abortivos e apresentem recidiva em 24 horas podem usar uma dose de naproxeno 550mg ou dexametasona 4mg concomitante ao abortivo com intenção de se evitar recidiva;
- Recomenda-se tratamento preventivo (Tabela 46.2) naqueles que apresentem cefaleias crônicas, três ou mais crises fortes por mês ou crise única prolongada e incapacitante;

Guia de Bolso de Clínica Médica **323**

Medicação	Dose	Particularidade	Efeitos colaterais	Indicação
Antidepressivos tricíclicos				
Amitriptilina	12,5 – 125mg	Dose única noturna	Sedação, efeitos anticolinérgicos (boca seca, olho seco, retenção urinária e constipação), ganho de peso	E, CTT
Nortriptilina	10 – 125mg			
Imipramina	10 – 125mg			
Bloqueador de canal de cálcio				
Verapamil	60 – 480mg	Tomar 2 a 3 vezes ao dia	Bradicardia, hipotensão	CS
Flunarizina	10mg	Tomada única noturna	Sedação, ganho de peso	E
Beta-bloqueador				
Propranolol	40 – 240mg	Tomar 2 a 3 vezes ao dia. Possui formulação de liberação prolongada para dose única diária	Sedação, impotência, ganho de peso, hipotensão, bradicardia, broncoespasmo, impotência, depressão	E
Atenolol	25 – 150mg	1 a 2 vezes ao dia		
Antiepilépticos				
Ácido valproico	250 – 1500mg	Tomar 2 a 3 vezes ao dia. Possui apresentação de liberação prolongada	Sedação, ganho de peso, tremor, alopecia, epigastralgia, náuseas, síndrome de ovários policísticos	E, CTT, NT
Topiramato	25 – 200mg	Tomar 1 a 2 vezes ao dia	Sedação, parestesia (acidose metabólica), alterações cognitivas, diarreia, perda de peso, nefrolitíase	E, CTT, NT
Carbamazepina	200 – 1600mg	Tomar de 2 a 3 vezes ao dia. Possui apresentação de liberação prolongada	Sedação	NT

324 Guia de Bolso de Clínica Médica

(Continuação)

Medicação	Dose	Particularidade	Efeitos colaterais	Indicação
Oxcarbaze-pina	300–180mg	Tomar de 2 a 3 vezes ao dia	Sedação, hiponatre-mia (em idosos)	NT
Inibidores da recaptação seletiva de serotonina e noradrenalina				
Venlafaxina	37,5–225mg	Dose única pela manhã	Náuseas, ansiedade	E, CTT
Citalopran	20mg	Tomada única diária	Sedação, náuseas	E, CTT
Outras classes				
Baclofeno	10–100mg	Tomar 2 a 4 vezes ao dia	Sedação, incon-tinência urinária, constipação	NT
Clorproma-zina	5–50mg	Tomar 2 a 4 vezes ao dia	Sedação, efeitos extrapiramidais	NT
Indometacina	25–200mg	Tomar 1 a 2 vezes ao dia. Associar inibidor e bomba de prótons	Epigastralgia, náuseas, vômitos, hemorragia digestiva	HP

E: enxaqueca; CTT: cefaleia tipo tensional; NT: neuralgia trigeminal; CS: cefaleia em salvas; hemicrania paroxística.

- Sempre que iniciar um profilático, realizá-lo com dose baixa e escalonar em quatro a seis semanas. Caso opte por um sedativo, iniciar com a dose noturna e escalonar as doses subsequentes;
- Atenção em relação à comorbidades psiquiátricas, como depressão, ansiedade, transtorno afetivo bipolar e fibromialgia, pois até 30% das pessoas com enxaqueca podem apresentar algumas destas alterações e seu tratamento adequado é fundamental para o controle álgico;
- Lembra-se que todos os antiepilépticos a exceção da gabapentina são hematotóxicos e hepatotóxicos, recomenda-se a realização de avaliação hepática laboratorial (AST, ALT e amilase) e hemograma completo após um mês de uso e a cada seis meses de uso contínuo;
- Ficar atento ao abuso de analgésico.

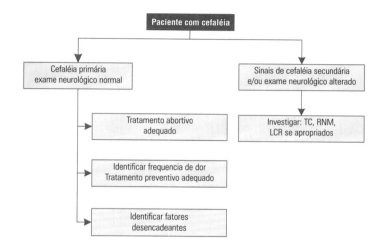

Referências Bibliográficas

Subcomitê de Classificação das Cefaleias da Sociedade Internacional de Cefaleia Classificação Internacional das Cefaleias. 2ª ed. ICHDII. Tradução da Sociedade Brasileira de Cefaleia com autorização da Sociedade Internacional de Cefaleia. São Paulo: Editora Farma, 2004, p.62-73.

Consenso da Sociedade Brasileira de Cefaleia. Recomendações para o Tratamento da crise migranosa. Comitê AD Hoc da Sociedade Brasileira de Cefaleia. Arq Neuropsiquiatr. 2000;58(2-A):371-389.

Consenso da Sociedade Brasileira de Cefaleia. Recomendações para o tratamento profilático migrânea. Comitê AD Hoc da Sociedade Brasileira de Cefaleia. Arq Neuropsiquiatr. 2002;60(1):159-169.

Therapy of primary headaches: the role of antidepressants. B. Colombo P.O.L. Annovazzi G. Comi. Neurol Sci. 2004;25:S171–S175.

Dynamic optimization of chronic migraine treatment. Current and future options. Ninan T. Mathew. Neurology 2009;72 (Suppl 1): S14–S20.

Capítulo **47**

Vertigem e tontura

José Luiz Pedroso
Thiago Gonçalves Fukuda

Jamile Cavalcanti Seixas

Introdução

- Tontura é um termo inespecífico utilizado pelos pacientes para descrever sensação de mal-estar que, na maioria das vezes, refere-se a desequilíbrio, lipotímia, vertigem ou sensações variadas (distorções visuais, desorientação, "cabeça vazia");
- A frequência de tontura na população geral varia de 20% a 30%, sendo um dos sintomas mais frequentes dos pacientes atendidos em todas as faixas etárias. Estima-se que nos EUA 7,5 milhões de pessoas são examinadas anualmente em ambulatórios com essa queixa;
- Em uma anamnese inicial é importante tentar caracterizar a queixa e procurar sintomas associados como déficits neurológicos, sintomas disautonômicos ou afetivo/ansiosos;
- As principais causas de tonturas, geralmente, se devem a lesões no sistema vestibular periférico ou central, distúrbios psiquiátricos, às etiologias do desequilíbrio e da pré-síncope;
- Vertigem é uma variedade da tontura que se caracteriza por uma sensação ilusória de alteração da posição do corpo em relação ao ambiente que; na maioria das vezes; é descrita como rotacional, mas pode ser de inclinação, desnível ou pendular;
- A origem da vertigem é relacionada a lesões no sistema vestibular periférico (SVP) como: VIII nervo craniano, canais semicirculares, utrículo e endolinfa, ou lesões do sistema vestibular central (SVC) como tronco encefálico, cerebelo, e vias vestibulocerebelares centrais;
- As manifestações clínicas dos distúrbios do SVP são determinadas pela etiologia e, geralmente, se acompanham de náuseas e vômitos, hipoacusia, zumbido e ao exame físico nistagmo horizontal ou rotacional e unidirecional;
- As manifestações do SVC podem ser acompanhadas de sinais neurológicos focais como disartria, disfagia, ataxia, síndrome de Horner, paresias

328 Guia de Bolso de Clínica Médica

ou hipoestesias, e o nistagmo pode ser horizontal, vertical, rotacional, uni ou multidirecional;

▶ É importante lembrar que mesmo em lesões permanentes os sintomas vertiginosos nunca são constantes, pois em dias ou semanas o sistema nervoso central se adapta ao déficit.

Etiologia e tratamento

Vertigem é uma variedade da tontura que se caracteriza por uma sensação ilusória de alteração da posição do corpo em relação ao ambiente que, na maioria das vezes, é descrita como rotacional, mas pode ser de inclinação, desnível ou pendular;

Principais causas de vertigem periférica
Vertigem posicional paroxística benigna (VPPB)
• É a causa mais conhecida de vertigem;
• Causada por deposição de otólitos nos canais semicirculares;
• Os sintomas e o nistagmo são breves e ocorrem em certas posições cefálicas, sendo o diagnóstico realizado pela história clínica e pela manobra de *Dix-Halpike*;
• O tratamento pode ser realizado com a manobra de *Epley's* ou de *Semont*, sintomáticos ou aguardar remissão espontânea.
Doença de Meniere
• Patologia relacionada ao aumento de pressão endolinfática (60% dos casos são unilaterais);
• Sua sintomatologia ocorre em episódios de plenitude auricular, vertigem espontânea, lateropulsão, zumbido e hipoacusia com duração de minutos a horas;
• O tratamento, geralmente, é realizado com restrição de sal, evitar uso de cafeína e tabaco. Pode-se fazer uso de diuréticos, antieméticos, benzodiazepínicos, antivertiginosos ou corticosteroides. O tratamento cirúrgico é reservado a casos refratários.
Neurite vestibular
• Apresenta- se com episódio súbito e intenso de vertigem associado a náuseas e vômitos, com duração de dias;
• Não costuma ocorrer hipoacusia ou zumbido;
• História de infecção viral prévia é relatada em menos da metade dos pacientes;
• O tratamento pode ser feito com sintomáticos e corticosteroides na fase aguda da doença.

Guia de Bolso de Clínica Médica **329**

- Já as causas associadas à vertigem do tipo central são principalmente: enxaqueca, acidentes vasculares cerebrais (AVC) em circulação posterior (cerebelo e tronco encefálico), neoplasias, esclerose múltipla e crises epilépticas;

  - o acometimento do tronco encefálico e/ou cerebelo em acidentes vasculares isquêmicos ou hemorrágicos podem afetar as vias vestibulares e causar vertigem. Em geral, é acompanhado de outros déficits focais súbitos como incoordenação e acometimento de nervos cranianos. Quando houver suspeita deve ser realizada uma tomografia de crânio não contrastada para afastar hemorragia intracraniana. A ressonância magnética (RNM) com difusão é a técnica de escolha para isquemia de tronco ou cerebelo;

  - pacientes com esclerose múltipla podem cursar com vertigem em 20% dos casos e em 5% pode ser o sintoma inicial. O diagnóstico é feito encontrando-se lesões em substância branca no SNC, separadas no tempo e espaço, por meio da RNM. O tratamento do surto é normalmente realizado com pulsoterapia com corticosteroides e a profilaxia com imunomoduladores;

  - sintomas vestibulares podem ocorrer em crises epilépticas, particularmente em crises do lobo temporal e parietal. Em geral, quando a vertigem está associada à crise, o paciente cursa com alteração do nível de consciência;

- Tontura e vertigem são queixas muitas vezes difíceis para o paciente descrever e para o médico compreender. Uma boa anamnese e exame físico detalhado ajudam o médico na correta condução dessa queixa, que pode significar desde patologias simples a situações potencialmente fatais.

330 Guia de Bolso de Clínica Médica

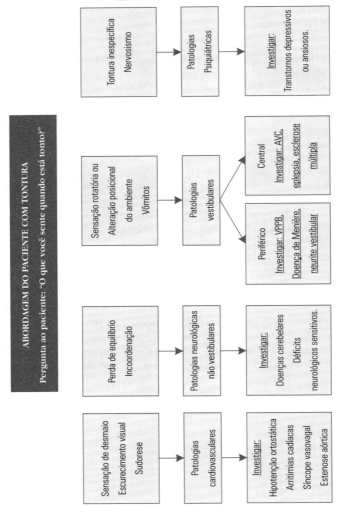

Referências Bibliográficas

Yvonne Chan, MD. Differential diagnosis of dizziness. Current Opinion in Otolaryngology & Head and Neck Surgery. 2009;17:200-203.

William T Branch, Jr, MD. Approach to the patient with dizziness. 2009 UpToDate: http://www.uptodateonline.com. Software 17.2; 2009.

Drachman DA, Hart CW. An approach to the dizzy patient. Neurology. 1972;22:323-34.

Capítulo **48**

Tremor

Denis Bichuetti
José Luiz Pedroso

Introdução

- Os transtornos do movimento são constituídos de um amplo espectro de apresentações semiológicas, tendo como principal representante, por ser mais prevalente, o tremor. Outros transtornos do movimento: distonias, coreias, discinesias, tiques, mioclonias, atetose e balismos;
- Tremor é um sintoma e sinal clínico frequente em ambulatórios, e sua etiologia são muito variadas, podendo se constituir de doenças neurológicas ou sistêmicas. Caracteriza-se por oscilações rítmicas acometendo um ou mais segmentos do corpo. Sua frequência, em Hertz, varia com a etiologia;

Etiologia

Principais causas de tremor
• Doença de Parkinson e outras síndromes parkinsonianas;
• Tremor essencial;
• Tremor fisiológico, podendo ser exacerbado por diversos fatores;
• Tremor induzido por drogas;
• Tremor cerebelar ou secundário a lesões nas vias cerebelares (diversas etiologias);
• Tremor rubral ou Tremor de Holmes (de certa forma um tremor por lesão de vias cerebelares);
• Tremor neuropático (em razão da neuropatia periférica, principalmente neuropatias desmielinizantes);
• Outros distúrbios de movimento (tremor distônico, Asterix, clônus);
• Tremor psicogênico (ansiedade, síndrome do pânico);
• Tirotoxicose (hipertireoidismo, bócio multinodular, tireoidites) e outros distúrbios metabólicos (uremia, encefalopatia hepática).

334 Guia de Bolso de Clínica Médica

Investigação

- Pacientes com início de tremor recente, especialmente jovens, devem ser submetidos a exame de TSH e T4 livre, para afastar hipótese de hipertireoidismo;
- Antecedentes psiquiátricos, como ansiedade, ou sintomas compatíveis com síndrome do pânico, devem ser avaliados na entrevista médica, pois podem sugerir a etiologia do tremor;
- A história medicamentosa é crucial, já que muitos fármacos têm o tremor como um de seus principais efeitos adversos;

Drogas que mais comumente induzem tremor	
Amiodarona, anfetaminas, agonistas beta-adrenérgicos, cafeína, calcitonina, cocaína, ciclosporina, dopamina, lítio, procainamida, esteroides, teofilina, hormônios tireoideanos, antidepressivos tricíclicos, ácido valproico	Tremor do tipo postural
Uso crônico de álcool, intoxicação por lítio	Tremor do tipo intencional
Metoclopramida, neurolépticos (haldol)	Tremor de repouso

- A seguinte pergunta é determinante para o diagnóstico: O tremor piora com os movimentos ou com o repouso do membro? O exame neurológico permite diferenciar com clareza se o tremor é exacerbado pelos movimentos ou pelo repouso. O protótipo do tremor em repouso é a Doença de Parkinson, ao passo que o protótipo do tremor de ação é o tremor essencial benigno;
- Diferenças entre tremor da Doença de Parkinson e tremor essencial benigno:

Característica	Doença de Parkinson	Tremor essencial
Idade de início	> 50 anos	Bimodal: adolescentes e 50 anos
Gênero	Predomina masculino	Homens e mulheres igualmente
História familiar	> 25%	> 90%
Simetria	Afeta membros ipsilaterais inicialmente	Simétrico
Frequência	4 a 6Hz	4 a 8Hz

Guia de Bolso de Clínica Médica **335**

(Continuação)

Característica	Doença de Parkinson	Tremor essencial
Distribuição	Mãos e pernas	Mãos, cabeça, voz
Efeito do álcool no tremor	Sem efeito.	Tremor melhora com ingestão
Sintomas associados	Bradicinesia, rigidez, instabilidade postural	Geralmente tremor isolado
Tipo do tremor	De repouso	Postural e cinético.
Curso.	Estável ou lenta progressão	Lenta progressão

- O exame neurológico pode revelar sinais de parkinsonismo, tais como: rigidez em roda denteada, marcha de passos curtos, bradicinesia e reflexo glabelar exaltado (sinal de Myerson);
- A descrição do tremor deve incluir: topografia do tremor (cabeça, cordas vocais, membros superiores ou inferiores, tronco), o fator que desencadeou o sintoma (repouso, postural ou movimento) e a frequência (baixa: 4Hz, média: 4 a 7Hz, alta: 7Hz). Esses dados permitem classificá-los do ponto de vista etiológico;
- Muitos pacientes com queixa de tremor apresentam na realidade tremor fisiológico exacerbado, especialmente se não há alterações no exame neurológico e se os exames laboratoriais são normais;
- Exames de imagem como tomografia ou ressonância magnética do crânio podem ter utilidade na investigação do tremor, embora em sua maioria, o resultado seja normal. Algumas alterações encontradas: lesões em núcleos da base (acidente vascular cerebral isquêmico ou hemorrágico, calcificações, malformações vasculares, neurotoxoplasmose), lesões cerebelares (especialmente vasculares e neoplásicas), atrofia de núcleos da base (nas causas degenerativas).

Tratamento

- O tratamento de escolha para o tremor essencial benigno são os beta--bloqueadores. Em pacientes asmáticos ou com outros efeitos colaterais ao uso dos beta-bloqueadores, a primidona pode ser utilizada. A Doença de Parkinson tem a levodopa como principal elemento terapêutico. Em pacientes com sintomas leves ou como droga adjuvante à levodopa, o pramipexol (agonista dopaminérgico) pode ser útil.

Referências Bibliográficas

Fahn S, Jankovic J. Principles and Practice of Movement Disorders. edition 2007.
Louis E D. Essencial Tremor. NEJM, 2001;345(12):887-991.
Patten, J. Differential diagnosis in Neurology. NovaYork: Springer. 2th ed, 1995.

Capítulo **49**

Neuropatias periféricas

Denis Bichuetti
José Luiz Pedroso

Introdução

- A grande maioria dos casos decorre de problemas clínicos, sendo as polineuropatias crônicas, inflamatórias ou primárias, muito raras no contexto de um ambulatório geral.

Quadro clínico

- Pacientes com neuropatias periféricas podem sentir sintomas variados, desde alterações motoras, sensitivas e autonômicas;
- As queixas nem sempre são diretas, como "sinto falta de força para levantar a ponta do meu pé" ou "sinto uma sensação tipo formigamento na face dorsal de minha mão direita". As pessoas costumam descrever seus sintomas como cansaços, dificuldade para segurar objetos ou realizar tarefas de fina destreza (como escrever ou cortar comida), formigamentos, queimações ou sensações mal definidas que, não raramente, pioram a noite;
- Cabe ao médico definir se a queixa, principalmente o tipo de dor, caracteriza-se como neuropática (queimação, parestesia em formigamento, hiperpatia, alodínia ou perversão de sensações térmicas), e diferenciá-la da dor muscular ou até mesmo visceral;
- A força muscular é mais bem avaliada objetivamente por meio do exame físico;
- Perguntas-chave para se fazer ao paciente com dor neuropática:

  - onde dói;
  - como dói.
  - queimação, ardor;
  - prurido (pode ser manifestação de neuropatia no contexto adequado);
  - choque;
  - alodínia (estímulo não doloroso causando dor, como um lençol, por exemplo);

338 Guia de Bolso de Clínica Médica

- piora em algum momento (dor neuropática piora à noite).
- há perda de força ou função
- deixa objetos cair (escapa das mãos);
- gasto irregular da sola do sapato.

- Um exame neurológico completo é imprescindível para a correta caracterização dos sintomas e para se correlacionar à topografia do problema.

Etiologia

- As neuropatias periféricas podem ser motoras, sensitivas ou mistas, acometer predominantemente o axônio (neuropatias axonais) ou a bainha de mielina (neuropatias desmielinizantes). Veja tabela a seguir (Tabela 49.1):

Causas de neuropatias	
Axonais	**Desmielinizantes**
Diabetes	
Uremia	Síndrome de guillain-Barré (poliradiculoneurite inflamatória aguda)
Álcool	Poliradiculoneurite Desmielinizante Inflamatória Crônica (PDIC)
Drogas (amiodarona, ciclosporina, dapsona, tuberculostáticos, entre outras)	Doença de Charcor-Marie-Tooth
Vasculites	Neuropatia Hereditária Sensível a Pressão
Porfiria	Neuropatia Motora Multifocal
	Neuropatia desmielinizante associada à gamopatia monoclonal (de causa indeterminada ou mieloma)

- As neuropatias desmielinizantes são minorias neste grupo (menos de 20%) e comumente são doenças neurológicas autoimunes;
- Já as neuropatias axonais costumam ser consequência de um problema clínico, como diabetes, insuficiência renal, efeito adverso de diversas drogas ou vasculites, para citar apenas alguns exemplos;
- Em relação à topografia, podem ser consideradas como plexopatias (plexos braquial e lombossacro), radiculopatias (mono ou poli), mononeuropatias, mononeurites múltiplas e polineuropatias (estas geralmente distais e simétricas). Veja a tabela a seguir (Tabela 49.2):

Guia de Bolso de Clínica Médica **339**

Radiculopatias	Plexopatias	Mononeurites	Mononeurites Múltiplas	Polineuropatias
Síndrome de Guillain-Barré	Síndrome de Parsonage Turner (amiotrofia do plexo braquial)	Paralisia de Bell (paralisia facial idiopática)	Vasculites Sistêmicas (Wegener, Poliarterite nodosa,Churg-Strauss) Hanseníase Sarcoidose Diabetes	Neuropatia por anti-MAG
Síndrome de Miller Fisher	Síndrome de Gardner (amiotrofia do plexo lombossacro)	Síndrome de Ramsay-Hunt (zoster de gânglio geniculado)	Neuropatia Motora Multifocal por Bloqueio de Condução	Diabetes
Polirradiculoneurite Desmielinizante Inflamatória Crônica	Compressivas (tumores abdominais, linfonodomegalias, tumores de ápice pulmonar)	Neuropatias traumáticas ou compressivas	Neuropatia de Wartemberg	Álcool
Radiclupatias compressivas (hérnias discais, fraturas vertebrais, compressões tumorais etc.)		Doença de Hansen	Diabetes	Insuficiência Renal
		Neuralgia Trigeminal	Infecção pelo HIV	Medicamentos diversos
			Doença de Hansen	Insuficiência Hepática
			Neuropatia Hereditária Sensível a Pressão	Vasculites
			Amiloidose	Infecção pelo HIV

340 Guia de Bolso de Clínica Médica

(Continuação)

Radiculopatias	Plexopatias	Mononeurites	Mononeurites Múltiplas	Polineuropatias
			Poliarterite nodosa associada ao vírus da hepatite B	Poliarterite nodosa associada ao vírus da hepatite B
			Crioglobulinemia associada ao vírus da hepatite C	Crioglobulinemia associada ao vírus da hepatite C
			Linfoma	Porfiria

❱ As neuropatias hereditárias (Doença de Charcot-Marie-Tooth) podem ser axonais ou desmielinizantes, de herança dominante ou recessiva, devendo sempre ser consideradas em casos que apresentem histórico familiar de polineuropatia, importante dado de história que deve ser sempre questionado, independente da idade do paciente.

Investigação

❱ O primeiro passo para a investigação de qualquer neuropatia é a história clínica. O examinador deve caracterizar o período de evolução, uma vez que toda polineuropatia aguda (duração menor que oito semanas) deve ser encarada com Síndrome de Guillain-Barré (SGB) em potencial e manejada como emergência médica;
❱ Questionar sobre os antecedentes familiares (possibilidade de doença hereditária), uso de drogas e antecedentes pessoais podem identificar informações importantes, já procurando possíveis fatores causais;
❱ O exame clínico deverá ser muito amplo, procurando manifestações de doenças sistêmicas, seguido de um exame neurológico com intenção de se identificar a síndrome específica e topografia;

Exames iniciais para investigação de polineuropatia
1. Urina tipo 1/Sumário de urina;
2. Hemograma completo;
3. Eletroforese de proteínas;

Guia de Bolso de Clínica Médica **341**

(Continuação)

Exames iniciais para investigação de polineuropatia
4. Imunoglobulinas; 5. VHS; 6. Na e K; 7. TGO e TGP; 8. Glicemia de jejum; 9. Ureia e creatinina; 10. TSH e T4L; 11. Dosagem de vitamina B12.

▶ Caso não se encontre uma causa após estes testes deve-se partir para um estudo eletrofisiológico (eletroneuromiografia de quatro membros) e avaliação complementar com sorologias e provas reumatológicas;

Investigação adicional de polineuropatias
1. Eletroneuromiografia de quatro membros; 2. Provas reumatológicas (FAN, FR, anti-ENA, anti-DNA, crioglobulinas); 3. Sorologias (hepatite B e C, HIV, sífilis); 4. Líquido cefalorraquiano; 5. Proteinúria de Bence-Jones; 6. Teste de tolerância oral a glicose ou curva glicêmica de três horas; 7. Anticorpos anti- MAG; 8. Radiografia de tórax e investigação abdominal de acordo com queixas ou suspeita de síndrome paraneoplásica; 9. Avaliação para doença de Hansen.

▶ Devido à alta prevalência de neuropatia diabética, independente dos níveis glicêmicos, um teste de tolerância oral a glicose ou curva glicêmica de três horas podem ser considerados nesta etapa;
▶ O exame de líquido cefalorraquiano pode demonstrar pleiocitose variada e elevação de proteínas, sinas da existência de processo inflamatório, presente em vasculites e neuropatias associadas aos vírus hepatotóxicos;
▶ A biópsia de nervo periférico é um procedimento disponível em centros especializados e pode ser solicitada quando as etapas anteriores não trouxeram respostas. Seu maior benefício é no diagnóstico de vasculites e amiloidose;

342 Guia de Bolso de Clínica Médica

- A biópsia é realizada no nervo sural, um nervo sensitivo puro, e deixa como sequela alterações de sensibilidade na face lateral do pé, devendo ser indicado apenas por profissional especializado em doenças do sistema nervoso;
- Em casos de plexopatias exames de imagem, como tomografia computadorizada ou ressonância magnética, podem demonstrar compressão por neoplasia, linfonodomegalias ou abscessos em região inguinal e ápice pulmonar;
- Neuropatia diabética: pode ser dolorosa ou não dolorosa, assumindo um caráter de déficits motores apenas. Costuma acontecer em pacientes com altos níveis glicêmicos e longo tempo de diabetes, mas pode acontecer mesmo naqueles com glicemia bem controlada;
- As neuropatias por vírus hepatotrópicos comumente está associada à crioglobulinemias, principalmente com o vírus C; no caso da hepatite B existe relação com a poliarterite nodosa. Em ambos os casos, a neuropatia pode existir sem evidências clínicas ou laboratoriais de hepatite;
- Polineuropatia sensitiva pura: geralmente dolorosa distal em pés e mãos. Pode acontecer em Síndrome de Sjogren e como manifestação paraneoplásica;
- Nas neuropatias medicamentosas nem sempre o início dos sintomas ocorre logo após o uso de um determinado medicamento, podendo se manifestar após meses ou até mesmo anos de uso de uma determinada droga.

Tratamento

- Em relação ao tratamento, no caso de neuropatias decorrente de diabetes, insuficiência renal, carência vitamínica ou alimentar, álcool, drogas ou outros fatores sistêmicos/exógenos, o primeiro passo é o controle clínico da condição subjacente e suspensão da medicação em uso e do abuso de álcool ou contato com químicos;
- A reposição vitamínica, com uso de polivitamínicos ou complexo B, deve ser apenas usada em casos em que haja um componente carencial (carência alimentar, síndrome mal absortiva por abuso de álcool ou gastrite atrófica etc.);
- As neuropatias inflamatórias devem ser tratadas de acordo com a doença subjacente, muitas vezes com corticosteroides ou imunossupressores (azatioprina, ciclosporina, ciclofosfamida);
- Caso exista componente doloroso, independente da etiologia, devem ser usadas medicações para dor neuropática, iniciadas em doses baixas a noi-

Guia de Bolso de Clínica Médica **343**

te e tituladas de acordo com seus efeitos adversos e resposta clínica. Veja a tabela a seguir (Tabela 49.3):

Medicamento usados para tratamento da dor neuropática		
Antidepressivos	Dosagem diária (mg)	Posologia
Amitriptilina	12,5 – 100	à noite
Nortriptilina	10 – 100	à noite
Clomipramina	10 – 100	à noite
Venlafaxina	75 – 225	uma vez ao dia
Anticonvulsivantes		
Carbamazepina	200 – 1600	de uma a quatro vezes ao dia
Oxcarbazepina	300 – 1800	de uma a três vezes ao dia
Gabapentina	600 – 3600	três vezes ao dia
Topiramato	50 – 400	duas vezes ao dia
Opioides		
Tramadol	50 – 200	duas a quatro vezes ao dia
Neuroléptico		
Clorpromazina	5 a 50mg	uma a três vezes ao dia
Outros		
Baclofeno	5 a 100mg	uma a três vezes ao dia

- Sugerimos o início com um antidepressivo tricíclico ou anticonvulsivante, em monoterapia até dose elevada, seguido de tramadol em doses baixas (25mg, três a quatro vezes por dia) como coadjuvante;
- Novos antidepressivos como venlafaxina e duloxetina têm sido usado nos últimos anos com bom sucesso e menores efeitos adversos que as medicações mais antigas. Na prática, o que muda de uma medicação para outra é o perfil de efeitos adversos, sendo a resposta terapêutica individualizada para cada paciente;
- Em casos refratários a associação de drogas de diferentes classes, como antidepressivos e anticonvulsivantes, pode ser utilizada assim como o uso concomitante de tramadol;
- Atenção redobrada deve ser dada em idosos e associação de medicamentos para que se minimizem efeitos adversos;

- Os casos de queixas vagas, como formigamento de mãos e pés associados a queixas ansiosas ou depressivas, que apresentarem exame neurológico normal e os exames descritos na etapa 1 normais, devem ser inicialmente tratados de acordo com a queixa (depressão, ansiedade, pânico etc.) antes de se prosseguir a investigação com exames invasivos ou dolorosos;
- O uso de medicações específicas para dor neuropática (Tabela 49.3) deve ser iniciado precocemente, evitando assim o abuso de analgésicos e anti-inflamatórios, usualmente ineficazes nestes casos.

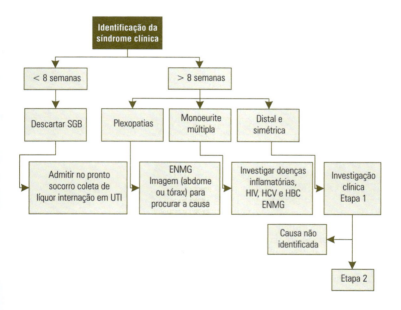

Referências Bibliográficas

DeJong's The Neurologic Examination. 6a ed. Lippincott Williams & Wilkins, 2000.
Current Therapy in Neurologic Disease. 7th ed. Mosby Elsevier, 2006.
Koller H, Kieseier BC, Jander S, Hartung HP. Chronic inflammatory demyelinating polyneuropathy. N Engl J Med. 2005 Mar 31;352(13):1343-56.
Vallat J-M, Magy L. Peripheral neuropathies: an overview. EMC-Neurologie. 2005:175-181.

Capítulo **50**

AVC

Denis Bichuetti
José Luiz Pedroso

Introdução

- O acidente vascular encefálico isquêmico (AVEi) figura entre as três primeiras causas de mortalidade em países de primeiro mundo e em desenvolvimento, além de ser a principal causa de incapacidade em pessoas acima de 50 anos de idade;
- Do ponto de vista clínico, definimos por ataque isquêmico transitório um déficit neurológico decorrente de doença encefalovascular com duração menor que 24 horas. Entretanto, caso os exames de imagens demonstrem lesão aguda, o evento é caracterizado como AVCi.

Etiologia

- Antes de se iniciar qualquer tratamento, a principal pergunta a ser respondida é: Qual a etiologia deste evento isquêmico?
- Atualmente utiliza-se a classificação TOAST para definição etiológica do AVEi (Tabela abaixo);

Mecanismo do AVE	Etiologia
Lacunar (lesão < 15mm)	Lipohialinose de vasos perfurantes. Fatores de risco: hipertensão arterial, diabetes, tabagismo, etilismo, obesidade, dislipidemia, insuficiência renal.
Trombose de médios e grandes vasos (ateroembólico)	Trombose *in situ* ou embolia artério-arterial de médios e grandes vasos. Fatores de risco: hipertensão arterial, diabetes, tabagismo, etilismo, obesidade, dislipidemia, insuficiência renal.
Cardioembólico	Prótese valvar (mecânica > biológica), estenose mitral com fibrilação atrial, trombo no átrio ou ventrículo esquerdo, arritmias, principalmente fibrilação atrial, infarto há menos de quatro semanas, miocardiopatia dilatada e/ou insuficiência cardíaca com fração de ejeção menor que 35%, segmento acinético do ventrículo esquerdo, mixoma atrial endocardite infecciosa.

Mecanismo do AVE	Etiologia
Outras etiologias	Vasculopatias não arteriais: dissecção arterial cérvico-cefálica, trauma, vasculopatia induzida por radiação, doença de Moya-Moya, displasia fibromuscular, vasculites. Trombofilias, e doenças hereditárias. Doenças inflamatórias ou infecciosas: lúpus eritematoso sistêmico, síndrome do anticorpo antifosfolípide, síndrome de Sjögren, doença de Behçet, infecção por HIV, HCV, HBV ou sífilis.
Etiologia indeterminada	a) duas ou mais causas identificadas. b) investigação negativa.

Investigação

◗ A investigação complementar deve ser guiada com intenção de se identificar a etiologia do evento (Tabela 50.2), logo se faz necessário uma triagem dos principais fatores de risco com enfoque nos componentes da síndrome metabólica, interrogatório de hábitos de vida, atividade física, avaliação vascular intra e extracraniana (carótidas e vertebrais), avaliação de função e ritmo cardíaco.

Investigação de AVCi

Intenção	Sugestão de exames
Identificar fatores de risco	Glicemia e HbA1c, colesterol total e frações, triglicérides, avaliação renal, avaliação hepática (candidatos a uso de estatina).
Avaliação de vasos intra e extracranianos	Ultrassonografia Doppler de artérias carótidas e vertebrais → caso demonstre obstrução maior que 50%, recomenda-se complementar com angio-ressonância ou angio-tomografia de vasos cervicais. Angio-ressonância ou angio-tomografia de crânio: casos selecionados. Arteriografia cerebral: casos selecionados, mais precisamente candidatos à revascularização carotídea no ambiente intra--hospitalar ou na suspeita de vasculites.
Avaliação de função/ritmo cardíaco	Ecocardiograma transtorácico, radiografia de tórax, eletrocardiograma. Ecocardiograma transesofágico: na suspeita de forame oval patente ou se dúvida. Holter de 24 horas: na suspeita de arritmia ou em casos de outros exames normais.

Guia de Bolso de Clínica Médica 347

(Continuação)

Intenção	Sugestão de exames
Investigação em pacientes com < 50 anos e/ou na ausência de fatores de risco definidos	Trombofilia (principais): dosagem de proteína C e S, fator V de Leiden, antitrombina III, mutação do gene da protrombina, homocisteína, mutação C677T da MTHFR (metiltetrahidrofolato redutase). Doenças inflamatórias (principais): FAN, anti-DNA, anti-ENA (SSA e SSB), fator reumatoide, anticorpo antifosfolípide, anticoagulante lúpico, crioglobulinas, ANCA. Doenças infecciosas com risco de vasculite (principais): HIV, hepatite B e C, sífilis.

❱ Em pacientes com menos de 50 anos e, principalmente, naqueles que não apresentam fatores de risco, a investigação de doenças inflamatórias e trombofilias se faz necessária.

Tratamento

❱ Tratamento não medicamentoso:

  ❱ orientação sobre tabagismo, etilismo, obesidade, atividade física, alimentação;
  ❱ identificação de história familiar de doenças cardiovasculares;
  ❱ interrupção de uso e anticoncepcionais orais ou terapia para reposição hormonal, em mulheres;

❱ Tratamento medicamentoso:

Medidas gerais

- Uso de estatina com intenção de LDL alvo < 70. Caso o paciente apresente doença ateromatosa carotídea ou intracraniana deve-se manter a estatina independente dos níveis de LDL;
- Manter triglicérides < 150;
- Controle rigoroso da pressão arterial – manter PAS < 120mmHg;
- Controle glicêmico adequado em pacientes diabéticos.

Antiagregação plaquetária

- Usar em todos os casos com exceção dos pacientes que tiverem indicação de anticoagulação;
- AAS 300–325mg, clopidogrel 75mg ou AAS/dipiridamol;
- Não há, até o momento, evidência de superioridade de um antiagregante sobre o outro;
- O uso combinado de AAS + clopidogrel não deve exceder três meses após um evento isquêmico, sob risco de complicação hemorrágica.

348 Guia de Bolso de Clínica Médica

Indicações de anticoagulação no paciente com AVC
1. FA persistente ou paroxística: anticoagulação com RNI 2,0−3,0;
2. IAM e trombo ventricular: anticoagulação;
3. Miocardiopatia dilatada (FE< 35%): considerar anticoagulação;
4. Doença valvar reumática: anticoagulação;
5. Calcificação mitral: anticoagulação se eventos recorrentes;
6. Valva mecânica: anticoagulação com RNI 2,5−3,5;
7. Valva biológica e AVCi recorrente: anticoagulação com RNI 2,0−3,0;
8. Pacientes adequadamente anticoagulados com eventos recorrentes podem ter AAS 100mg adicionados ao anticoagulante oral;
9. Trombofilias.

❱ Situações especiais:

  ❱ dissecção de artérias intra e extracranianas: anticoagulação por três a seis meses;
  ❱ forame oval patente: recomenda-se fechamento para aqueles maiores que 10m e associados a aneurisma de septo interatrial;
  ❱ anemia falciforme: transfusões periódicas.

❱ Tratamento invasivo:

Manejo invasivo da doença carotídea
• AVC ou AIT recente + estenose 70%−99%: abordar;
• AVE ou AIT recente e estenose 50%−69%: avaliar caso a caso;
• Estenose < 50%: não abordar;
• Recomenda-se abordagem em até duas semanas após AVEi, quando indicada;
• Endarterectomia cirúrgica permanece como método de escolha, no entanto deve ser realizada por cirurgião experiente em centros de referência. Pacientes com elevado risco cirúrgico e estenose contralateral são candidatos a revascularização endovascular.

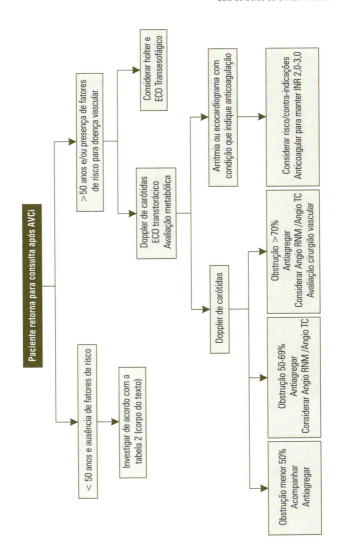

Referências Bibliográficas

Biller J, Love BB. Vascular Diseases of the Nervous System. "In": Bradley WG, Daroff RB, Fenichel GM, Jankovic J (eds.) Neurology in clinical practice. Philadelphia: Elsevier, 2004, 4th ed. 1197-1298.

Kolominsky-Rabas, PL. Epidemiology of ischemic stroke subtypes according to TOAST criteria. Stroke 2001;32:2735-2740.

Guidelines for Prevention of Stroke in Patients With Ischemic Stroke or Transient Ischemic Attack. A Statement for Healthcare Professionals From the American Heart Association/American Stroke Association Council on Stroke. Stroke. 2006;37:577-617.

Update to the AHA/ASA Recommendations for the Prevention of Stroke in Patients With Stroke and Transient Ischemic Attack. Stroke. 2008;39:1647-1652.

Capítulo **51**

Hepatite B

Fernando Cortês Remísio Figuinha

Introdução

- É uma das maiores causas de doença hepática em todo o mundo, sendo responsável por grande parte dos casos de cirrose e carcinoma hepatocelular (CHC);
- Transmissão: via sangue e derivados; vertical, seja por circulação materno-fetal, aleitamento ou canal de parto; e relacionamento sexual (40%–50%). Há relato de transmissão horizontal não sexual/não parenteral intradomiciliar;

Em quem se deve pesquisar hepatite B?
1. Usuários de drogas;
2. Pacientes infectados pelo HIV;
3. Pacientes em hemodiálise;
4. Pacientes com níveis de transaminases elevadas sem explicação;
5. Crianças nascidas de mães infectadas pelo VHC;
6. Profissionais da saúde, após acidente de trabalho;
7. Se parceiros sexuais múltiplos ou parceiro infectado;
8. Gestantes.

- Incubação de seis semanas a seis meses (tipicamente 12 semanas);
- Após a infecção pelo vírus da hepatite B (HBV), o primeiro marcador detectável é o AgHBs, que aparece de quatro a 10 semanas após infecção, podendo preceder inclusive sinais e sintomas clínicos; não é mais detectável de um a dois meses após o início da icterícia. Após desaparecimento de AgHBs, seu anticorpo torna-se detectável indefinidamente – Anti-HBs (no caso de evolução para cura). Como o AgHBc está retido no revestimento do AgHBs, não é rotineiramente detectável. Entretanto, o Anti-HBc é facilmente detectado no soro começando de uma a duas

semanas após o surgimento de AgHBs e continua indefinidamente. Pode haver uma "janela" de uma a duas semanas entre o desaparecimento de AgHBs e o aparecimento de Anti-HBs; neste caso o achado de Anti-HBc indica infecção recente pelo HBV ou reação cruzada ou especificidade imunológica positiva falsa; pode-se diferenciar avaliando se é anti-HBc IgM (predomina nos primeiros seis meses) ou IgG (após seis meses). O período de icterícia coincide com o aumento de transaminases e o período em que Ag-HBe é detectável. Após este período, se cura, Anti-HBe permanece detectável indefinidamente.

Quadro clínico

- **Hepatite B aguda**: maior parte apresenta infecção autolimitada, evoluindo para cura. Cerca de 30% dos pacientes evoluem com hepatite aguda e icterícia. Uma pequena proporção pode apresentar quadro grave (principalmente se coinfecção com vírus da hepatite C ou doença hepática prévia). A taxa de cronificação depende da idade da infecção viral. Menos de 5% dos adultos evoluem para infecção crônica. Em crianças, 90% cronificam no período pré-natal e 50% evoluem para a forma crônica entre um e cinco anos de idade. Menos de 1% apresentam quadro fulminante;
- **Hepatite B crônica**: a maioria dos pacientes é assintomática ou apresentam sintomas inespecíficos como fadiga. O exame físico varia desde sem alterações até estigmas de doença hepática crônica (eritema palmar, telangiectasias, asterix, ginecomastia). As transaminases podem está aumentadas ou dentro dos valores normais. Progressão para cirrose é suspeitada em pacientes que evoluem com sinais de hiperesplenismo (leucopenia e plaquetopenia) ou disfunção hepática (alargamento do tempo de protrombina, hipoalbuminemia e aumento de bilirrubinas);
- As manifestações extra-hepáticas da infecção pela hepatite B crônica decorrem de imunocomplexos circulantes e as duas principais associadas são: poliarterite nodosa e glomerulonefrite, principalmente a forma membranosa.

Evolução

- A hepatite B crônica é definida por positividade do Ag-HBs por mais de seis meses. O anti-HBc fica sempre positivo. Há três fases detectáveis: imunotolerante, imunoativa e carregador inativo;

Na fase imunotolerante o paciente apresenta sinais de replicação viral sem evidências de atividade da doença, ou seja, Ag-HBe reagente e altos níveis do DNA HBV sérico (replicação viral), com níveis normais de transaminases e biópsia hepática com mínimas alterações ou normal;

A fase imunoativa é caracterizada por sinais de atividade da doença, como presença de HBV DNA acima de 20.000UI/ml, com ou sem AgHBe, e com evidência de inflamação ativa – elevação persistente ou intermitente de ALT, ou biópsia hepática evidenciando atividade necro-inflamatória portal 2 ou peri-portal 1 pela classificação da Sociedade Brasileira de Patologia (ou ISHAK 4 ou METAVIR A1). Nas fases replicativas detecta-se Ag-HBe – fases imunotolerante e imunoativa.

Nas fases não replicativas detecta-se Anti-Hbe e o AgHBs deve ser negativo há mais de seis meses e há baixos níveis de HBV DNA (< 2000UI/ml), ocorrendo junto à normalização das transaminases – carregador inativo. Os pacientes podem passar de uma fase à outra, podendo apresentar também reativação da doença se já for carregador inativo;

A exacerbação da hepatite B crônica pode ocorrer de forma espontânea, por imunossupressão, por terapia antiviral, por presença de mutantes, ou por coinfecção: VHA, VHC, VHD ou HIV.

Sorologia

AgHBs	AntiHBs	Anti-HBc total	Anti-HBc IgM	AgHBe	AntiHBe	Diagnóstico
–	+	–	–	–	–	Vacinado
+	–	+	–	+	–	Portador do vírus replicante
+	–	+	–	–	+	Portador do vírus não replicante
–	+	+	–	–	– / +	Curado
+	–	+	+	+	–	Infecção aguda
– / +	+	+	+	– / +	+	Em resolução

354 Guia de Bolso de Clínica Médica

Avaliação complementar

▶ Pacientes portadores do vírus da hepatite B têm um risco maior que a população geral de desenvolver carcinoma hepatocelular (CHC). Se adquirido na fase peri-natal, há um risco cem vezes maior que uma pessoa não infectada. Pacientes que ficam muito tempo na fase imunoativa têm maior risco de desenvolver cirrose e CHC que aqueles que são carregadores inativos ou que ficaram mais tempo como imunotolerantes. Outros fatores de risco são: idade > 45 anos, presença de cirrose e história familiar de CHC. Raramente há desenvolvimento de CHC sem cirrose associada. O CHC pode ficar assintomático por até dois anos ou mais. Assim, recomenda-se a realização de exames de *screening* periódicos para detecção precoce do CHC. Os exames realizados são: alfa-feto proteína (AFP) e ultrassonografia (USG) de abdome a cada seis meses;

▶ Alfa-feto proteína (AFP): alguns estudos mostram que *screening* com AFP conseguiu detectar pequenos CHC (< 5cm) em 37%−77% dos casos. Desses, em 71% dos casos o tumor foi totalmente ressecado. A sobrevida em um ano foi de 88% no grupo que tinha CHC e fez *screnning* com AFP e zero no grupo que não fez *screening* e tinha CHC. Além disso, a AFP tem um alto valor preditivo negativo: 99%. Em compensação tem um baixo valor preditivo positivo (9%−33%), o que significa que se o teste for positivo (> 12ng/ml), você tem uma baixa chance de ter realmente um CHC. Esse exame então é o mais indicado para quem tem AgHBs positivo, para quem é paciente de baixo risco, e não tem cirrose. Considera-se um ótimo *screening* inicial;

▶ USG de abdome: tem chance de detectar 68%−87% dos pequenos CHC (sensibilidade), mas tem muito falso-positivo (28%−82%), principalmente em quem tem cirrose, porque alguns nódulos da cirrose podem confundir com CHC. O USG de abdome é mais sensível que a AFP sozinha (detecta mais CHC), e realizar USG de abdome e dosagem de AFP juntos é melhor (mais sensível para detectar CHC) do que qualquer um dos dois exames sozinhos. A frequência que é indicada para realizar esses exames é de uma vez a cada seis meses (AFP + USG abdômen);

▶ Os pacientes portadores do AgHBs em estado inativo, ou não replicante (AgHBe negativo), recomenda-se dosar ALT a cada 6−12 meses; se ALT > 1 a 2 vezes o valor normal, fazer novo nível sérico de DNA VHB e

Guia de Bolso de Clínica Médica **355**

excluir outras causas de doença hepática. Já 0,5% dos carregadores do vírus não replicante vão desenvolver anti-HBs por ano (cura), mas 20% podem ter alguma exarcebação em algum momento da vida. Assim, deve--se solicitar, a cada semestre, nível sérico de ALT, nível sérico de AFP e USG de abdome;

▶ Biópsia hepática deve ser realizada nos pacientes com critérios de hepatite crônica: HBsAg + > 6 meses, HBV DNA > 10^5 cópias/mL ou > 20.000UI/mL, ALT e AST elevadas persistentemente ou intermitente. Considerar realizar, também, em pacientes com HBV DNA entre $10^4 - 10^5$ ou entre 2.000 – 20.000UI/mL ou AST, ALT normais ou aumentadas em menos de duas vezes nível basal.

Tratamento

▶ Visa prevenir progressão da doença: cirrose e insuficiência hepática e diminuir o risco de desenvolvimento do CHC;

▶ Objetivos da terapia do VHB são: a indetectabilidade do HBV DNA, normalização das transaminases e a negativação do AgHBs (habitualmente rara e substituída pela negativação do AgHBe e, ainda melhor, soroconversão para o antiHBe+), assim como melhora na histologia hepática;

▶ O tratamento está indicado para os pacientes com ALT aumentada (> duas vezes níveis normais), associado a níveis elevados de HBV-DNA (> 20.000UI/ml);

▶ Pacientes com ALT normal e HBV DNA detectável, devem ter a terapia indicada com base na biópsia hepática e iniciar tratamento se evidenciar estádio de fibrose >= 2 ou atividade necroinflamatória significativa;

▶ Pacientes que apresentam hepatite B crônica, inclusive os carregadores inativos, que se submeterão a terapia de imunossupressão, devem ser tratados previamente com terapia antirretroviral, mantendo-a associada durante todo curso de tratamento imunossupressivo;

▶ Segundo a exposição do paciente, aqueles infectados pela via vertical podem permanecer por décadas na fase de imunotolerância e podem soroconverter entre os 30 e 40 anos, exigindo cautela na indicação da terapia, já que podem se resolver espontaneamente;

▶ Recém-nascidos de mulheres com AgHBs positivo devem receber imunoglobulina para hepatite B e devem ser vacinados até 12 horas do nascimento, completando as três doses posteriores. Se infectados de forma

356 Guia de Bolso de Clínica Médica

horizontal, na primeira infância, a soroconversão pode ocorrer no fim da infância ou início da adolescência; assim, reavaliar a necessidade de tratamento quando atingirem cerca de 30 anos, se mantiverem sinais de atividade inflamatória hepática;

- Nos infectados na vida adulta há uma tendência de melhor resposta à terapia em função de uma resposta imune mais vigorosa. Pacientes que apresentam reativação da doença, com nova elevação do HBV DNA e inflamação hepática devem, em geral, ser tratados;
- As drogas utilizadas na terapia da hepatite B crônica são interferon-alfa convencional ou peguilado, lamivudina, adefovir e entecavir, em suas doses e esquemas terapêuticos habituais;

Interferon-alfa

- Dose: 5 milhões UI SC três vezes/sem por seis meses ou 5 milhões UI por dia SC por quatro meses ou 10 milhões UI SC três vezes/sem por quatro meses;
- Espera-se remissão da doença hepática e supressão da replicação viral em 12 meses (em 30%–40% diminui replicação; em 5%–10% desaparece AgHbs);
- Efeitos colaterais: sintomas tipo influenza (fadiga, febre, calafrios, cefaleia, mialgia, mal-estar); perda de peso, anorexia, perda de cabelos; mielossupressão e plaquetopenia; alteração tireoidiana; depressão; glomerulonefrite lesões mínimas, miocardite, poliartrite simétrica;
- Preditores de boa resposta: ALT>100, VHB DNA <200pg/ml, infecção adquirida na fase adulta, histologia – hepatite crônica moderada a intensa, sexo feminino, sem HIV, ocidentais. Se AgHbe, HBV DNA detectável e ALT normal a resposta é ruim;
- A vantagem do interferon é ter curso de administração definido, melhor resposta em longo prazo e não estar associado a desenvolvimento de resistência viral.

- Drogas análogos de nucleosídeos ou nucleotídeos (lamivudina, adefovir, entecavir, tenofovir e telbivudina – drogas liberadas pelo *U. S. Food and Drug Administration*) podem ser administradas via oral, estão associadas com maior supressão do HBV DNA e podem ser usados com segurança nos não respondedores à terapia com interferon, mas são usadas por um longo período e podem levar ao desenvolvimento de resistência viral. Efeitos colaterais comuns: toxicidade renal, miopatia (fraqueza muscular e dor) e toxicidade mitocondrial;

Análogos de nucleosídeos ou nucleotídeos
Lamivudina
• Dose – 100mg/d; • Tempo de tratamento – um ano; • Efeito colateral específico importante – pancreatite; • Baixo custo; • Em pacientes HIV tem ação dupla; • Seguro durante gravidez.
Adefovir
• Dose – 10mg/d • Efeitos colaterais: nefrotoxicidade, hepatotoxicidade, miopatia, dor abdominal, náuseas, cefaleia, *rash*, hipofosfatemia; • Sua grande vantagem é ser usado como alternativa nos casos de vírus resistentes à lamivudina.
Entecavir
• Dose — 0,5mg uma vez por dia, admnistrado duas horas antes ou após refeições. Se resistência à lamivudina, usar 1mg por dia; • Os efeitos colaterais incluem acidose láctica, hepatomegalia com esteatose, cefaleia, aumento transaminases, náuseas, hematúria, glicosúria e aumento de amilase; • É a melhor opção em caso de insuficiência renal. Todas as outras medicações necessitam de correção de acordo com a função renal. O entecavir não tem efeito nefrotóxico.
Tenofovir
• Dose – 300mg/d; • Efeito antiviral maior que o adefovir; • Pode ser usada como droga de primeira linha no tratamento inicial ou em casos de resistência à lamivudina ou entecavir ou nos casos com resposta inadequada ao adefovir.

- Pacientes com cirrose compensada podem ser tratados com interferon com acompanhamento rigoroso. Os antivirais são seguros. No caso de decompensação da cirrose, interferon é contraindicado;
- Durante o tratamento, monitorizar com dosagens de HBV DNA e níveis séricos de ALT a cada 12 semanas, e AgHBe e AntiHBe a cada 24 semanas, se AgHBe positivo;
- A duração do tratamento é indeterminada. Nos casos de HBeAg positivos, tratar até seis meses após a soroconversão. O tempo normalmente é prolongado, pois menos de 50% soroconvertem após cinco anos de tratamento. Nos pacientes HBeAg negativos, o objetivo é a negativação do HBsAg;

358 Guia de Bolso de Clínica Médica

- Para pacientes virgens de terapia, trataremos de acordo com AgHBe; se AgHBe positivo, e com bom perfil (jovens, com baixa carga viral, sem comorbidades e sem cirrose), iniciar tratamento com interferon convencional ou peguilado. Se mau perfil, iniciar adefovir ou entecavir. Se AgHBe negativo, iniciar com interferon peguilado ou adefovir ou entecavir. Se tratamento prévio com interferon, iniciar adefovir ou entecavir. Se já fez uso de lamivudina com sinais de resistência (elevação das transaminases, aumento maior que 1 log em relação ao nadir da carga viral), associar o adefovir por três a seis meses. Se optar pelo uso de entecavir, substituir a lamivudina pela nova droga (há elevado risco de resistência subsequente ao entecavir).
- O tratamento na fase aguda da infecção é apenas de suporte clínico. Terapia antiviral específica não mostrou benefício;
- Sempre vacinar para vírus da hepatite A. Orientar sobre transmissão sexual, vertical e com exposição sanguínea;
- Profilaxia: indicada só para pacientes não vacinados expostos à secreções/sangue de casos AgHBs positivo. A vacina e a imunoglobulina (HBIg) podem ser dadas no mesmo momento em sítios distintos, nas primeiras 12 horas após o contato. Em indivíduos expostos vacinados com anticorpo Anti-HBs reagentes nenhuma medida é necessária. Se vacinados, porém sem soro-conversão, devem receber imunoglobulina;
- Se recebeu a vacina e não tornou-se Anti-Hbs positivo, repetir três doses (com 0, um mês e seis meses); pacientes com idade superior a 40 anos, doença renal crônica e com doença celíaca tem menor taxa de soro-conversão.
- Pacientes com poliarterite nodosa e hepatite B, devem ser tratados para hepatite.

Guia de Bolso de Clínica Médica **359**

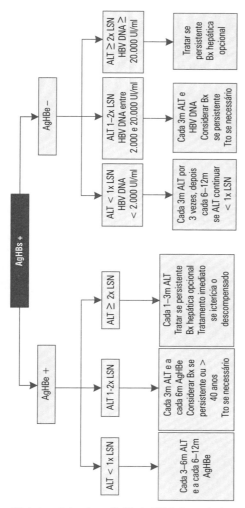

ALT: alanina aminotransferase; Bx: biópsia; LSN: limite superior da normalidade; Tto: tratamento.

Referências Bibliográficas

I Consenso da Sociedade Brasileira de Infectologia para Manuseio e Terapia da Hepatite B, 2006.

National Institutes of Health Consensus Development Conference Statement: Management of Hepatitis B. Sorrell MF et al. Ann Intern Med. 2009;150:104-110.

AASLD (American Association for the Study of Liver Diseases) Practice Guideline – Chronic Hepatitis B, 2007.

Capítulo **52**

Hepatite C

Fernando Cortês Remísio Figuinha

Introdução

- É uma das causas mais comuns de doença hepática crônica e de indicação de transplante hepático;
- A forma mais comum de transmissão conhecida é por contato com sangue infectado pelo VHC, podendo ocorrer em usuários de drogas injetáveis, em pacientes que receberam transfusão de algum componente sanguíneo, contato sexual com parceiro infectado ou com múltiplos parceiros sexuais, ou se exposição perinatal;
- Incubação de 15 a 180 dias (tipicamente seis a sete semanas);
- A hepatite C aguda se manifesta clinicamente em 20% dos pacientes com icterícia, fraqueza, mal-estar e dor em hipocôndrio direito;
- O vírus da hepatite C tem tendência à mutação e consequente escape do sistema imune permitindo uma alta taxa de cronificação. Aproximadamente 80% dos pacientes evoluem com infecção persistente;
- A maioria dos pacientes com hepatite C crônica é assintomática ou apresentam-se com fadiga, perda de peso, mialgia, artralgia e náuseas;
- As aminotransferases podem está em nível normal (30% dos casos) ou aumentado, não havendo relação com grau de inflamação na biópsia hepática;
- A cirrose hepática se desenvolve em 50% dos pacientes com hepatite C crônica no período de 10–20 anos. As descompensações hepáticas ocorrem nesta fase e se manifestam por ascite, sangramento por varizes, encefalopatia, icterícia e hepatocarcinoma (ocorre 2%–5% dos pacientes/ano, após 20–30 anos de cirrose);
- Pacientes obesos, HIV e com esteatose hepática têm maior predisposição a progressão da doença pela hepatite C;
- Manifestações extra-hepáticas estão associadas à infecção crônica pelo vírus C como: crioglobulinemia, glomerulonefrite membranoproliferativa, líquen plano, tireoidite autoimune, sialadenite linfocítica, fibrose pulmonar idiopática, porfiria cutânea tarda, gamopatia monoclonal e linfoma.

362 Guia de Bolso de Clínica Médica

Diagnóstico

Em quem se deve pesquisar hepatite C?
1. Usuários de drogas;
2. Pacientes infectados pelo HIV;
3. Hemofílicos que receberam concentrados de fator de coagulação antes de 1987;
4. Pacientes em hemodiálise;
5. Pacientes com níveis de transaminases elevadas sem explicação;
6. Pacientes com história de transfusão sanguínea ou transplante de órgão realizada antes de 1992 (quando foi iniciada a realização de teste sensíveis para anticorpos do VHC em doadores);
7. Crianças nascidas de mães infectadas pelo VHC;
8. Profissionais da saúde, após acidente de trabalho;
9. Se parceiros sexuais múltiplos ou parceiro infectado.

- A reação de cadeia de polimerase (PCR) para o vírus C torna-se positivo em dias até oito semanas após a exposição. As transaminases se elevam em 6–12 semanas e a detecção do anticorpo anti-HCV (ELISA) torna-se positivo após oito semanas do contato;
- Solicitar inicialmente teste para anticorpo contra o HCV (anti-HCV). Pacientes que têm teste de anti-HCV com valores próximos do ponto corte (fracos reagentes) são falso-positivos em 85%–90% dos casos. Confirmar o teste antes de informar o paciente do resultado;
- Quando anti-HCV for positivo, solicitar RNA do HCV por técnica de PCR para documentar viremia. O teste quantitativo é menos sensível que o qualitativo, mas é útil para monitorizar o tratamento;
- Paciente anti-HCV positivo com teste quantitativo e qualitativo RNA do HCV negativos tem infecção viral resolvida;
- O RIBA *(recombinat immunoblot assay)* tem papel limitado na prática clínica. Se RIBA negativo em paciente com anti-HCV positivo, esse teste é falso positivo. Se RIBA positivo com dois ou mais testes qualitativos para RNA VHC negativos, a infecção já está resolvida e não são necessários novos testes;
- O RNA HCV deve ser solicitado para pacientes com produção de anticorpos reduzida, como HIV positivos e doentes renais crônicos em hemodiálise. Solicitar também para pacientes com anti-HCV positivo que serão submetidos à terapia antiviral; pacientes com doença hepática inexplicada com anti-HCV negativo que são imunocomprometidos ou que são suspeitos de infecção aguda pelo VHC;

Guia de Bolso de Clínica Médica **363**

◗ Diagnóstico

RNA VHC	Anti-VHC	Diagnóstico
+	– / +	Hepatite C aguda
–	– / +	Hepatite resolvida
+	+	Hepatite C crônica

◗ Genotipagem: há seis genótipos do HCV mais comuns. O genótipo pode predizer probabilidade de resposta ao tratamento e pode determinar a duração do tratamento. Após sua realização, não precisa mais ser repetido. Pode haver falha em identificar o genótipo em cerca de 3% dos casos, e 1% a 4% podem ter genótipos mistos. Assim, devemos pedir genotipagem para todos infectados pelo HCV que iniciarão o tratamento;

◗ Biópsia hepática: inicialmente era usada como parâmetro importante para ajudar a orientar a terapêutica quando a resposta às drogas disponíveis era baixa. Recentemente, seu uso vem sendo questionado, por causa do potencial risco do procedimento e à possibilidade de erro de amostra. A biópsia hepática propicia informações sobre estágio de fibrose, grau de inflamação hepática e características histopatológicas que podem auxiliar na decisão de início ou não do tratamento;

◗ Pacientes sem definição para iniciar o tratamento antiviral (o mesmo só é efetivo em 50% dos pacientes, tem custos elevados e efeitos adversos relevantes) podem ter benefício com a biópsia hepática;

◗ A biópsia ajuda a definir melhor o prognóstico. Pacientes com grau mais intenso de fibrose (escore de Metavir ≥ 2 ou se escore de Ishak ≥ 3) respondem pior ao tratamento;

**Orientações a serem dadas para os pacientes
com diagnóstico recente de hepatite C**

1. Orientar quanto às formas de transmissão da doença;
2. Aconselhar a não compartilhar aparelhos de barbear ou escovas dentárias;
3. Parar o uso de drogas ilícitas ou, se o paciente optar por continuar usando, não compartilhar seringas, agulhas ou outros objetos;
4. O risco de transmissão sexual é baixo, e aqueles que já estiverem em longos relacionamentos não precisam iniciar uso de métodos de barreira;
5. Orientar a não doar sangue, órgãos, outros tecidos ou sêmen.

Tratamento

▶ Indicações para o tratamento: pacientes com RNA HCV no soro, com elevação persistente das aminotrasferases, evidência histológica de doença hepática progressiva e sem nenhuma comorbidade séria ou contraindicação ao tratamento (gravidez, amamentação, hipersensibilidade às drogas; contraindicação relativa: cirrose descompensada, doença psíquica, doença pulmonar ou cardíaca grave, DM descontrolada, convulsão ou doença autoimune grave). Outra indicação é a presença de crioglobulinemia sintomática;

Tratamento da hepatite C crônica
• Peginterferon alfa-2a de longa duração, com injeções subcutâneas semanais, na dose de 180mcg/semana, ou peginterferon alfa-2b 1,5mcg/kg/semana, associado à ribavirina oral, na dose de 1000mg/dia se < 75kg ou 1250mg/dia se > 75kg;
• O interferon alfa convencional atualmente é pouco indicado, pois o tratamento com peginterferon associado à ribavirina se mostrou superior. As doses são: interferon alfa-2a ou interferon alfa-2b 3.000.000 UI SC três vezes por semana;
• Efeitos colaterais do interferon: sintomas gripais, neutropenia, trombocitopenia, depressão, psicose aguda, irritabilidade, distúrbios visuais, fadiga, mialgias, hipo ou hipertireoidismo, cefaleia, náuseas, febre, perda de peso, perda de audição, fibrose intersticial pulmonar, infarto do miocárdio;
• Efeitos colaterais da ribavirina: anemia hemolítica, fadiga, prurido, *rash* cutâneo, sinusite, malformações fetais.

▶ Para HCV aguda, usar interferon alfa ou peginterferon por tempo prolongado (24–48 semanas) se genótipo 1; ou por tempo mais curto (12–24 semanas) se genótipo 2 ou 3. Como 20% evoluem para a cura, o tratamento pode ser reservado àqueles em que níveis de RNA VHC continuam elevados após 12 semanas, para quadro sintomático. Se assintomático, devido à menor probabilidade de clareamento viral espontâneo, iniciar a terapia ao diagnóstico. Ribavirina pode ser associado ao interferon no caso de insucesso depois de três meses de tratamento;

Tipos de resposta ao tratamento com interferon
• Resposta virológica sustentada: ausência de RNA HCV por um teste sensível ao final do tratamento e seis meses após;
• Resposta virológica precoce: definida como queda de > 2log de RNA HCV ou RNA HCV não identificado em 12 semanas de tratamento. Se não houve resposta virológica precoce, menos de 2% dos casos vão ter resposta virológica sustentada, podendo assim até ser discutida a suspensão do tratamento em 12 semanas;
• Não respondedores são aqueles em que os níveis do RNA VHC se mantêm estáveis, sem melhora;
• Respondedor parcial: se há queda dos níveis sem se tornar indetectável.

Deve-se vacinar contra VHB e VHA todos os pacientes.

Guia de Bolso de Clínica Médica **365**

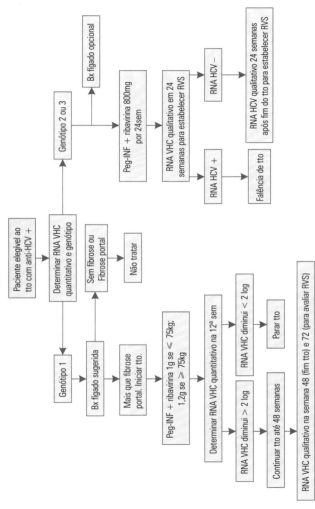

Bx: biópsia; RVS: resposta viral sustentada; sem: semana; Tto: tratamento.

Referências Bibliográficas

I Consenso da Sociedade Brasileira de Infectologia para o manuseio e terapia da hepatite C, 2008.

AASLD Practice Guideline. Diagnosis, Management, and Treatment of Hepatitis C. Strader et al. Hepatology. 2004 39(4);200.

Capítulo **53**

Elevação assintomática das enzimas hepáticas

Fábio Figueirêdo Costa

Tópicos

- O primeiro passo na investigação de pacientes que se apresentam com elevação das enzimas hepáticas e não apresentam sintomas, após história clínica completa, é a repetição do exame;
- As causas mais frequentes de elevação assintomática das enzimas hepáticas devem ser buscadas por meio da anamnese;
- Lembrar que 2,5% da população encontram-se fora do limite superior da curva de Gauss, sem que isso represente anormalidade.

Elevação de aminotransferases

- As aminotransferases (AST e ALT) são indicadores de doença hepatocelular (por exemplo, hepatite);
- Existe pouca correlação entre o grau de lesão hepática e o nível de elevação das aminotransferases. Pacientes com hepatite aguda fulminante, por exemplo, em sua fase terminal cursam com o 'sinal da cruz' quando as transaminases começam a cair e a bilirrubina continua a aumentar e o tempo de protrombina alargar denotando mal prognóstico;
- Os níveis de ALT sérica têm relação com o índice de massa corpórea (IMC) e com a medida da circunferência abdominal;
- Pessoas normais podem ter flutuação dos níveis basais de aminotransferases;

Causas de elevação das trasaminases
Comuns
• Lesão hepática álcool induzida;
• Esteatose hepática;
• Esteato-hepatite não alcoólica;
• Medicações;
• Hepatites B e C crônicas.

368 Guia de Bolso de Clínica Médica

(Continuação)

Causas de elevação das trasaminases
Incomuns
• Hepatite autoimune, hemocromatose; • Doença de Wilson (especialmente em < 40anos); • Deficiência de alfa-1 antitripsina; • Causas não hepáticas: doença Celíaca, doenças musculares adquiridas, exercício extenuante, doenças hereditárias do metabolismo muscular, doenças tireoidianas e insuficiência adrenal.

Etiologias que causam elevação de transaminases a níveis >1.000ui/L
1. Hepatites agudas virais; 2. Hepatite isquêmica (fígado de choque); 3. Intoxicação por drogas.

▶ Pacientes com obstrução biliar extra-hepática têm níveis menores que 1000UI/L e pacientes com hepatite alcoólica menor que 500UI/L;

Investigação inicial para aumento de transaminases
1. Sorologia para hepatite C: anti-HCV; 2. Sorologia para hepatite B: HBsAg, anti-HBs, anti-HBc total; 3. Investigação para hemocromatose: ferro sérico e saturação de transferrina; 4. Investigação para doenças gordurosas do fígado: USG de abdome superior; 5. Questionar sobre o uso de álcool e medicações.

▶ Testes adicionais (alguns pouco disponíveis em nosso meio) que podem ser solicitados se testes iniciais excluírem as causas mais comuns ou conforme suspeita clínica: TSH, ceruloplasmina sérica e eletroforese de proteínas séricas (aumento de imunoglobulinas policlonais – hepatite autoimune; diminuição de bandas de alfa-globulina – deficiência de alfa-1 antitripsina); PCR-RNA HVC, fenotipagem da alfa-1 antitripsina, anticorpos antiendomísio e antigliadina (doença Celíaca), CPK associado à aldolase (doenças musculares);
▶ Muitos pacientes omitem o uso de álcool ou sua real quantidade ingerida; uma relação AST/ALT de 2:1 ou superior (relação normal na população geral é de 0,8), especialmente se associado a aumento de duas vezes o

valor da normalidade de γGT, sugerem fortemente a presença de doença hepática secundária ao álcool. Níveis de AST maiores que oito vezes o limite de normalidade ou ALT maiores que cinco vezes falam contra doença hepática alcoólica. A tabela a seguir, especifica a quantidade de álcool nas bebidas mais comuns:

Bebida	Concentração (%)	Quantidade
Vinho tinto	12	90mL= 10g
Cerveja	5	350mL = 17g
Destilado	40	50mL = 20g

- Estima-se que a cirrose hepática se desenvolva em decorrência do álcool quando este for consumido em uma dose diária maior que 80g para o homem e 60g para mulher em um período aproximado de 10-15 anos. Esse efeito é dose acumulativa e, portanto se um homem passar a semana inteira sem beber e no fim de semana beber 33 latinhas de cerveja, ele entra no grupo de risco para desenvolver cirrose;
- Os níveis de ALT podem estar normais em pacientes com doença hepática alcoólica grave;

Medicações que mais comumente causam elevação de transaminases

1. AINEs;
2. Acetaminofeno;
3. Antibióticos;
4. Antiepilépticos;
5. Estatinas;
6. Drogas usadas no tratamento da tuberculose (rifampicina, isoniazida e pirazinamida).

- A hepatite medicamentosa é confirmada quando os níveis enzimáticos retornam aos valores basais após a suspensão da provável droga envolvida;
- Paracetamol é uma droga muito usada na prática clínica, e sua intoxicação é grave podendo levar à insuficiência hepática aguda. A dose máxima permitida é de 4g/dia e para alcoolistas e desnutridos máximo de 2g/dia. Atentar para associações em pacientes com dor crônica que usam paracetamol de horário e associações como codeína + paracetamol podendo ultrapassar a dose máxima recomendada;

370 Guia de Bolso de Clínica Médica

❱ Aminotransferases alteradas em mulheres jovens e de meia-idade devem sempre suscitar a hipótese de hepatite autoimune. A presença de níveis elevados (> 2x) de imunoglobulinas policlonais na eletroforese de proteínas, inicialmente, sugerem o diagnóstico, que deve ser confirmado por biópsia hepática;

❱ A esteatose hepática pode ser diagnosticada por USG, TC ou RNM. Normalmente tem curso benigno. O diagnóstico diferencial entre esteatose e esteato-hepatite não alcoólica requer biópsia hepática; esta patologia pode evoluir para cirrose;

Indicações de biópsia hepática nos casos de esteatose/estato-hepatite não alcoólica
1. Presença de esplenomegalia;
2. Presença de citopenias;
3. Estigmas periféricos de doença hepática;
4. Perfil do ferro alterado;
5. Diabetes e/ou obesidade significativa em indivíduos maiores que 45 anos (discutível).

❱ Diferentemente da doença hepática provocada pelo álcool, esteatose e esteato-hepatite não alcoólica costumam ter relação AST: ALT menor do que 1:1. Nessas patologias, raramente, as aminotranferases se elevarão mais do que quatro vezes o limite de normalidade. Ambas estão associadas por à obesidade e ao diabetes;

❱ Pacientes que apresentam níveis elevados de ferro sérico e saturação de transferrina > 45% devem ser submetidos à biópsia hepática para dosagem do ferro hepático e avaliação do grau de dano hepático causado pela hemocromatose. Ferritina > 400ng/mL em homens e > 300ng/mL em mulheres corroboram o diagnóstico de hemocromatose;

❱ Na doença de Wilson 85% dos pacientes apresentarão redução dos valores de ceruloplasmina sérica;

❱ Pacientes com aminotransferases persistentemente elevadas, mas, abaixo de duas vezes o limite da normalidade, que persistem sem elucidação diagnóstica após investigação laboratorial, deve ser apenas, monitorado. Os que persistem com níveis alterados acima de duas vezes o limite da normalidade por mais de seis meses devem ser submetidos à biópsia hepática;

❱ Na maioria dos casos, a biopsia não fornece informações diagnósticas adicionais, mas, traz segurança para o paciente e o médico de que nenhuma doença grave subjacente esteja presente;

Guia de Bolso de Clínica Médica 371

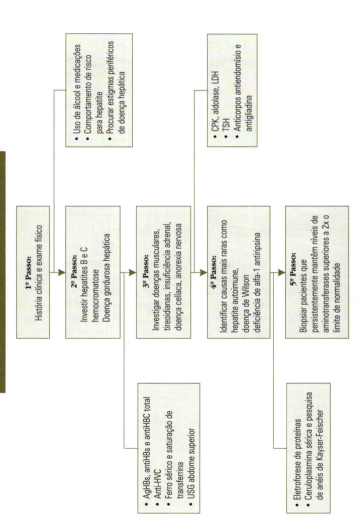

Fluxograma de Elevação Isolada Aminotransferases

1º Passo: História clínica e exame físico
- Uso de álcool e medicações
- Comportamento de risco para hepatite
- Procurar estigmas periféricos de doença hepática

2º Passo: Investir hepatites B e C, hemocromatose, Doença gordurosa hepática
- AgHBs, antiHBs e antiHBC total
- Anti-HVC
- Ferro sérico e saturação de transferrina
- USG abdome superior

3º Passo: Investigar doenças musculares, tireoidianas, insuficiência adrenal, doença celíaca, anorexia nervosa
- CPK, aldolase, LDH
- TSH
- Anticorpos antiendomísio e antigliadina

4º Passo: Identificar causas mais raras como hepatite autoimune, doença de Wilson, deficiência de alfa-1 antitripsina
- Eletroforese de proteínas
- Ceruloplasmina sérica e pesquisa de anéis de Kayser-Feischer

5º Passo: Biopsiar pacientes que persistentemente mantém níveis de aminotransferases superiores a 2x o limite de normalidade

Elevação isolada da Fosfatase Alcalina e/ou Gama-Glutamyl Transpeptidase (γGT)

Causas mais comuns de elevação da fosfatase alcalina
Não patológicas
• Mulheres no terceiro trimestre de gestação; • Mulheres entre 40–65 anos; • Pessoas com tipo sanguíneo O ou B após refeição gordurosa.
Patológicas
• Origem hepática (γGT ou a 5-nucleotidase devem estar elevadas em conjunto com a FA): doenças colestáticas crônicas (cirrose biliar primária, colangite esclerosante primária, colestase induzida por medicamentos, ductopenia biliar do adulto etc.) e doenças infiltrativas hepáticas (sarcoidose, metástases tumorais etc.); • Origem óssea (γGT e a 5-nucleotidase normais): Doença de Paget e osteodistrofia da Doença Renal Crônica.

▶ A avaliação inicial inclui, além de anamnese completa, a realização de USG do abdome superior e a solicitação de anticorpos antimitocondriais;

▶ Quando a ultrassonografia ou os anticorpos antimitocondriais não elucidarem o diagnóstico, deve-se realizar Bx hepática ou CPRE ou Colangio-ressonância se os níveis de FA permanecerem elevados além de 50% do limite da normalidade por mais de seis meses. Níveis abaixo de 50% em pacientes sem sintomas e sem elevações das aminotransferases devem ser apenas observados;

▶ γGT é um marcador extremamente sensível de doença hepatobiliar, porém, muito inespecífica. Pode ser usada para confirmar a origem hepática da elevação da fosfatase alcalina ou para corroborar o diagnóstico de abuso de álcool em pacientes com relação AST:ALT > 2:1;

Guia de Bolso de Clínica Médica **373**

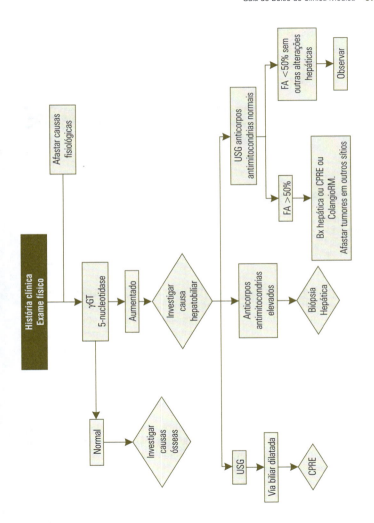

374 Guia de Bolso de Clínica Médica

Elevação isolada de bilirrubinas

❯ O primeiro passo na avaliação de pacientes com hiperbilirrubinemia é determinar a principal fração elevada; se a conjugada (bilirrubina direta) ou a não conjugada (bilirrubina indireta);

Mecanismos básicos de elevação das bilirrubinas

1. Superprodução: hemólise e eritropoiese ineficaz. Tendem a aumentar mais a fração não conjugada;
2. Diminuição da captação: medicamentos, jejum prolongado, infecção e doença hepatocelular. Tendem a aumentar mais a fração não conjugada;
3. Diminuição da conjugação: Síndrome de Gilbert, Crigler-Najjar tipos I e II, medicamentos, doença hepatocelular, icterícia neonatal fisiológica. Tendem a aumentar mais a fração não conjugada;
4. Alteração da excreção: Síndromes de Dubin-Johnson e Rotor, doença hepatocelular, medicamentos, infecção, colestase da gravidez. Tendem a aumentar mais a fração conjugada;
5. Obstrução biliar: estenose, tumor, calculose e corpo estranho. Tendem a aumentar mais a fração conjugada.

❯ **Síndrome de Gilbert** é a principal causa de hiperbilirrubinemia não conjugada leve. Deve-se afastar hemólise pela contagem reticulocitária. As provas de função hepática são normais. É uma doença de curso benigno, normalmente assintomática cursando apenas com icterícia que se exacerba em jejum e quadros infecciosos. O diagnóstico é de exclusão e confirmado pelo teste de restrição caloria onde há um aumento de 50% da bilirrubina indireta após dieta de 24 horas com 400Kcal;

❯ **Síndrome de Crigler-Najjar**: causa menos comum de elevação da bilirrubina indireta (não conjugada). O tipo I tem deficiência completa da glucuronil transferase apresentando manifestações neurológicas precoces e morte geralmente no primeiro ano de vida. No tipo II a deficiência enzimática é parcial e as complicações neurológicas são raras; fenobarbital pode diminuir os níveis de bilirrubina na tipo II. Em ambas as provas de função hepática são normais;

❯ **Síndromes de Rotor e Dubin-Johnson**: predomina elevação da fração conjugada; níveis de aminotransferases e FA são normais e, geralmente, não há estigmas (prurido, esteatorreia) de colestase. Rotor se diferencia

de Dubin-Johnson pela ausência de pigmentação hepática característica da última;
- As demais causas de elevação da bilirrubina costumam vir acompanhadas de alterações nos outros testes hepáticos e serão comentadas adiante;

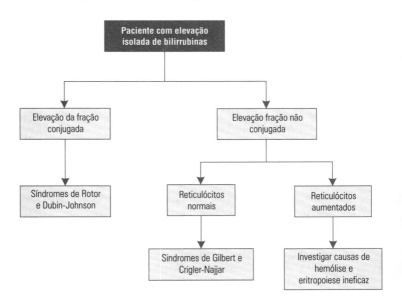

Elevação simultânea de testes hepáticos

- A divisão dos pacientes em grupos que apresentam predominantemente alteração dos testes que sugerem processo hepatocelular ou processo colestático é de utilidade na prática clínica, porém, nem sempre possível de ser feita. Entre os que apresentam alterações que sugerem padrão colestático seria de utilidade, ainda, dividi-los entre causas de colestase intra-hepática ou extra-hepática;
- Valores até oito vezes do limite de normalidade de ALT e AST podem ser vistos tanto em processos hepatocelulares quanto em processos colestáticos. Valores > 25x o normal são vistos essencialmente em processos

376 Guia de Bolso de Clínica Médica

hepatocelulares. Lembrar que cirrose hepática pode causar icterícia com aminotransferases normais;

- Causas de padrão predominantemente hepatocelular com icterícia: hepatites virais, hepatite tóxica, hepatite alcoólica, hepatite autoimune, doença de Wilson, cirrose avançada de qualquer etiologia, "fígado do choque" (hepatite isquêmica) etc.;
- Causas de padrão predominantemente colestático:

  - **colestase extra-hepática:** coledocolitíase é a causa mais comum, com níveis de FA dissociados dos níveis de aminotransferases, mesmo assim, podemos encontrar casos com aminotranferases > 1000UI/L. CPRE é o padrão-ouro para o diagnóstico, além de possibilidade terapêutica. Outras causas incluem os tumores – pancreáticos, ampulares, colangiocarcinoma e da vesícula biliar; colangite esclerosante primária, pancreatite crônica, colangiopatia da aids (geralmente por infecção do epitélio ductal biliar por CMV ou Cryptosporidium). A USG é o exame inicial que pode indicar colestase extra-hepática pela visualização de dilatação das vias biliares, porém, ela raramente indica o local e a causa da obstrução. TC e CPRE são os exames subsequentes que podem ser solicitados para investigar causas de colestase extra-hepática;
  - **colestase intra-hepática:** hepatites virais, hepatite alcoólica, cirrose biliar primária, colestase induzida por drogas, colangite esclerosante primária, ductopenia biliar do adulto, colestase recorrente benigna, sepse, nutrição parenteral total, colestase pós-operatória benigna, síndrome paraneoplásica (Síndrome de Stauffer) etc.;

Guia de Bolso de Clínica Médica **377**

Fluxograma de elevação simultânea de testes hepáticos

Paciente com elevação simultânea de teste hepáticos

Definir predominância

Hepatocelular com icterícia

- Hepatites virais
- Hepatite tóxica
- Hepatite alcoólica
- Hepatite autoimune
- Doença de Wilson
- Cirrose avançada
- "Fígado do choque" (hepatite isquêmica)

Colestático

USG ABD superior

Com dilatação das vias → Colestase extra-hepática

Avaliar necessidade de TC de abdome ou CPRE

- Coledocolitíase
- Tumores – pancreáticos, ampulares colangiocarcinoma e da vesícula biliar;
- Colangite esclerosante primária
- Pancreatite crônica
- Colangiopatia da aids

Sem dilatação das vias → Colestase intra-hepática

- Hepatites virais
- Hepatite alcoólica
- Cirrose biliar primária
- Colestase induzida por drogas
- Colangite esclerosante primária
- Ductopenia biliar do adulto
- Colestase resorrente benigna
- Nutrição parental total
- Colestase pós-operatória total
- "Síndrome de Stauffer" (síndrome paraneoplástica)
- Sepse

Referências Bibliográficas

Kaplan MM. Approach to the patient with abnormal liver function tests. © 2008 UpToDate®: http://www.uptodate.com. Software 16.3; 2008.

Pratt DS., Kaplan MM. Primary Care: Evaluation of Abnormal Liver-Enzyme Results in Asymptomatic Patients. N Engl J Med. 2000;342: 266-1271.

Berk PD., Korenblat KM. Approach to the patient with jaundice or abnormal liver test results. "In": Cecil textbook of medicine. 23. ed. 2008.

Capítulo **54**

Doença do refluxo gastroesofágico

Fábio Figueirêdo Costa

Introdução

- Aproximadamente 20% da população adulta apresenta queixas de DRGE;
- A definição atual da doença descreve uma condição clínica na qual o refluxo de conteúdo gástrico causa sintomas desconfortáveis, ou seja, pelo menos dois episódios de queimação retroesternal por semana – e/ou complicações;
- Queimação retroesternal é a principal queixa clínica dos pacientes; tipicamente ocorre 30–60 minutos após uma refeição, com caráter recorrente. Regurgitação, disfagia, dor torácica, odinofagia, náusea, salivação excessiva, sensação de boca amarga são outras queixas possíveis;
- A intensidade dos sintomas não se correlaciona com o grau de dano tecidual (esofagite). Cerca de 60% dos pacientes com DRGE não apresentam esofagite identificável à endoscopia (doença do refluxo não erosiva);
- Manifestações atípicas incluem asma, tosse crônica, laringite, faringite, sinusite, otite média recorrente, erosão dental e fibrose pulmonar idiopática;
- Gravidez, esclerodermia, síndrome de Zollinger-Ellison predispõem ao refluxo gastroesofágico;
- Pacientes em investigação para tosse crônica, DRGE é uma das causas mais comuns ao lado de asma e sinusopatia;
- Álcool, café, chocolate e gorduras são alimentos geralmente associados ao refluxo.

Investigação

- Casos não complicados não precisam de exames complementares;
- Exames físicos e complementares são normais em pacientes com DRGE não complicada. A pHmetria intra-esofágica de 24 horas é o exame padrão-ouro para diagnóstico de DRGE. Por este exame, é possível estabelecer relação entre o episódio de refluxo e a sintomatologia do paciente.

380 Guia de Bolso de Clínica Médica

Está indicado nos casos de sintomas típicos sem resposta ao tratamento padrão, pacientes com manifestações atípicas sem esofagite ou como exame pré-operatório;

Indicações de pHmetria no paciente com diagnóstico ou suspeita de DRGE
• Casos com sintomas típicos, mas sem resposta ao tratamento padrão;   • Pacientes com manifestações atípicas, mas sem esofagite;   • Nos casos em que foi indicado tratamento cirúrgico da DRGE.

▶ A manometria esofágica é indicada para avaliar se há distúrbios da motilidade esofágica, como exame pré-operatório para DRGE e para localização precisa do esfíncter esofágico inferior, inclusive para realização da pHmetria;

▶ Pacientes com sintomas como disfagia, odinofagia, sangramento, perda de peso ou anemia sugerem doença complicada e, portanto, deverão ser submetidos à endoscopia digestiva alta. Ansiedade e preferência do doente também são indicações para realização de EDA citadas;

▶ A presença de esôfago de Barret, também, não se correlaciona com a intensidade das manifestações clínicas. Normalmente, quando ocorre a metaplasia do epitélio esofágico o paciente deixa de apresentar sintomas, pois o epitélio modificado não é sensível ao ácido. O emprego aleatório de EDA para diagnóstico precoce dessa condição não parece reduzir a taxa de mortalidade por adenocarcinoma esofágico, portanto, seu uso rotineiro não está recomendado;

▶ Pacientes com diagnóstico de esôfago de *Barret* devem ser acompanhados mais frequentemente. Se não houver displasia realizar EDA a cada três anos. Com displasia de baixo grau controle EDA anual. Se displasia alto grau deve ser submetido à esofagectomia ou ressecção endoscópica.

Tratamento

▶ A adoção de modificações no estilo de vida, isoladamente, não é capaz de aliviar os sintomas na maioria dos casos, porém, deve fazer parte de todos os pacientes submetidos a tratamento medicamentoso;

Guia de Bolso de Clínica Médica **381**

Medidas não farmacológicas para tratamento da DRGE
• Cessação do tabagismo; • Perda de peso caso IMC > 25; • Redução no consumo de bebidas alcoólicas; • Elevação da cabeceira da cama; • Evitar refeições por até três horas antes de deitar; • Consumir quantidades menores de alimento em frequências maiores; • Evitar comidas ácidas ou irritativas (frutas cítricas, tomate, cebola, comidas apimentadas) e comidas que podem causar refluxo gástrico (chocolate, menta, frituras, alimentos gordurosos, café e outras bebidas cafeinadas); • Reduzir ingesta líquida durante as refeições.

◗ Algumas medicações pioram o refluxo e sempre que possível devem ser evitadas nesses pacientes como: colinérgicos, teofilina, bloqueador do canal de cálcio e alendronato;

◗ O uso de inibidores da bomba de prótons é superior ao emprego dos antagonistas do receptor H_2 tanto para resolução dos sintomas, quanto para a resolução da esofagite e para a terapia de manutenção;

◗ Antiácidos são a melhor alternativa para alívio rápido de sintomas do refluxo, porém, a duração de seu efeito não costuma ultrapassar duas horas. Não utilizar medicações à base de alumínio em doentes com insuficiência renal;

◗ O tratamento inicial deve ser de quatro há oito semanas. Se não houver resposta em 12 semanas, a dose do IBP deve ser dobrada e a medicação mantida por mais 12 semanas antes de se considerar falha terapêutica;

◗ O tratamento cirúrgico (fundoplicatura de Nissen) pode ser uma alternativa para pacientes com sintomas crônicos de DRGE refratários à terapia medicamentosa, porém, mesmo com a cirurgia, cerca de 60% dos indivíduos continuarão necessitando de medicações para controle dos sintomas do refluxo;

Indicações de cirurgia para tratamento da DRGE
1. Não resposta ao tratamento adequado por seis meses (três meses com dose convencional de IBP e três meses com dose dobrada); 2. Esofagite hemorrágica não controlada clinicamente ou por endoscopia; 3. Presença de estenose péptica; 4. Esôfago de *barret* associado à neoplasia.

- Não existem evidências até o momento de que o tratamento medicamentoso ou cirúrgico reduzam a chance de adenocarcinoma esofágico;
- O uso prolongado de inibidores da bomba de prótons parece ser seguro. Tentar manter a menor dose possível nos pacientes com necessidade de uso crônico;
- Tratamento empírico para *H. pylori* pode piorar a sintomatologia. Isso pode ocorrer, pois a infecção pelo *H. pylori* pode levar a atrofia da mucosa gástrica e suprimir a produção de ácidos, reduzindo a agressão do líquido refluído ao esôfago. A erradicação da bactéria leva a produção ácida normal pelo estômago podendo piorar a sintomatologia nestes pacientes;
- A duração da doença está associada à maior risco para desenvolvimento de esôfago de *barret*.

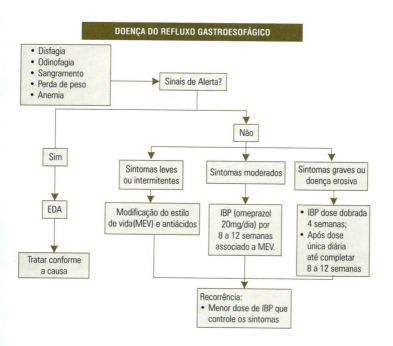

Referências Bibliográficas

Kahrilas, PJ. Clinical Practice: Gastroesophageal Reflux Disease. N Engl J Med. 2008;359:1700-1707.

Orlando RC. Diseases of the Esophagus. "In": Cecil textbook of medicine. 23. ed. 2008.

McQuaid KR. Symptons and Signs of gastrointestinal disease. "In": Current Medical Diagnosis & Treatment. 47. ed. 2008.

Capítulo **55**

Dispepsia funcional

Fábio Figueirêdo Costa

Introdução

- Pelos critérios de ROMA III dispepsia é definida por um ou mais dos seguintes: plenitude pós-prandial, saciedade precoce ou dor/queimação epigástrica;
- A dispepsia é uma síndrome recidivante na maioria dos casos, nem sempre se consegue a cura e a terapêutica na maioria das vezes é sintomática;
- Dispepsia funcional é a causa mais comum de dispepsia crônica. Não se encontra causa orgânica aparente depois de investigação clínica para os sintomas;
- As possíveis causas para as manifestações clínicas são: sensibilidade visceral aferente aumentada, esvaziamento gástrico retardado, acomodação alterada para alimentos ou estressores psicossociais associados.

Quadro clínico

- Sinais de ansiedade e depressão costumam estar presentes;
- Apesar de ser uma condição benigna, as manifestações costumam ser crônicas e difíceis de tratamento;
- Sintomas incluem náuseas, vômitos, empachamento pós-prandial, eructação e sensação de inchaço abdominal;
- Quando queimação retroesternal for o sintoma predominante refluxo gastroesofágico deve ser afastado;
- Doença ulcerosa péptica, doença do refluxo gastroesofágico e malignidades constituem os principais diagnósticos diferenciais.

Investigação

- Anamnese e exame físico têm valor limitado para diferenciar dispepsia funcional de orgânica. Sempre investigar uso de álcool e medicações;

Sintomas de alarme no paciente com dispepsia
1. Perda de peso;
2. Vômitos persistentes;
3. Dor em abdome superior de forte intensidade ou contínua;
4. Disfagia;
5. Odinofagia;
6. Hematêmese ou melena;
7. Anemia;
8. Massa abdominal palpável ou linfadenopatia;
9. Icterícia;
10. Cirurgia gástrica prévia;
11. História familiar de câncer gastrointestinal.

- Endoscopia digestiva alta (EDA) deve ser realizada inicialmente em todos os pacientes maiores de 55 anos ou naqueles de menor idade que apresentem sintomas ou sinais de alarme. Em alguns casos, a EDA pode ser realizada para diminuir a ansiedade do paciente de que doença orgânica grave subjacente esteja presente;
- USG ou TC de abdome devem ser realizados apenas quando existir suspeita de doença pancreática ou do trato biliar;
- O *helicobacter pylori* pode estar associada à dispepsia disfuncional e alguns pacientes se beneficiam de sua erradicação. Alguns consensos preconizam a realização de teste não invasivo para *H. pylori* (teste do antígeno fecal ou teste respiratório da ureia) em pacientes menores de 55 anos e antibioticoterapia específica caso o teste seja positivo. Como a prevalência dessa bactéria no Brasil é muito alta, esta conduta tem sido questionada e não deve ser utilizada como tratamento inicial da dispepsia;

Guia de Bolso de Clínica Médica **387**

▶ Tratamento empírico para *H. pylori* é controverso. O benefício é restrito a pequeno grupo de pacientes tratados e em razão dos efeitos colaterais possíveis devem ser consideradas as características clínicas individuais de cada paciente, não havendo consenso até o momento;

▶ Consumo de álcool, cafeína e alimentos gordurosos devem ser reduzidos ou descontinuados;

▶ A dispepsia funcional pode ser classificada em dois tipos distintos: tipo úlcera quando predomina dor no abdome superior ou tipo dismotilidade quando predomina desconforto em abdome superior caracterizado por náusea, saciedade precoce, sensação de gases no abdome ou peso epigástrico pós-prandial;

Tratamento da dispepsia
Dispepsia tipo úlcera
• Responde melhor ao uso de inibidores de bomba de prótons como o omeprazol na dose de 10 a 20mg/dia ou bloqueador do receptor H_2 como a ranitidina 150mg em duas doses por dia por quatro a oito semanas.
Dispepsia tipo dismotilidade
• Procinéticos como bromoprida, domperidona ou metorclopramida na dose de 10mg antes das refeições podem ser tentados para melhorar a sintomatologia. Atentar para possíveis efeitos colaterais do uso prolongado dessas medicações como parkinsonismo medicamentoso e alargamento do intervalo QT no eletrocardiograma.

▶ Doses baixas de antidepressivos ou ansiolíticos podem ser benéficos para uma parte dos pacientes com dispepsia funcional;

▶ Psicoterapia e hipnose são tratamentos alternativos que podem ser oferecidos a pacientes altamente motivados;

▶ Explicar ao paciente a benignidade do quadro e sua tendência à cronicidade e as medidas que podem reduzir sintomatologia.

388 Guia de Bolso de Clínica Médica

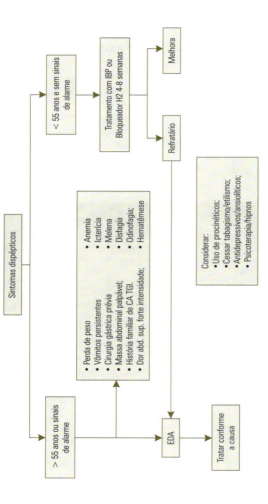

Referências Bibliográficas

1. Longstreth GF. Approach to the patient with dyspepsia. © 2008 UpToDate®: http://www.uptodate.com. Software 16.3; 2008.
2. Longstreth GF. Perspective: Functional Dyspepsia – Managing the Conundrum. N Engl J Med. 2006;354:791-793.
3. Talley NJ. Functional Gastrointestinal Disorders: Irritable Bowel Syndrome, Dyspepsia, and Noncardiac Chest Pain. "In": Cecil textbook of medicine. 23. ed., 2008.

Índice Remissivo

A

Abordagem inicial da síndrome nefrótica, 213
Algoritmo
  baseado no trabalho de Lee, 25
  do American Colege of Physicians, 26
Alvos terapêuticos no paciente adulto com DM2, 183
Amiodarona – Recomendações para pacientes que farão uso contínuo da medicação, 103
Anticorpos
  anti-Ro/SSA positivo, 271
  antinucleares, 269
Asma, 131
  diagnóstico/classificação, 132
  exemplo de prescrição, 135
  tratamento, 132
  tríade clássica, 131
Avaliação
  da hematúria, 204
  de risco de sangramento no pré-operatório de cirurgia não cardíaca, 45
  de risco e decisão terapêutica segundo as diretrizes HAS – 2010, 57
  inicial do paciente com adenomegalia, 263
  inicial do paciente com anemia, 245
    sinais e sintomas da anemia, 245
    exemplo de prescrição, 250
  inicial do paciente com plaquetopenia, 255
  laboratorial, 229
  perioperatória cirurgia não cardíaca, 51
AVC, 345
  investigação, 346
    de avci, 346
  tratamento, 347

B

Boas respostas de doenças cutâneas, 10
Bomba de insulina, 41

C

Características
    clínico-demográficas do paciente com pior prognóstico (principalmente IAM
    com supra ST), 118
    que sugerem origem neuromediada, 110
Causas de edema, 5
    sem cacifo, 5
Causas de FAN positivo, 270
Causas de hematúria
    glomerular, 207
    não glomerular, 205
    transitória, 203
Causas de insuficiência cardíaca, 75
Causas de neuropatias, 338
Causas de osteoporose secundária, 198
Causas de perda de peso
    com aumento/manutenção de apetite, 2
    com diminuição de apetite, 2
Cefaleia, 317
    critérios diagnósticos, 319
    investigação, 318
    tratamento, 321
    Check-up, 13
Classificação funcional da angina (Canadian Cardiovascular Society – CCS), 88
Claudicação intermitente (CI), 123
    classificação, 124
    diagnóstico, 124
    exemplo de prescrição, 128
    tratamento, 125
Conduta preconizada para o risco do paciente, 26
Controle de frequência – Quando este pode ser o objetivo primário?, 101
Controle de ritmo da FA – Quando este pode ser o objetivo primário?, 101
Critérios
    de Framingham para diagnóstico de insuficiência cardíaca, 76
    densitométricos definidos pela OMS para classificação de massa mineral óssea
    em mulheres pós menopausadas, 200
    diagnósticos para Diabetes Mellitus, 181

D

Dados que merecem atenção pelo maior risco de estarem relacionados à taquicardia ventricular (S 98%, E 100%), 109
Demências, 293
    causas de depressão, 293
    diagnóstico diferencial das demências, 294
    exemplo de prescrição, 300
    fatores de risco para demências, 294
Depressão, 303
    diagnóstico – critérios DSM IV, 304
    exemplo de prescrição, 308
Diabetes Mellitus Tipo 2, 181
    exemplo de prescrição, 188
    farmacocinética das insulinas, 186
    tratamento e acompanhamento, 182
Dislipidemia, 65
    exemplo de prescrição, 71
    particularidades em grupos especiais, 71
    tratamento
        farmacológico da dislipidemia, 68
        não farmacológico da dislipidemia, 68
Dispepsia funcional, 385
    investigação, 386
    quadro clínico, 385
    tratamento da dispepsia, 387
Doença coronária estável, 87
    exemplo de prescrição, 95
Doença do refluxo gastroesofágico, 379
    investigação, 379
    tratamento, 380
Doença pulmonar obstrutiva crônica (DPOC), 139
    definição funcional, 139
    diagnóstico/classificação, 140
    exemplo de prescrição, 142
    tratamento
        medicamentoso, 141
        não medicamentoso, 141
Doença renal crônica, 217
    diagnóstico, 217
    exemplo de prescrição, 222
    tratamento e acompanhamento, 218
    Drogas antitireoidianasPTU e MMZ, 171

E

ECG de repouso, 89
Edema, 5
Elevação
    assintomática das enzimas hepáticas, 367
    de aminotransferases, 367
    isolada da Fosfatase Alcalina e/ou Gama-Glutamyl Transpeptidase (γGT), 372
    isolada de bilirrubinas, 374
    simultânea de testes hepáticos, 375
Escolha do antidepressivo de acordo com seus efeitos secundários, 306
Estratégias
    para diminuição do risco pulmonar perioperatório, 35
    para investigação de câncer colorretal, 17
    para reduzir risco cardiovascular perioperatório, 27
Estratificação de risco de complicação
    renais no perioperatório de cirurgia não cardíaca, 39
    tromboembólicas no perioperatório de cirurgia não cardíaca, 44
Etiologia dos nódulos pulmonares, 146
Exame físico do paciente anêmico, 246
Exames
    a serem solicitados para todos os pacientes com osteoporose, 198
    de triagem recomendados para avaliação de perda ponderal, 3
    laboratoriais
        para diagnóstico diferencial de glomerulonefrite secundária, 206
        para investigação da síndrome nefrótica, 213
    para investigação de hematúria não glomerular, 204
Exemplo de prescrição padrão, 260
    Diabetes Mellitus, 188
    profilaxia da nefropatia por contraste, 227

F

Fatores de risco
    para complicações pulmonares perioperatórias, 33
    para doença arterial periférica (DAP), 123
    para nefropatia por contraste, 226
    para neoplasia de bexiga, rim e próstata, 205
Fatores precipitantes da crise de asma, 131
    Fatores que influenciam na mortalidade a curto e longo prazo pós-IAM, 117
Fibrilação atrial (FA), 99
    exemplo de prescrição, 103

G

Galactorréia, 164

H

Hematúria, 203
Hepatite B, 351
    avaliação complementar, 354
    em quem se deve pesquisar hepatite B, 351
    evolução, 352
    quadro clínico, 352
    sorologia, 353
    tratamento, 355
Hepatite C, 361
    diagnóstico, 362
    em quem se deve pesquisar hepatite C, 362
    tratamento, 364
Hipertensão Arterial Sistêmica (HAS), 55
    classificação, 55
    exemplo de prescrição, 64
    investigação, 56
    tratamento
        medicamentoso, 59
        não medicamentoso, 58
Hipertireodismo, 169
    adenoma tóxico (doença de Plummer), 173
    diagnóstico laboratorial, 170
    doença de graves, 169
    hipertireoidismo subclínico, 174
    quadro clínico, 169
    tireotoxicose induzida por amiodarona (TIA), 173
    tratamento, 171
Hiperuricemia, 285
    complicações da hiperuricemia, 286
    indicações para tratamento de hiperuricemia assintomática, 287
Hipotireodismo, 163
    causado por amiodarona, 166
    diagnóstico, 164
    etiologia de hipotireoidismo primário, 163
    fatores associados ao aumento do risco de desenvolver hipotireoidismo, 163
    quadro clínico, 164
    subclínico, 166
    tratamento, 165

I

Incontinência urinária, 309
Indicação
  de anticoagulação no paciente com AVC, 348
  de betabloqueador no perioperatório de cirurgia não cardíaca, 28
  de Bx ganglionar, 266
  de estatinas no perioperatório de cirurgia não cardíaca, 29
  de screening para Diabetes mellitus (ADA) – 2011, 13, 181
    de se solicitar coagulograma no pré-operatório de cirurgia não cardíaca, 22
    de se solicitar creatinina no pré-operatório de cirurgia não cardíaca, 21
    de se solicitar ecocardiograma no pré-operatório de cirurgia não cardíaca, 23
    de se solicitar eletrocardiograma no pré-operatório de cirurgia não cardíaca, 22
    de se solicitar espirometria no pré-operatório de cirurgia nã cardíaca, 34
    de se solicitar gasometria arterial no pré-operatório de cirugia não cardíaca, 34
    de se solicitar glicemia de jejum no pré-operatório de cirurgia não cardíaca, 21
    de se solicitar hemograma no pré-operatório de cirurgia não cardíaca, 22
    de se solicitar radiografia de tórax no pré-operatório de cirurgia não cardíaca, 22, 33
    de se solicitar risco intrínseco da cirurgia no pré-operatório de cirurgia não cardíaca, 23
    de teste ergométrico antes de liberar o paciente para prática de exercícios, 16
    do uso de aspirina na prevenção primária de eventos cardiovasculares., 14
Infecção urinária de repetição, 239
  diagnóstico, 239
  exemplo de prescrição, 243
Insuficiência cardíaca (IC), 75
  exames, 77
  exemplo de prescrição, 83
  tratamento, 79
    cirúrgico, 82
    farmacológico, 79
    não farmacológico, 79
Intervalos preconizados entre a revascularização miocárdica e a operação não cardíaca, 29
Investigação complementar de prurido, 10
Investigação laboratorial de adenomegalias, 266

J

Jejum
  no pré-operatório de cirurgia não cardíaca, 21
  resistência a insulina, 41

K / L

Lesões de órgão-alvo, 57
Litíase renal, 229
  exemplo de prescrição, 235
Lombalgia, 277
  classificação da lombalgia quanto à duração da dor, 227

M

Manejo do paciente pós-infarto agudo do miocárdio (IAM), 117
  avaliação do prognóstico, 119
Manejo invasivo da doença carotídea, 348
Mecanismos de formação do edema, 212
Medicamento usados para tratamento da dor neuropática, 343
Medidas recomendadas
  para o paciente hepatopata no período perioperatório, 41
  para pacientes de risco renal moderado a alto, 40
  para pacientes diabéticos no período perioperatório, 41
  Memônico para critérios diagnósticos DSM-IV para depressão, 304
  Metas terapêuticas (para LDL-c), 67
Métodos preventivos para redução do risco de nefropatia por contraste, 226
  Mnemônico para a rotina de check-up – Dia da prevenção, 18
Mudanças de estilo de vida (MEV), 58

N

Nefropatia por contraste, 225
Neuropatias periféricas, 337
  etiologia, 338
  investigação, 340
  tratamento, 342
Nódulo pulmonar solitário (NPS), 145
  avaliação
    de probabilidade do nódulo, 148
    diagnóstica, 147
  características radiográficas, 147
  manejo inicial, 148
Nódulos Tireodianos, 177
  achados na história clínica sugestivas de malignidade, 177
  conduta, 179
  exames laboratoriais e de imagem, 178

O

Obesidade, 191
   diagnóstico e classificação, 191
   tratamento
      cirúrgico, 195
      dietético, 192
      medicamentoso, 193
Objetivos no controle da frequência ventricular, 103
Osteoporose e Densitometria Óssea, 197
   classificação da osteoporose, 197
   investigação laboratorial, 198
   quando solicitar densitometria óssea (sociedade brasileira de densitometria óssea), 199

P

Perda ponderal, 1
Perioperatório hematológico e infeccioso, 43
Perioperatório Pulmonar, 33
   exames pré-operatórios, 33
Perioperatório renal, hepático, metabólico e neurológico, 39
   risco
      hepático, 40
      metabólico (diabetes mellitus), 41
      neurológico (delirium), 42
      renal, 39
Perioperatório: exames complementares e risco da cirurgia, 21
   risco intrínseco da cirurgia, 23
Perioperatório: Risco Cardiológico, 25
   estratégias para redução do risco cardiovascular perioperatório, 27
   estratificação de risco, 25
Principais causas de adenopatia
   generalizada, 265
   regional, 264
Principais drogas antidepressivas, 306
   Probabilidade pré-teste de DAC
   sexo feminino, 89
   sexo masculino, 88
Procedimentos que podem ser realizados em vigência de anticoagulação plena (RNI entre 2 e 3), 46

399

Profilaxia
antes de procedimentos dentários, esofagianos ou do trato respiratório, 49
antes de procedimentos gastrointestinais ou geniturinários, 49
de nefropatia por contraste, 225
Proteinúria, 211
exemplo de prescrição, 214
Prurido, 9
investigação, 9

Q

Quando solicitar densitometria óssea (SBDens), 18
Quedas, 313
principais medidas ambientais para evitar quedas, 314

R

Risco no perioperatório
hematológico, 43
infeccioso (endocardite infecciosa), 47

S

Screening para depressão, 15
Sinais de alarme em paciente com cefaleia, 318
Síncope, 109
exames, 110
síncope
de origem cardíaca, 114
neuromediada, 113
tratamento, 113
Síndrome da apneia obstrutiva do sono (SAOS), 153
diagnóstico, 154
exames, 154
fatores de risco para SAOS, 153
tratamento, 155
Síndrome nefrótica, 212
Situações em que se deve evitar o uso de profilaxia medicamentosa para TVP, 44

T

Tabagismo, 157
abordagens terapêuticas, 158

estratégias para redução da fissura e dos sintomas de abstinência, 157
sintomas de abstinência a nicotina, 157
tratamento farmacológico, 159
Tabela para avaliação do risco pulmonar, 36
Tipos de contraste, 225
Tipos de NPS e suas características, 145
Tipos de tireotoxicose induzida por amiodarona (TIA), 173
Tratamento do edema generalizado, 7
Tremor, 333
drogas que mais comumente induzem tremor, 334
investigação, 334
principais causas, 333
tratamento, 335

U

Unidade de terapia intensiva
internação, 43

V

Vertigem e tontura, 327
etiologia e tratamento, 328

W / X

Xerose, 11

Y / Z

Zoster de gânglio geniculado, 339